Vogelreuter

Nahrungsmittelunverträglichkeiten

Dr. Axel Vogelreuter

Nahrungsmittelunverträglichkeiten

Laktose • Fruktose • Histamin • Gluten

67 Abbildungen

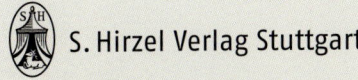

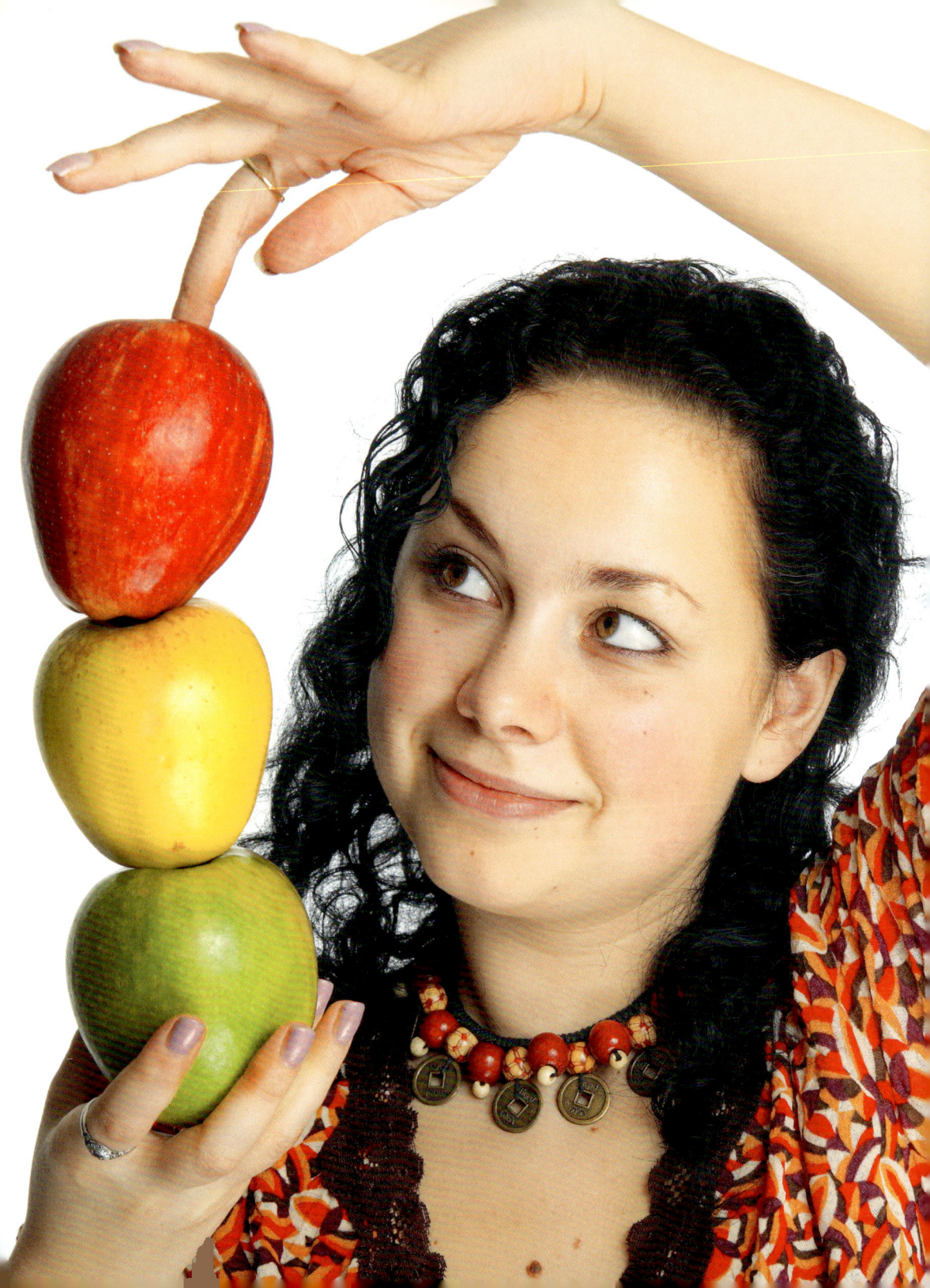

Vorwort

Liebe Leserin, lieber Leser,

die mediale Aufmerksamkeit, die Nahrungsmittelunverträglichkeiten erfahren, hat in den letzten Jahren stark zugenommen. Eine Laktoseintoleranz gehört heutzutage beinahe schon zur „medizinischen Allgemeinbildung" wie die Sommergrippe oder Windpocken.

Umso erstaunlicher erscheint es, dass detaillierte Hintergrundinformationen zu den einzelnen Unverträglichkeiten bei Betroffenen häufig ebenso fehlen wie wichtige Hinweise, die ihnen das tägliche Leben erleichtern.

Als ich vor einigen Jahren ein medizinisch-wissenschaftliches Fachbuch über Nahrungsmittelunverträglichkeiten schrieb, hatte ich mir zum Ziel gesetzt, Gesundheitsexperten wie Ärzten, Apothekern und Ernährungsberatern die notwendigen wissenschaftlichen Hintergründe zu liefern, damit diese ein Verständnis für die teilweise recht komplexe Thematik entwickeln und ihrerseits betroffene Menschen aufklären und beraten können.

Interessanterweise wurde das Buch trotz seiner für Nicht-Experten bisweilen etwas schweren „Verdaulichkeit" von vielen Betroffenen gelesen, da es Ihnen *„endlich einmal Klarheit über die Hintergründe ihrer Beschwerden verschaffe"*, so ein häufiges Feedback der Leser. Angst und Unsicherheit sind nun einmal die größten Gegner eines unbeschwerten und genussvollen Lebens.

Diese Erfahrungen brachten mich auf die Idee, einen gut verständlichen Ratgeber zu schreiben, der die von Patienten immer wieder gewünschten Detailinformationen zu den einzelnen Unverträglichkeiten auf verständliche Art erklärt. Anhand von echten Fallbeispielen aus meinem Beratungsalltag möchte ich versuchen, Ihnen die Besonderheiten der jeweiligen Unverträglichkeiten praxisnah und auf anschauliche Weise zu erläutern.

Dieser Ratgeber soll Ihnen jedoch nicht nur helfen, das Thema Nahrungsmittelunverträglichkeiten besser zu verstehen, sondern auch auf dem erfahrungsgemäß oftmals langen und steinigen Weg der Erkenntnis eine praktische Hilfe sein. Viele Betroffene berichten von jahrelangen Leidenskarrieren, die durch Fehldiagnosen wie Reizdarmsyndrom und psychische Überlastung gekennzeichnet sind. Ein einfach durchzuführender Selbsttest, bei dem Sie u. a.

einige Fragen beantworten, gibt Ihnen Aufschluss über mögliche bestehende Unverträglichkeiten und leitet Sie direkt in das entsprechende Kapitel weiter. Hier erfahren Sie, wie Sie mit einfachen Maßnahmen Ihren Verdacht erhärten oder ggf. auch widerlegen können.

Von vielen Patienten wurde der Wunsch nach einfachen, praktischen Hilfestellungen wie z. B. einer Liste „erlaubter" Lebensmittel geäußert. Den meisten Menschen mit Nahrungsmittelunverträglichkeiten fällt es leichter, sich bei der Gestaltung ihres Speiseplans an einer Auflistung unkritischer Lebensmittel zu orientieren, als durch einen Wald von „Verboten" manövrieren zu müssen. Da oftmals aber auch multiple Unverträglichkeiten vorliegen (also mehr als eine zugleich), kam mir die Idee, eine Übersicht über eine Vielzahl von Lebensmitteln im Sinne einer Ampel-Systematik zu gestalten. Somit können Sie auf einen Blick erfassen, welche Lebensmittel Sie bei Ihrer individuellen Kombination von Unverträglichkeiten unbeschwert genießen können (*grün*) und um welche sie lieber einen Bogen machen sollten (*rot*).

Mein Wunsch ist es, dass Ihnen der vorliegende Ratgeber ein gesundes Verständnis und fundiertes Wissen zu Ihren Nahrungsmittelunverträglichkeiten vermittelt – denn man sollte seine Feinde kennen. Und wenn es Ihnen gelingt, die Angst vor dem Essen zu verlieren, werden Sie die Erfahrungen etlicher anderer betroffener Menschen teilen, dass eine Diagnose Laktoseintoleranz, Fruktosemalabsorption, Histaminintoleranz, Zöliakie oder Glutenhypersensitivität nicht zugleich mit einer Einbuße an Lebensqualität und Lebensfreude verbunden ist. Das verspreche ich Ihnen. Genießen Sie das Leben!

Herzlichst

Ihr
Dr. Axel Vogelreuter

Inhalt

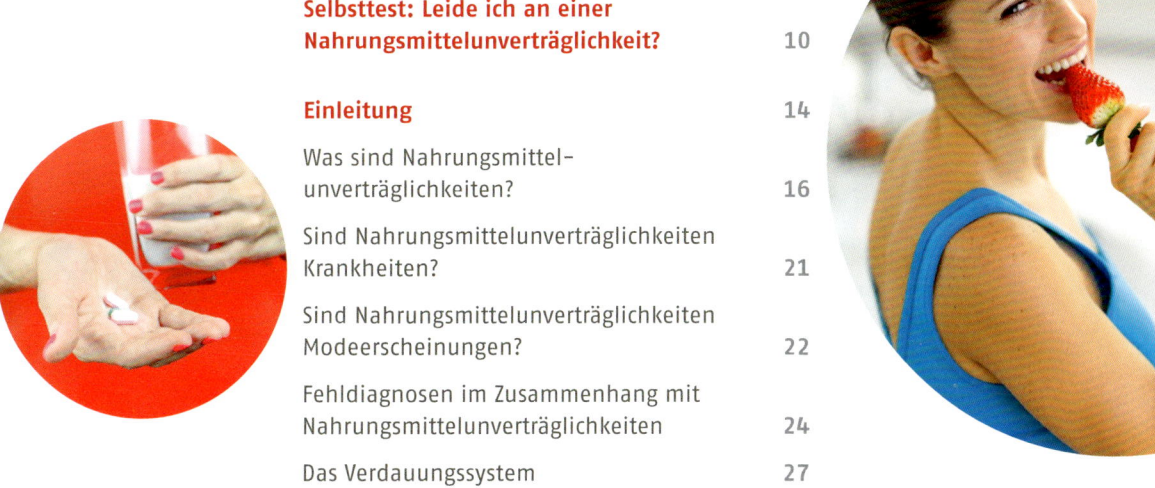

Vorwort	5
Selbsttest: Leide ich an einer Nahrungsmittelunverträglichkeit?	10
Einleitung	14
Was sind Nahrungsmittelunverträglichkeiten?	16
Sind Nahrungsmittelunverträglichkeiten Krankheiten?	21
Sind Nahrungsmittelunverträglichkeiten Modeerscheinungen?	22
Fehldiagnosen im Zusammenhang mit Nahrungsmittelunverträglichkeiten	24
Das Verdauungssystem	27
Laktoseintoleranz – wenn Sie Milch und Milchprodukte nicht vertragen	30
Ein Beispiel aus der Praxis	32
Laktose – die Wurzel des Übels	34
Wo hat die Laktoseintoleranz ihren Ursprung?	35
Was passiert bei einer Laktoseintoleranz im Körper und welche Beschwerden treten auf?	40
Wie kann man eine Laktoseintoleranz feststellen?	43
Wie kann man eine Laktoseintoleranz behandeln?	49
Hilfe im Internet	60

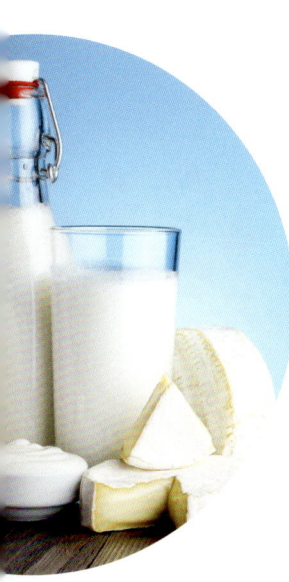
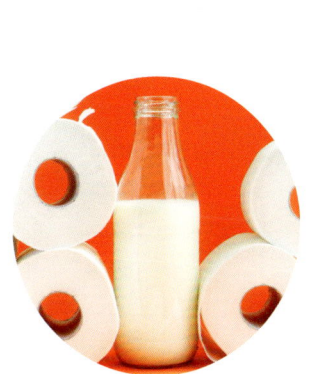

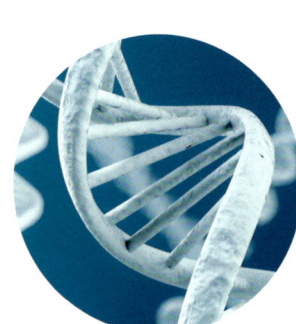
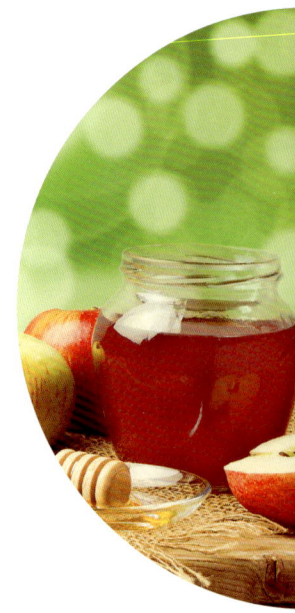

Fruktosemalabsorption – wenn Sie Obst und Honig nicht vertragen — 62

Ein Beispiel aus der Praxis — 64

Fruktose – ein Zucker, der nicht nur aus Früchten kommt — 66

Wo hat die Fruktosemalabsorption ihren Ursprung? — 68

Was passiert bei der Fruktosemalabsorption im Körper und welche Beschwerden treten auf? — 69

Wie kann man eine Fruktosemalabsorption feststellen? — 72

Wie kann man eine Fruktosemalabsorption behandeln? — 73

Hilfe im Internet — 87

Histaminintoleranz – wenn Sie Rotwein und Schokolade nicht vertragen — 88

Ein Beispiel aus der Praxis — 90

Histamin – für den Körper wichtig, aber manchmal auch gefährlich — 92

Wo hat die Histaminintoleranz ihren Ursprung? — 94

Was passiert bei der Histaminintoleranz im Körper und welche Beschwerden treten auf? — 95

Wie kann man eine Histaminintoleranz feststellen? — 105

Wie kann man eine Histaminintoleranz behandeln? — 110

Hilfe im Internet — 125

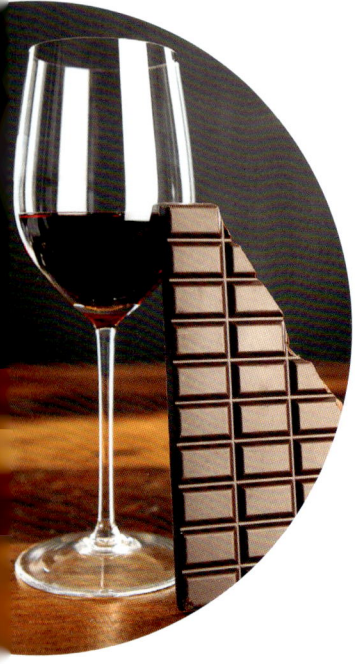
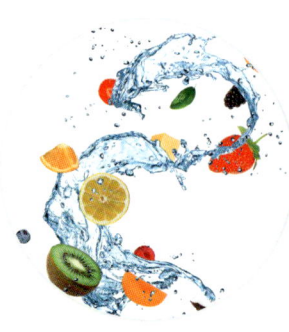

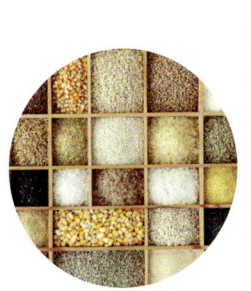
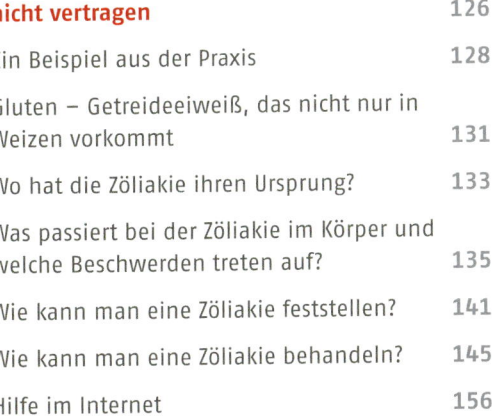

Zöliakie – wenn Sie Getreideprodukte nicht vertragen — **126**

Ein Beispiel aus der Praxis — 128

Gluten – Getreideeiweiß, das nicht nur in Weizen vorkommt — 131

Wo hat die Zöliakie ihren Ursprung? — 133

Was passiert bei der Zöliakie im Körper und welche Beschwerden treten auf? — 135

Wie kann man eine Zöliakie feststellen? — 141

Wie kann man eine Zöliakie behandeln? — 145

Hilfe im Internet — 156

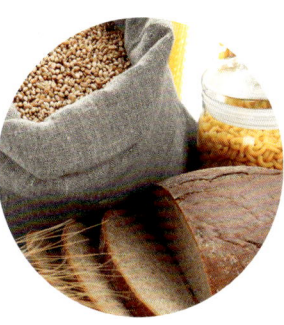
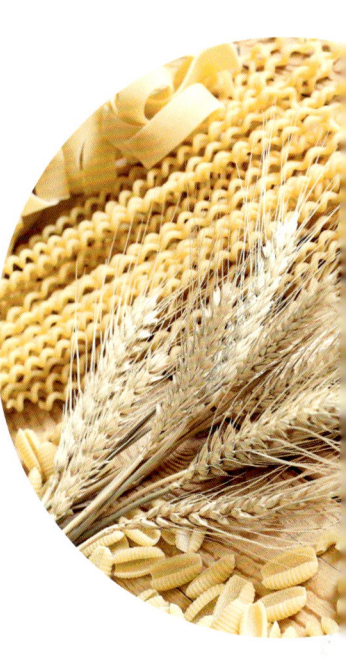

Glutensensitivität – wenn Sie Getreideprodukte nicht vertragen — **158**

Ein Beispiel aus der Praxis — 160

Wo hat die Glutensensitivität ihren Ursprung? — 162

Was passiert bei der Glutensensitivität im Körper und welche Beschwerden treten auf? — 164

Wie kann man eine Glutensensitivität feststellen? — 165

Wie kann man eine Glutensensitivität behandeln? — 167

Hilfe im Internet — 169

Abbildungs- und Quellennachweis — 171

Stichwortverzeichnis — 174

Impressum — 181

Lebensmittel-Ampeln — 183

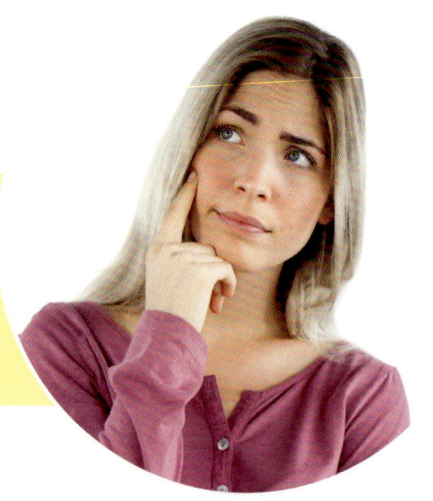

Selbsttest: Leide ich an einer Nahrungsmittelunverträglichkeit?

In vielen Fällen kommen Menschen, die an einer oder mehreren Nahrungsmittelunverträglichkeit(en) leiden, erst durch Eigenrecherche auf die richtige Spur. Meist haben sie zuvor eine lange Leidenszeit und mehrere ergebnislose Arztbesuche hinter sich. Eine selbst gestellte Verdachtsdiagnose kann eine ausgezeichnete „Start- oder Entwicklungshilfe" sein, um gemeinsam mit Ihrem Arzt die Ursache Ihrer Beschwerden zu ermitteln. Sie können ihm damit einen Ansatzpunkt liefern, an dem er seine professionelle Diagnostik beginnen kann. Ihr Beitrag in dem gesamten Diagnoseprozess ist enorm wichtig. Unterschätzen Sie ihn bitte nicht. Niemand kennt Ihren Körper so gut, wie Sie selbst!

Auch wenn Sie einen starken Verdacht haben, an einer bestimmten Unverträglichkeit zu leiden, sollten Sie diesen trotzdem ärztlich absichern lassen. Falsche Selbsteinschätzungen können zu Fehl- und Mangelernährungen führen.

Am Anfang einer Verdachtsdiagnose auf eine Nahrungsmittelunverträglichkeit steht immer die Vermutung, dass Ihre regelmäßig wiederkehrenden Beschwerden im Zusammenhang mit dem Essen stehen. Sehen Sie diesen Verdacht als ersten und wichtigsten Dominostein in einer Reihe von zielgerichteten Fragen, Untersuchungen und Maßnahmen. Er gibt den Anstoß, um am Ende Ihre gesundheitlichen Probleme zu Fall zu bringen.

Bevor wir überlegen, an welchen Nahrungsmittelunverträglichkeiten Sie leiden, sollten Sie zunächst einmal herausfinden, ob Sie überhaupt eine Unverträglichkeit auf bestimmte Lebensmittel haben. Beantworten Sie dazu die 15 Fragen in der vorderen Umschlagklappe.

Konnten Sie alle oder 14 der 15 Fragen verneinen, wenden Sie sich mit Ihren Beschwerden an einen entsprechenden Facharzt wie z. B. einen Facharzt für Allergologie oder Gastroenterologie (je nach Art der Beschwerden).

Haben Sie mindestens zwei Fragen mit „Ja" beantwortet, sollten Sie eine Allergie oder Intoleranz gegen Nahrungsmittel in Betracht ziehen.

Können Sie einen der drei Punkte in Frage 15 bejahen, kann dies bedeuten, dass Sie an einer sekundären Nahrungsmittelunverträglichkeit leiden.

Nun geht es darum, den Verdacht zu erhärten und herauszufinden, welche Art von Nahrungsmittelunverträglichkeit Sie quält. Ein wenig kann man die Auswahl schon über die mit „Ja" beantworteten Fragen eingrenzen. So spricht einiges für eine Laktoseintoleranz, wenn Sie die Frage(n) 6, 10 oder 11 bejaht haben. Eine Histaminintoleranz wird wahrscheinlicher bei einer positiven Beantwortung (zumindest einer) der Fragen 2, 5, 8, 9, 13 oder 14. Frage 7 schließt eine Fruktosemalabsorption ein oder aus. Alle anderen Frage deuten nicht auf eine spezifische, wohl aber auf irgendeine Nahrungsmittelunverträglichkeit hin.

Ergibt sich also aus der Beantwortung der Fragen eine bestimmte Vermutung, gehen Sie dieser zuerst gezielt nach (Vorgehen siehe vordere Umschlagklappe).

Haben Sie zwar zwei oder mehr Fragen mit „Ja" beantwortet, aber aufgrund Ihres Ergebnisses keinen Verdacht auf eine spezifische Unverträglichkeit, sollten wir versuchen, das Problem strukturiert anzugehen. Hier bietet sich ein schrittweises Vorgehen an.

Am Einfachsten ist es, wenn Sie zunächst einen Selbsttest auf Laktoseintoleranz machen (siehe Seite 43). Nach einem positiven Selbsttest sollten Sie sich einige Tage lang strikt laktosefrei ernähren. Verschwinden Ihre Beschwerden vollständig, können Sie davon ausgehen, Ihr Problem gefunden zu haben.

Bleiben die Probleme trotz eines positiven Laktosetests (evtl. auch in schwächerer Form) auch unter der Diät bestehen, kann dies für eine zusätzliche Unverträglichkeit sprechen. In diesem Fall, oder wenn der erste Selbsttest negativ ausfällt, sollten Sie den zweiten Schritt tun. Dieser ist ebenso einfach wie der erste: Sie machen einen Fruktosemalabsorptions-Selbsttest (siehe Seite 72). Die Durchführung erfolgt analog zum Laktoseintoleranz-Test. Achten Sie jedoch bitte darauf, zwischen den beiden Tests einen zeitlichen Abstand von einigen Tagen zu lassen. Auf jeden Fall sollten Sie am Morgen der Testdurchführung frei von jeglichen Beschwerden sein.

Nach dem zweiten Test wissen Sie nun, ob Sie eine Unverträglichkeit gegen Milchzucker, gegen Fruchtzucker, beides oder keines von beidem haben.

Sind beide Tests negativ ausgefallen, oder haben Sie trotz Laktose- und/ oder Fruktose-Diät nach wie vor Beschwerden, leiten Sie den dritten Schritt der Eigen-Verdachtsdiagnostik ein. Hierbei geht es darum, herauszufinden, ob Sie an einer Histaminintoleranz leiden (siehe Seite 105). Sollten Sie die Fragen 2, 8 und 9 (alle Fragen) eindeutig mit „Nein" beantwortet haben, können Sie eine Histaminintoleranz ausschließen. In diesem Fall überspringen Sie bitte Schritt 3.

Auch für den Histaminintoleranz-Selbsttest gilt: lassen Sie sich einige Tage Zeit, wenn Sie zuvor positiv auf den Fruktosetest reagiert haben. Auch der Histamintest ist relativ schnell und einfach durchzuführen. Hierzu passen Sie einen Zeitpunkt ab, zu dem Sie keinerlei Beschwerden haben. Sie sollten wenigstens fünf Stunden zuvor nichts gegessen haben. Am aussagekräftigsten ist es, wenn Sie nun ein Glas Rotwein trinken. Sollten Sie diesen nicht mögen, können Sie alternativ ein Stück Emmentaler Käse essen (150–200 g, ohne Brot!). Treten innerhalb der nächsten 30 bis 90 Minuten typische Beschwerden auf (siehe Seite 100), ist dies ein deutliches Anzeichen für eine Histaminintoleranz. Einen solchen Verdacht können Sie mit anderen Histamin-kritischen Lebensmitteln wie z. B. Tomaten, Thunfisch oder Schokolade erhärten. In jedem Fall sollten Sie ihn jedoch mit einer Auslass- und Provokationsdiät bestätigen (siehe Seite 106).

Nun haben Sie schon Klarheit über drei von fünf typischen Nahrungsmittelunverträglichkeiten. Konnten Sie die drei bis hierher getesteten Nahrungsmittelunverträglichkeiten ausschließen oder haben Sie, obwohl Sie hiervon welche identifiziert haben, nach wie vor Beschwerden, geht die Suche mit Schritt vier weiter. An diesem Punkt endet jedoch die Selbstdiagnostik. Auf die beiden Unverträglichkeiten Zöliakie und Glutensensitivität muss Sie ein erfahrener Arzt untersuchen. Ein Zöliakie-/Gluten-Schnelltest liefert im Allgemeinen keine zuverlässigen Ergebnisse (siehe Seite 144). Sie lassen sich auch nicht einfach über das Weglassen von Gluten feststellen. Im Gegenteil ist es sehr wichtig, dass Sie vor Ihrem Arztbesuch nicht selbständig auf eine glutenfreie Diät umschalten, da eine glutenhaltige Ernährungsweise Voraussetzung ist, damit Ihr Arzt eine Zöliakie feststellen kann. Die Diagnose Glutensensitivität wird erst dann gestellt, wenn u. a. eine Zöliakie als Ursache Ihrer Beschwerden ausgeschlossen wurde.

Meine Notizen:

Einleitung

Was sind Nahrungsmittelunverträglichkeiten?	16
Sind Nahrungsmittelunverträglichkeiten Krankheiten?	21
Sind Nahrungsmittelunverträglichkeiten Modeerscheinungen?	22
Fehldiagnosen im Zusammenhang mit Nahrungsmittelunverträglichkeiten	24
Das Verdauungssystem	27

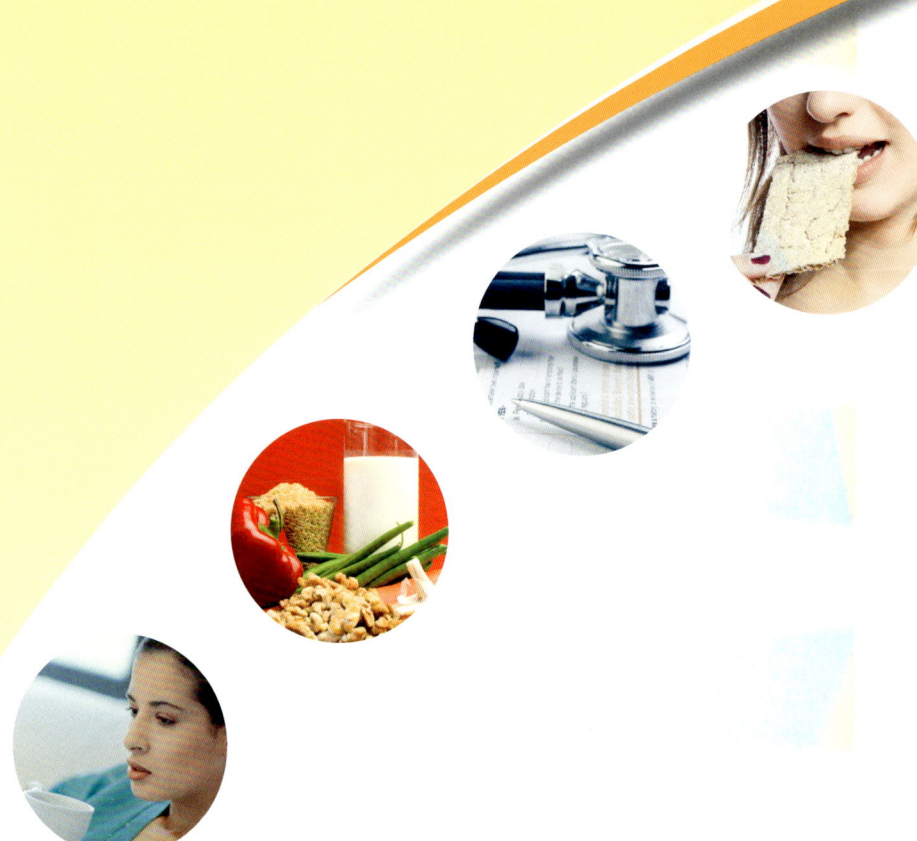

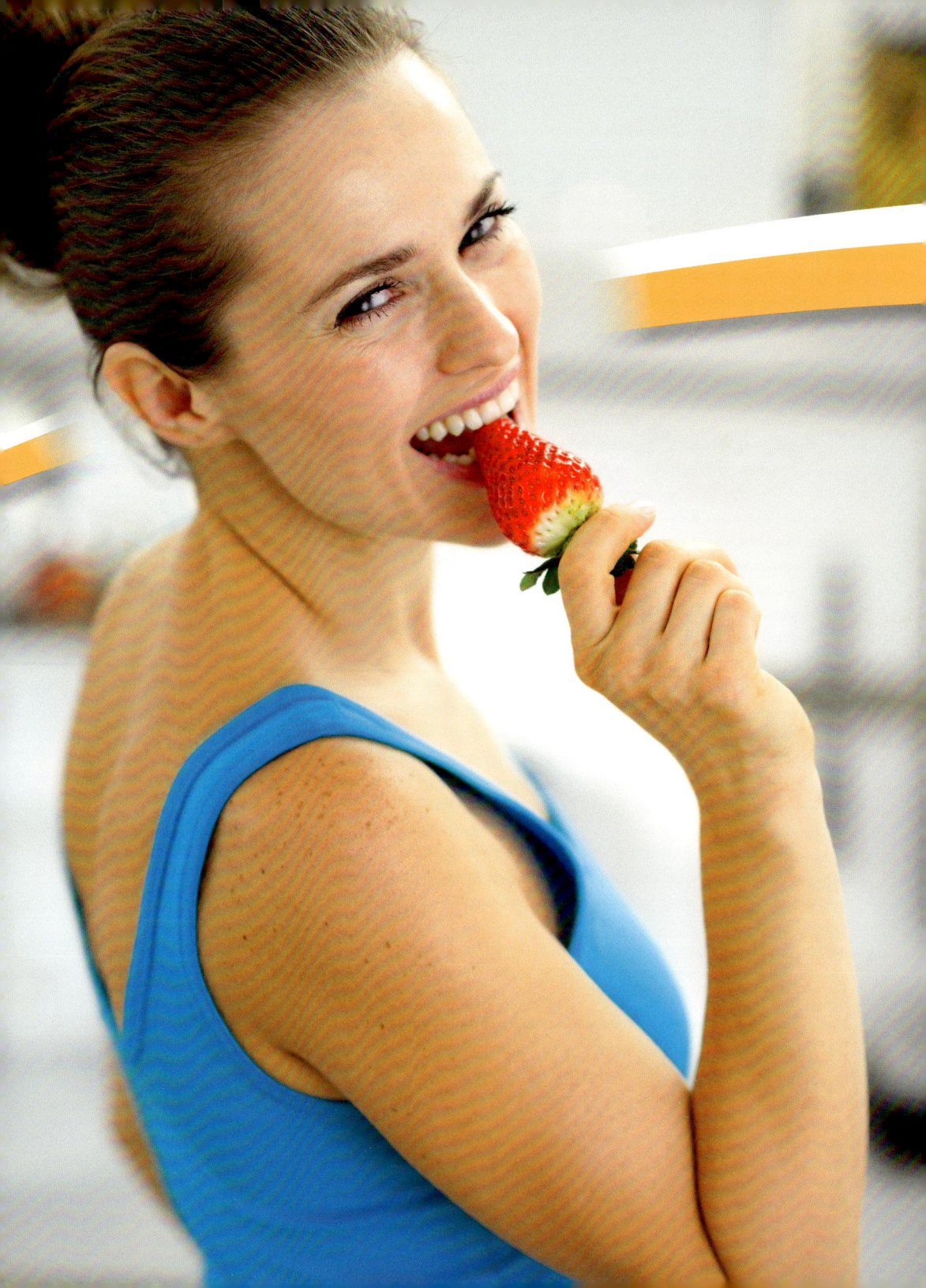

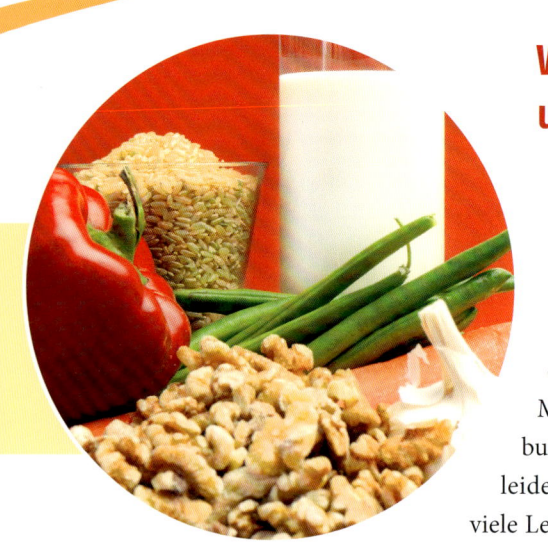

Was sind Nahrungsmittelunverträglichkeiten?

Wohl keinem anderen Thema ist in den letzten Jahren so viel Aufmerksamkeit geschenkt worden, wie einer gesunden Ernährung. Was die Meisten in diesem Zusammenhang mit dem Attribut gesund verbinden, ist für viele andere Menschen leider gleichbedeutend mit ungesund. Sie vertragen viele Lebensmittel nicht, d. h. sie zeigen körperliche Beschwerden nach deren Verzehr.

Vermutlich haben auch Sie durch die mediale Berichterstattung schon den Eindruck bekommen, die Anzahl derer, die von derartigen Problemen betroffen sind, hat explosionsartig zugenommen und steigt stetig weiter an. Womit sich schon eine Reihe von Fragen aufwerfen: Was steckt hinter diesem Phänomen? Sind es Krankheiten, Allergien, Intoleranzen? Gibt es hier einen Unterschied? Ist das alles evtl. eine Modeerscheinung? Immerhin kann

Systematische Darstellung der Nahrungsmittelunverträglichkeiten

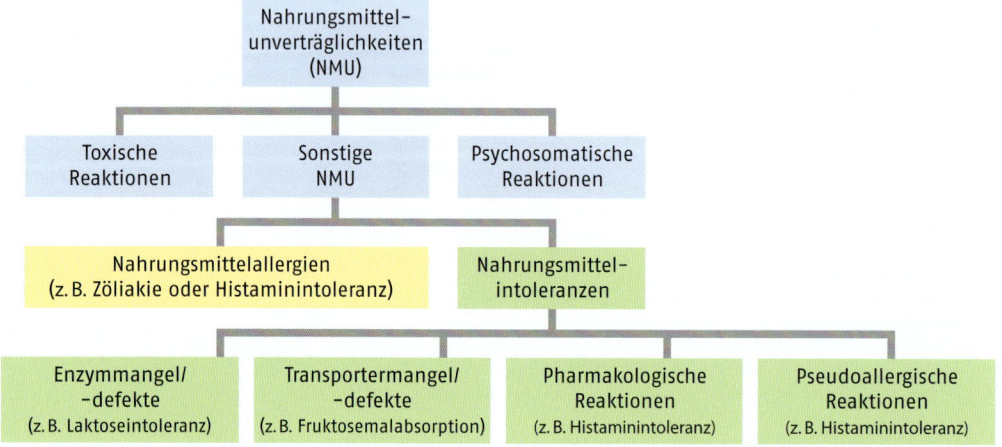

man sich manchmal des Eindrucks nicht erwehren, dass es bisweilen als „hip" empfunden wird, von seiner Laktoseintoleranz zu berichten.

Bevor wir uns konkret mit einzelnen Unverträglichkeiten beschäftigen, sollten wir zunächst diesen inhaltlichen Nebel, der einen klaren Blick auf das Thema verschleiert, auflösen.

Der Begriff Nahrungsmittelunverträglichkeit ist grundsätzlich sehr weit gefasst. Er beinhaltet toxische Reaktionen (Lebensmittelvergiftungen) ebenso wie psychosomatische Beschwerden, also Symptome, die vor allem durch die Psyche beeinflusst und hervorgerufen sind.

Auch Allergien gegen Lebensmittel gehören aus systematischer Sicht zu den Nahrungsmittelunverträglichkeiten. Hier besteht erfahrungsgemäß das häufigste Verständnisproblem. Worin liegt der Unterschied zwischen Nahrungsmittelallergien und Nahrungsmittelintoleranzen, mit denen wir uns im Weiteren intensiv beschäftigen werden?

Eine allergische Reaktion läuft immer unter Beteiligung des Immunsystems, also eines sehr komplexen körpereigenen Abwehrsystems ab. Wir alle kennen beispielsweise Birkenpollen-Allergiker.

Gelangt bei diesen Menschen das entsprechende Allergen, also Birkenpollen, in den Körper, wird das Immunsystem aktiv. Die Birkenpollen werden im Körper an Birkenpollen-Antikörper gebunden, die zuvor einmal, nach einem Erstkontakt mit dem körperfremden Allergen, gebildet worden sind. Diese Antikörper sorgen dafür, dass aus spezifischen Zellen (u. a. Mastzellen) Entzündungs- und Allergie-vermittelnde Substanzen, z. B. Histamin ausgeschüttet wird. Dieses Histamin sorgt in der Folge für die typischen allergischen Beschwerden wie z. B. tränende oder juckende Augen und Niesreiz (siehe Abbildung). Im äußersten Fall kann eine solche allergische Reaktion in einem lebensbedrohlichen allergischen Schock (anaphylaktischen Schock) enden. Für eine allergische Reaktion spielt die Menge des

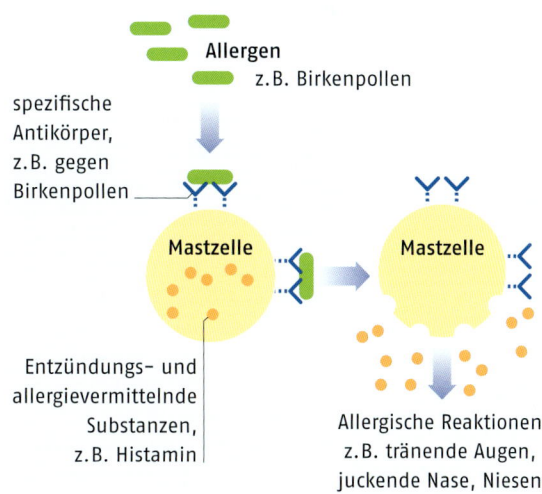

Mechanismus einer allergischen Reaktion

aufgenommenen Allergens eine untergeordnete Rolle, d. h. minimale Mengen reichen üblicherweise aus, um eine Allergie auszulösen.

Da das Immunsystem auch bei einer Zöliakie die entscheidende Rolle spielt, zählt diese zu den Nahrungsmittelallergien (siehe Seite 126 und Seite 158). Bei der Glutensensitivität handelt es sich vermutlich ebenso um eine immunologisch vermittelte Erkrankung, jedoch keine klassische Nahrungsmittelallergie.

Auch wenn die Beschwerden je nach Intoleranz identisch sein können, hat eine Nahrungsmittelintoleranz hinsichtlich des Entstehungsmechanismus nichts mit einer Nahrungsmittelallergie zu tun. Zudem sind Intoleranzen im Gegensatz zu Allergien stets dosisabhängig, d. h. je mehr von der unverträglichen Substanz aufgenommen wird, desto stärker sind die Beschwerden.

Diese Unterschiede zu Allergien sind v. a. für die Diagnostik aber auch die Behandlung von Intoleranzen wichtig (siehe Abbildung Seite 19).

Viele Menschen reagieren auf Birkenpollen mit typischen allergischen Beschwerden wie juckenden, tränenden Augen und Niesreiz.

 Wissenswert

Vorsicht vor Screening-Tests auf Nahrungsmittelunverträglichkeiten!

Viele Millionen Deutsche haben gesundheitliche Probleme nach dem Essen, die Ursache ihrer Beschwerden bleibt häufig jedoch lange unerkannt. Da sich grundsätzlich mit dem Leidensdruck von Menschen Geld verdienen lässt, haben sich in diesem lukrativen Markt leider auch Anbieter unseriöser Screening-Tests für Nahrungsmittelunverträglichkeiten etabliert. Diese versprechen, mit einem Labortest bestehende Unverträglichkeiten für mehrere hundert Lebensmittel zu untersuchen. Die Analyse wird über eine immunologische Blutuntersuchung, den IgG- oder IgG$_4$-Antikörper-Nachweis durchgeführt.

Da die Interpretation solcher Tests (also das resultierende Testergebnis) jeglicher wissenschaftlicher Grundlage entbehrt, wird die Durchführung dieser Untersuchung offiziell europaweit von den einschlägigen medizinischen Fachgesellschaften abgelehnt. Leider bieten trotzdem viele Arzt- und Heilpraktikerpraxen weiterhin diese Untersuchungen an; für den Betroffenen kommt erschwerend hinzu, dass der Test nicht von der gesetzlichen Krankenkasse bezahlt wird.

Beim Verkauf dieses IgG-Antikörper-Nachweises in der Arztpraxis wird vor allem mit der Unwissenheit der Betroffenen Geld verdient:

→ Die mit Abstand häufigsten Nahrungsmittelunverträglichkeiten sind die Intoleranzen. Diese lassen sich mit einem immunologischen Test nicht erkennen.
→ Lebensmittelallergien basieren üblicherweise auf der Bildung sogenannter IgE-Antikörper. Mit einem Nachweis der IgG-Antikörper erkennt man auch diese daher nicht.

Was sind Nahrungsmittelunverträglichkeiten? 19

Da wir jetzt wissen, was Nahrungsmittelintoleranzen nicht sind, stellt sich zwangsläufig die Frage: Was sind Nahrungsmittelintoleranzen?

Da es verschiedene Intoleranzen mit unterschiedlichen Ursachen und Mechanismen gibt, lässt sich diese Frage leider nicht mit einem Satz beantworten.

Bei allen Intoleranzen liegt jedoch irgendeine Störung im Bereich des Dünndarms vor, die üblicherweise mit einer unzureichenden Verwertung von Nährstoffen (Malassimilation) einhergeht. Je nach Ursache, die einer Malassimilation zugrunde liegt unterscheidet man:

Malabsorption: Die Nahrung ist zwar vollständig in resorbierbare (in den Körper aufnehmbare) Bestandteile aufgeschlossen, die Nahrungsbestandteile können jedoch nicht vollständig aus dem Darm ins Blut transportiert werden (Transporterdefekt/-mangel). Ein typisches Beispiel hierfür ist die Fruktosemalabsorption.

Maldigestion: Die aufgenommene Nahrung kann nicht vollständig in ihre resorbierbaren Bestandteile zerlegt werden (Enzymdefekt/-mangel). Die verbleibenden Nahrungsbestandteile können von den Transportern aufgrund ihrer Größe nicht ins Blut befördert werden. Eine solche Maldigestion liegt der Laktoseintoleranz zugrunde.

Es gibt im Dünndarm jedoch nicht nur Enzyme, die für die Spaltung von Nährstoffen verantwortlich sind, sondern auch solche, die pharmakologisch (arzneimittelartig) wirksame Lebensmittelinhaltsstoffe

Nahrungsmittelallergie	Nahrungsmittelintoleranz
• Immunologischer Mechanismus: Antigen-Antikörper-Reaktion	• Mangel/Defekt eines bestimmten Proteins
	• Keine Beteiligung des Immunsystems
• Dosis*un*abhängig	• Dosisabhängig
• Mit Allergietest nachweisbar	• Spezifische Tests auf Nahrungsmittelunverträglichkeiten
• Totaler Verzicht auf das Allergen erforderlich	• Reduktion des Verzehrs der unverträglichen Substanz ausreichend

Die wichtigsten Unterschiede zwischen einer Nahrungsmittelallergie und einer Nahrungsmittelintoleranz.

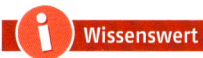

Was ist der Unterschied zwischen einer Intoleranz und einer Unverträglichkeit?
Aus rein sprachlicher Sicht sind die Begriffe „Intoleranz" und „Unverträglichkeit" als Synonyme zu verstehen. Im medizinischen Zusammenhang hat es sich jedoch etabliert, Nahrungsmittelunverträglichkeiten als Überbegriff zu verwenden. Als Nahrungsmittelintoleranzen werden umgangssprachlich die Nahrungsmittelunverträglichkeiten bezeichnet, die nicht toxischen, psychosomatischen oder allergischen Ursprungs sind. Die fachlich korrekte Bezeichnung für Nahrungsmittelintoleranzen lautet „Nicht allergisch bedingte Nahrungsmittelunverträglichkeiten". Alle Intoleranzen sind somit Unverträglichkeiten, aber nicht jede Unverträglichkeit ist zugleich eine Intoleranz.

neutralisieren. Dies sind z. B. Botenstoffe mit hormonähnlicher Wirkung wie Histamin, Dopamin oder Serotonin. Ein Defekt oder Mangel eines Botenstoff-abbauenden Enzyms bedeutet für den Betroffenen, dass der Verzehr von Lebensmitteln mit diesen Inhaltsstoffen bei ihm zu unerwünschten Wirkungen führt, vergleichbar mit Nebenwirkungen nach der Einnahme von Arzneimitteln. Solche Reaktionen werden als pharmakologische Reaktionen bezeichnet.

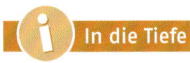

In die Tiefe

Was sind Enzyme?

Als Enzyme bezeichnet man Eiweißmoleküle, die biochemische Reaktionen im Körper einleiten und steuern, ohne dabei selber verbraucht zu werden. Sie sind damit für die Umsetzung oder den Abbau bestimmter Substanzen verantwortlich. Enzyme sind an sämtlichen Stoffwechselfunktionen im menschlichen Körper beteiligt, wie z. B. Verdauung, Hormonproduktion, Blutgerinnung oder Energiegewinnung. Üblicherweise besitzen Enzyme ein sehr spezifisches Spektrum, d. h. eine bestimmte Art von Enzymen ist für die Umsetzung einer ganz speziellen Reaktion verantwortlich. So spalten z. B. Amylasen große Stärkemoleküle in kleinere Bausteine.

Leider ist die systematische Einteilung der Nahrungsmittelintoleranzen nicht ganz konsistent. Unterscheiden die Kategorien „Enzymmangel/-defekte" und „Transportermangel/-defekte" die Ursachen einer Intoleranz, orientieren sich die Kategorien „pharmakologischen Reaktionen" und „pseudoallergische Reaktionen" an dem Mechanismus über den die Reaktion im Körper ausgelöst wird. Bei der Klassifizierung gibt es somit keine Überschneidungsfreiheit, d. h. ein Enzymdefekt kann zugleich eine pharmakologische Reaktion sowie eine pseudoallergische Reaktion hervorrufen. Exakt dieses Geschehen finden wir bei einer Histaminintoleranz. Unter einer pseudoallergischen Reaktion (kurz Pseudoallergie) versteht man eine Reaktion des Körpers, die zwar hinsichtlich ihrer Symptome einer Allergie gleicht, die jedoch nicht auf einen allergischen Mechanismus zurückzuführen ist (siehe Abbildung).

Mechanismus einer pseudoallergischen Reaktion

Sind Nahrungsmittelunverträglichkeiten Krankheiten?

Oft werden Nahrungsmittelunverträglichkeiten (mit Ausnahme der Zöliakie) nicht als Erkrankungen sondern als Funktionsstörungen bezeichnet, da die Patienten keine strukturellen Veränderungen im Magen-Darm-Trakt zeigen. Diese Sichtweise ist jedoch etwas eindimensional, da Nahrungsmittelunverträglichkeiten für den Betroffenen sicherlich eine Einschränkung des persönlichen Wohlbefindens und der Lebensqualität bedeuten. Somit liegt ein wichtiges Einschlusskriterium für eine Erkrankung vor. Auch die typischen Beschwerden, die eindeutig vom Normalzustand eines Gesunden abweichen, und die Notwendigkeit, Unverträglichkeiten (u. a. mit einer entsprechenden Diät) zu behandeln, sind weitere Kriterien, die eine Krankheitsdefinition nach allgemein gültigem Verständnis erfüllen. Besonders die unter Umständen lebensbedrohliche Histaminintoleranz geht häufig mit einer schweren Symptomatik einher und erfordert in diesen Fällen zwingend eine Therapie.

So einfach scheint es dann doch nicht zu sein, Nahrungsmittelunverträglichkeiten den Krankheitsstatus zu verweigern.

Solange es jedoch keine allgemein anerkannte Formaldefinition des Begriffs Krankheit (z. B. von der WHO) gibt, wird die Diskussion um den Krankheitswert von Nahrungsmittelunverträglichkeiten wohl weitergeführt werden. Unstrittig dürfte jedoch sein: Aus subjektiver Sicht fühlen sich Menschen mit einer Nahrungsmittelunverträglichkeiten unter ihren Beschwerden sicherlich eindeutig krank.

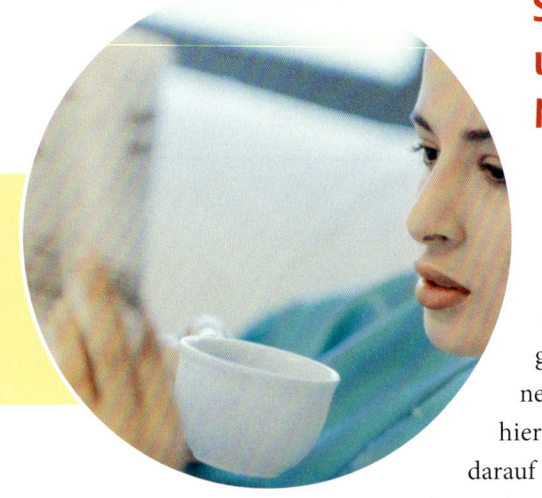

Sind Nahrungsmittelunverträglichkeiten Modeerscheinungen?

Das Thema Nahrungsmittelunverträglichkeiten erfreut sich in der medialen Berichterstattung einer unglaublichen Beliebtheit. Fast kein Tag vergeht, an dem nicht in irgendeiner Zeitschrift, einem Internet-Nachrichtenportal oder im Fernsehen hierüber berichtet wird. Diese Präsenz ist natürlich darauf zurückzuführen, dass die Medien erkannt haben, dass viele Millionen Menschen in Deutschland von diesem gesundheitlichen Problem betroffen sind, die Dunkelziffer (als der Anteil nicht erkannter Unverträglichkeiten) aber nach wie vor sehr hoch ist. Genau die Behandlung des Themas durch die Medien ist es auch, die zu einer verbreiteten Aufklärung in der Bevölkerung und damit einer steigenden Zahl von „Aha-Erlebnissen" bei Betroffenen führt. Menschen, die teilweise jahrelang ihre Beschwerden ertragen haben, ohne dass man eine Ursache finden konnte, stellen häufig aufgrund solcher Berichte eine eigene Verdachtsdiagnose, die anschließend durch einen Arztbesuch bestätigt wird. Bereits den alten Griechen waren Beschwerden nach dem Genuss von Milch und Milchprodukten (Laktoseintoleranz) und starke körperliche Reaktionen als Folge des Verzehrs von Käse (Histaminintoleranz) bekannt.

Die Laktoseintoleranz gibt es seit Bestehen der Menschheit (siehe Seite 30). Mit der Erforschung der einzelnen Nahrungsmittelunverträglichkeiten

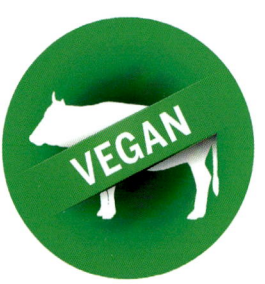
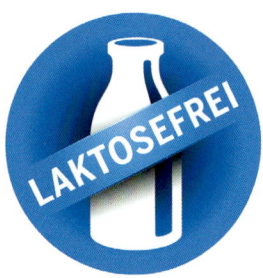
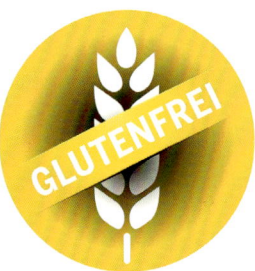

begann man jedoch erst spät in der zweiten Hälfte des 20. Jahrhunderts. So berichtete man erst 1978 erstmals von vier Patienten, die an einer Fruktosemalabsorption litten. Bis heute sind die genauen Ursachen und mechanistischen Hintergründe einer Histaminintoleranz oder einer Fruktosemalabsorption nicht vollständig geklärt. Das gesamte Forschungsgebiet ist somit noch relativ jung.

Die leider sehr populäre Annahme, Nahrungsmittelunverträglichkeiten seien eine Modeerscheinung und früher hätte es so etwas nicht gegeben, ist unsinnig. Da das Thema stärker in den Fokus der Allgemeinheit gelangt, ist sie sicherlich ein Nebenprodukt der Medienpräsenz. Auch unsere Ahnen und Urahnen hatten schon mit den gleichen Beschwerden nach dem Verzehr bestimmter Lebensmittel zu kämpfen. Da man die Ursachen jedoch meist nicht kannte, wurden die Probleme negiert oder man verzichtete schlichtweg auf kritische Produkte.

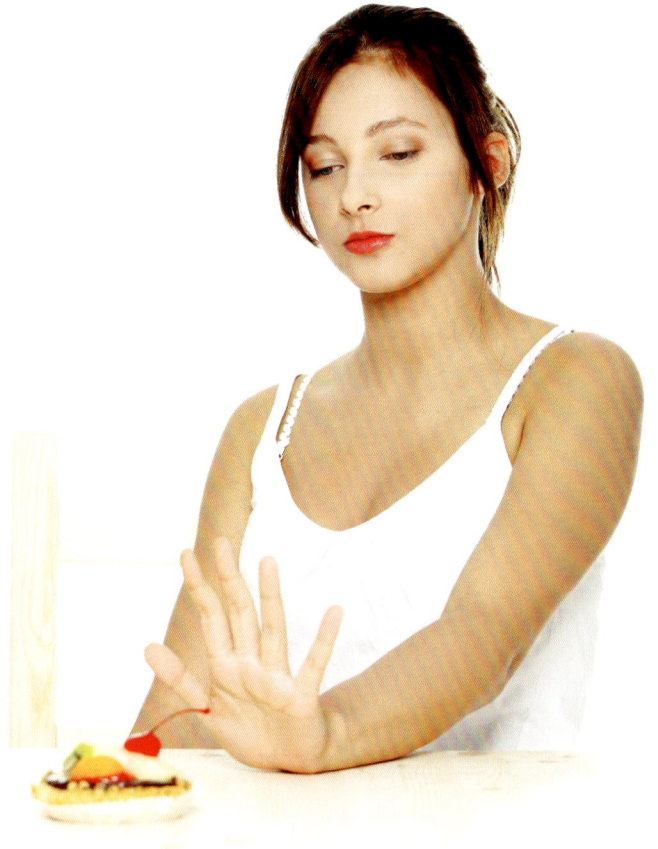

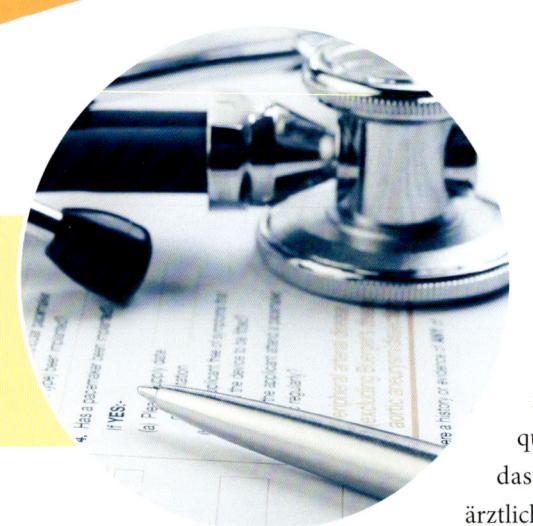

Fehldiagnosen im Zusammenhang mit Nahrungsmittelunverträglichkeiten

Leider werden viele Patienten mit Nahrungsmittelunverträglichkeit von ihren Beschwerden über mehrere Jahre, häufig sogar Jahrzehnte hinweg gequält. Dies liegt üblicherweise jedoch nicht daran, dass die Betroffenen mit ihren Problemen keinen ärztlichen Rat gesucht hätten. Im Gegenteil haben sie oftmals eine jahrelange Ärzte-Odyssee hinter sich, ohne dass ihnen geholfen werden konnte. Obwohl sie eine Vielzahl typischer gastroenterologischer Untersuchungen, wie Magen- und Darmspiegelungen oder Stuhluntersuchungen über sich ergehen lassen, wird ihnen häufig mitgeteilt, dass sie gesund seien und keine Ursache für ihre Beschwerden gefunden werden könne. In diesen Fällen muss die Psyche als mutmaßlicher Verursacher fälschlicherweise immer wieder herhalten. Stress und psychische Belastung werden leider sehr gerne ins Feld geführt, wenn der Arzt eine tatsächlich vorliegende Nahrungsmittelunverträglichkeit nicht erkennt.

Erfahrungen von Betroffenen zeigen, dass neben diesen diagnostischen Fehleinschätzungen ein fälschlicherweise diagnostiziertes Reizdarmsyndrom die Liste der Fehldiagnosen bei Menschen mit einer Nahrungsmittelunverträglichkeit eindeutig anführt.

Meine Notizen:

Reizdarmsyndrom

Schätzungsweise jeder zehnte Deutsche leidet unter einem Reizdarmsyndrom (RDS). Das Beschwerdespektrum ist relativ heterogen und kann bei einem Betroffenen Blähungen, Bauchkrämpfe und Durchfall ebenso umfassen wie Verstopfung. Während ein RDS beim einen Patienten mit sehr unregelmäßigen Stuhlfrequenzen einhergeht, kann es sich in anderen Fällen (oder auch beim gleichen Patienten) auch in plötzlichem Stuhldrang oder gar Stuhlinkontinenz äußern. Der Unterschied zu vielen anderen Erkrankungen wird bereits in der Bezeichnung deutlich, die sich nicht an der Ursache, sondern dem Erscheinungsbild orientiert (*Syndrom*: gleichzeitiges Auftreten mehrerer Symptome mit einer Ursache). Genau hierin liegt das Besondere und zugleich Problematische eines RDS. Beim RDS handelt es sich um eine funktionelle Darmerkrankung, d. h. eine Ursache hierfür ist nicht bekannt, eine krankhafte Veränderung kann somit nicht festgestellt werden. Die Diagnosestellung erfolgt im Sinne einer Ausschlussdiagnose (Negativdefinition) und nicht, wie üblich, als Ergebnis von Befunden, die eindeutig für eine bestimmte Erkrankung sprechen (Positivdefinition). Das bedeutet, dass der Arzt eine Reizdarmdiagnose erst dann stellt, wenn er alle anderen für die vorliegenden Beschwerden infrage kommenden Erkrankungen definitiv ausschließen kann (z. B. chronische entzündliche Darmerkrankungen, Zöliakie). Bevor Ihnen die Diagnose Reizdarmsyndrom mitgeteilt wird, sollte, neben dem Ausschluss anderer relevanter Krankheiten, somit auch sicher gestellt sein, dass Sie an keiner Nahrungsmittelintoleranz leiden.

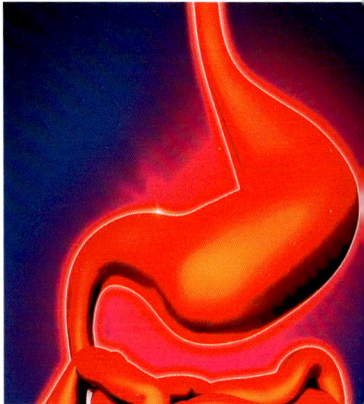

Beim Reizdarmsyndrom können Beschwerden wie Blähungen, Bauchkrämpfe und Durchfall, aber auch Verstopfung auftreten.

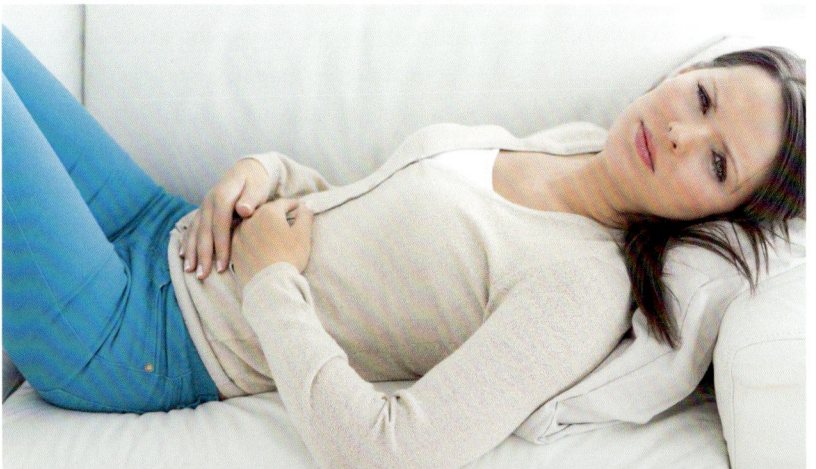

Bakterielle Fehlbesiedlung des Dünndarms

Während im Dickdarm unzählig viele und verschiedenartige Bakterien beheimatet sind, ist der Dünndarm vergleichsweise spärlich von Mikroorganismen besiedelt (siehe Seite 27).

Der Übergang zwischen unterem Dünndarmabschnitt (Ileum) und Dickdarm wird durch die Ileozökalklappe, eine aus zwei Schleimhautfalten bestehende, ventilartige Klappe verschlossen. Schließt die Ileozökalklappe nicht mehr vollständig, so kann es zum Übertritt von Dickdarmbakterien in die unteren Dünndarmabschnitte kommen. Die Bakterien siedeln sich im Ileum an und wandern dieses hinauf. In Folge einer solchen bakteriellen Fehlbesiedlung des Dünndarms (engl.: small intestine bacterial overgrowth syndrome – SIBOS) werden Kohlenhydrate, die noch nicht in den oberen Dünndarmabschnitten resorbiert wurden, von diesen Dickdarmbakterien vergoren. Somit kommt es bereits im Dünndarm durch vermehrte Bakterienaktivität zur Gasbildung, die der Betroffene als unangenehmen Blähungen wahrnimmt. Auch Durchfälle und Schmerzen gehören zum Symptomspektrum.

Eine bakterielle Fehlbesiedlung des Dünndarms tritt häufig als Folge von Kohlenhydratintoleranzen (z. B. Laktoseintoleranz, Fruktosemalabsorption) auf. Aufgrund einer vermehrten Gasbildung und einer hieraus resultierenden Drucksteigerung im Dickdarm wird die Ileozökalklappe zum Dünndarm hin aufgedrückt, wodurch Dickdarmbakterien übertreten können.

Weitere mögliche Ursachen die nicht mit Nahrungsmittelintoleranzen in Verbindung stehen, sind verschiedene Erkrankungen (z. B. chronisch entzündliche Darmerkrankungen) oder die Einnahme Magensäuresekretions-hemmender Arzneimittel.

Eine bakterielle Fehlbesiedlung ist relativ einfach mit Hilfe des Wasserstoffatemtests zu diagnostizieren (siehe Seite 44). Auch die Behandlung stellt keine besondere Herausforderung dar. Durch eine Gabe von Antibiotika werden die Dickdarmbakterien schnell aus den unteren Dünndarmabschnitten eliminiert.

Das Verdauungssystem

Um nachvollziehen zu können, was bei den einzelnen Nahrungsmittelunverträglichkeiten in unserem Körper passiert, ist es wichtig, dass Sie zunächst einige Grundlagen der menschlichen Verdauung verstehen.

Das Verdauungssystem des menschlichen Körpers dient dazu, aufgenommene Nahrung mechanisch und enzymatisch in Ihre Grundbausteine zu zerkleinern, diese anschließend in den Körper aufzunehmen und letztlich die nicht resorbierbaren Bestandteile wieder auszuscheiden. Die erste Station des Verdauungsapparates ist der Mund, die letzte der Enddarm; beginnen wir jedoch von vorne.

Durch das Kauen wird die aufgenommene Nahrung im Mund zunächst mechanisch zerkleinert. Der Speichel sorgt bereits an dieser Stelle für einen ersten enzymatischen Zerkleinerungsschritt. Amylasen zerteilen große Stärkemoleküle in kleinere Bruchstücke. Behalten Sie z. B. Brot etwas länger im Mund, werden Sie einen süßlichen Geschmack feststellen. Sie schmecken hier u. a. die einzelnen Maltose-Bausteine (Malzzucker), die zuvor miteinander zu einem großen Stärkemolekül verbunden waren.

Nach dem Schlucken gelangt die Nahrung durch die Speiseröhre in den Magen. Hier wird sie gesammelt und zunächst weiter durch Amylasen verdaut. Nach und nach wird der Speisebrei mit der im Magen produzierten Salzsäure vermengt, wodurch die Enzyme inaktiviert, Mikroorganismen abgetötet und die Eiweißverdauung durch Denaturierung eingeleitet wird.

Durch Muskeltätigkeit des Magens (Peristaltik) wird die vorverdaute Nahrung portionsweise in den oberen Dünndarmabschnitt, das Duodenum (Zwölffingerdarm), weitergeleitet. In Bezug auf Nahrungsmittelunverträglichkeiten ist der Dünndarm das Schlüsselorgan des Verdauungsapparats. Hier wird der Speisebrei neutralisiert und mit Galle sowie Verdauungsenzymen vermengt. Während die in der Leber produzierte Galle v. a. zur Fettverdauung dient, helfen die aus der Bauchspeicheldrüse stammenden Verdauungsenzyme, Fette, Kohlenhydrate und Eiweiße aufzuschließen (Lipasen-fettspaltend, Amylasen-stärkespaltend, Proteasen-eiweißspaltend). Nicht alle Enzyme kommen jedoch auf diesem Weg in den Dünndarm. So ist das milchzuckerspaltende Enzym Lactase fest an den Zellen der Dünndarmschleimhaut verankert, während die histaminspaltende Diaminoxidase (DAO) kontinuierlich von Dünndarmzellen produziert und abgegeben wird.

Im Dünndarm werden die Nahrungsbestandteile Eiweiß, Fett und Kohlenhydrate in ihre kleinsten Grundbausteine zerlegt. Große Eiweißmoleküle werden somit zu Aminosäuren abgebaut, Fette, die meist als Triglyceride vorliegen, zu einzelnen Fettsäuren und komplexe Kohlenhydratverbindungen zu Einfachzuckern (Monosacchariden, siehe Abbildung Seite 29). Erst wenn sie auf das Niveau dieser Elementarbausteine zerlegt wurden, können die Nährstoffe aus dem Dünndarm ins Blut aufgenommen werden, um anschließend mit diesem in die einzelnen Organe (z. B. Leber oder Muskeln) transportiert zu werden.

Nach Aufschluss der Nahrung und Resorption der wichtigen Inhaltsstoffe werden die verbliebenen Reste vom Dünndarm weiter in den Dickdarm transportiert. Dieser trägt seinen Namen, da er für die Eindickung des Stuhls durch Rückresorption von Wasser verantwortlich ist. Zugleich werden noch vorhandene Elektrolyte in den Körper aufgenommen.

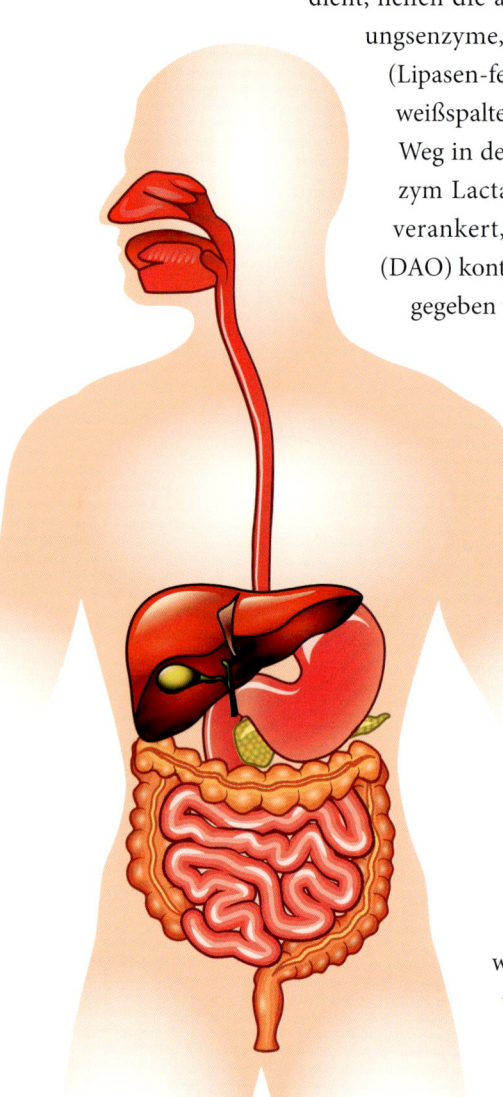

Im Verdauungstrakt wird die Nahrung zerkleinert und in den Körper aufgenommen; nicht verwertbare Bestandteile werden wieder ausgeschieden.

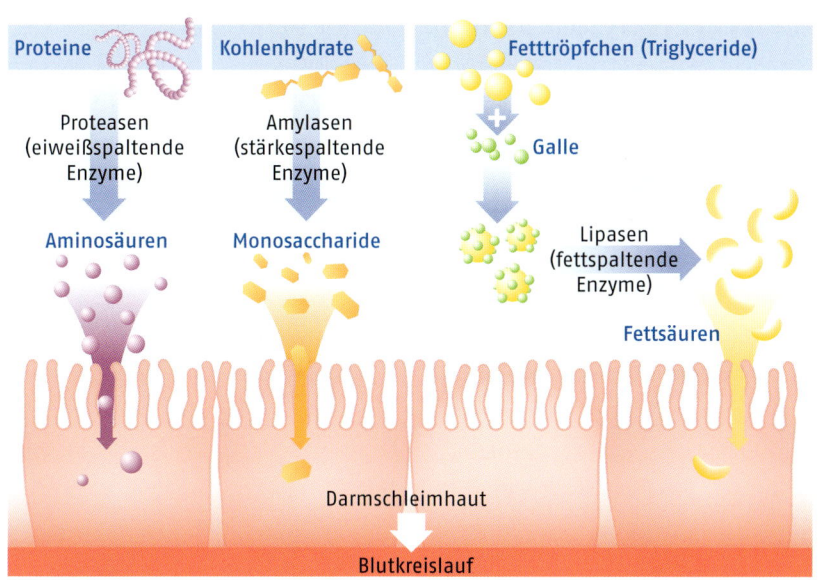

Beim Verdauungsprozess werden die einzelnen Nahrungsbestandteile, u. a. durch Enzyme, in ihre Mikro-Bausteine zerlegt. Die entstehenden Aminosäuren, Monosaccharide und Fettsäuren werden durch die Dünndarmschleimhaut ins Blut aufgenommen. Mit diesem werden sie u. a. in die Leber transportiert, um dort weiter verstoffwechselt zu werden.

Der Dickdarm ist besiedelt von Billionen bis Billiarden (10^{12} bis 10^{15}) verschiedenartiger Bakterien, die unverdauliche Nahrungsbestandteile durch Vergärung weiter abbauen.

Sind sämtliche Rückresorptions- und Abbauprozesse abgeschlossen, wird der Stuhl aus dem letzten Teil des Dickdarms, dem Mastdarm (Rektum) ausgeschieden.

Meine Notizen:

Laktoseintoleranz – wenn Sie Milch und Milchprodukte nicht vertragen

Ein Beispiel aus der Praxis	32
Laktose – die Wurzel des Übels	34
Wo hat die Laktoseintoleranz ihren Ursprung?	35
Was passiert bei einer Laktoseintoleranz im Körper und welche Beschwerden treten auf?	40
Wie kann man eine Laktoseintoleranz feststellen?	43
Wie kann man eine Laktoseintoleranz behandeln?	49
Hilfe im Internet	60

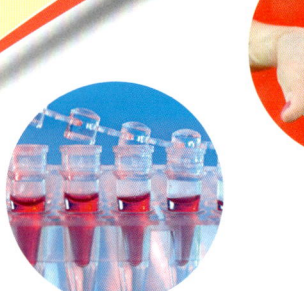
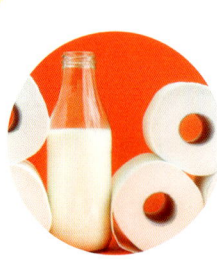
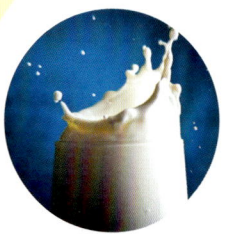

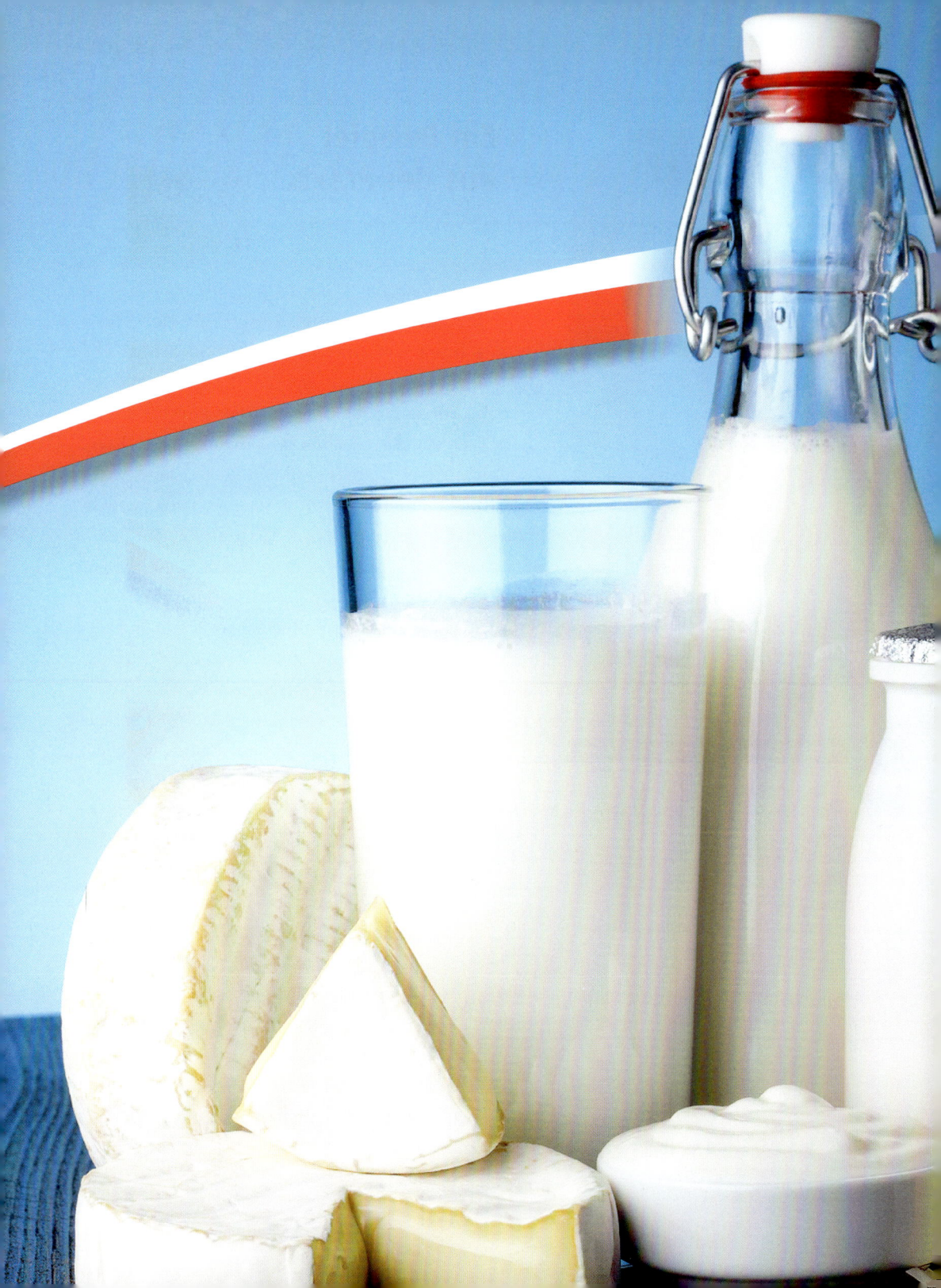

Ein Beispiel aus der Praxis

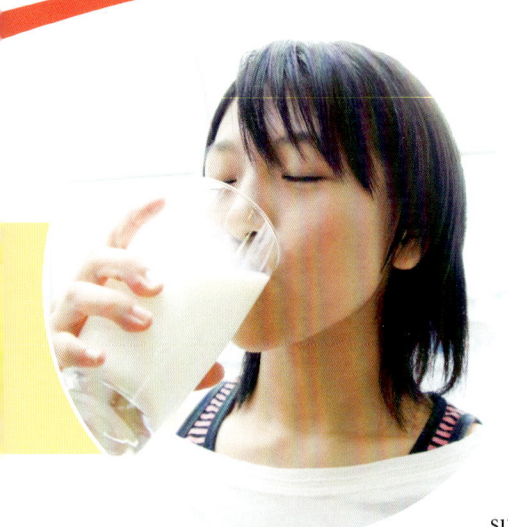

Ein beeindruckendes Beispiel aus der Praxis stammt von einer 24-jährigen Studentin. Die junge Frau stammt ursprünglich aus China und zog vor dreieinhalb Jahren zum Physikstudium aus der südchinesischen Stadt Shenzen nach Köln. Seitdem sie in Deutschland lebt klagte sie über gesundheitliche Probleme. Ihr war häufig unwohl, zudem litt sie regelmäßig unter Bauchschmerzen und Durchfall. Nach etwa einem halben Jahr suchte sie ihren Hausarzt auf, der jedoch keine Erkrankung feststellen konnte. Daher überwies er sie zur weiteren Abklärung an einen Gastroenterologen (Facharzt für Magen-Darm-Erkrankungen). Dieser stellte nach einer eingehenden Untersuchung die Verdachtsdiagnose Laktoseintoleranz. Sowohl das Beschwerdebild als auch die Tatsache, dass sich keinerlei Anzeichen auf das Vorliegen einer Erkrankung finden ließen, sprachen für diese Annahme.

Um diesen Verdacht zu bestätigen, führte man wenig später mit der Studentin einen Wasserstoffatemtest durch. Dieser Test hat sich als Standardverfahren in der Diagnostik der Laktoseintoleranz etabliert.

Das Testergebnis war negativ; der Patientin wurde mitgeteilt, sie leide, entgegen der ursprünglichen Annahme, nicht an einer Laktoseintoleranz. Vielmehr seien die Beschwerden psychischer Natur und auf den Fortgang aus ihrer Heimat sowie die damit verbundenen Umstellungen und psychischen Belastungen verbunden. Ihr wurde empfohlen, häufiger mal „einen Gang zurückzuschalten" und

---

 Faktenbox – das Wichtigste in Kürze

- Unverträglichkeit gegen Milchzucker
- Symptome: Überwiegend Magen-Darm-Beschwerden (siehe Seite 40)
- Häufigkeit/Verbreitung: In Deutschland ca. 15–20 %, weltweit ca. 70 %
- Geschlechterverhältnis (m : w): 1 : 1
- Häufigste Nahrungsmittelunverträglichkeit
- Mechanismus: Enzymmangel, -defekt (Enzym: Lactase)
- Ursache: Genetisch (primär) oder als Folge anderer Erkrankungen (sekundär) (siehe Seite 35 und Seite 39)
- Klassifizierung: Maldigestion

einen Kurs für Entspannungsübungen zu besuchen. Die Studentin folgte diesen Empfehlungen, ihre Beschwerden verschwanden jedoch nicht.

Etwa drei Jahre nach den ärztlichen Untersuchungen verlangte die junge Frau in der Apotheke eine Großpackung eines Arzneimittels gegen Blähungen. Auf ihre Beschwerden angesprochen berichtete sie von ihrer Leidenskarriere sowie den vergeblichen Versuchen, eine Ursache hierfür zu finden.

Trotz des negativen Laktoseintoleranz-Tests drei Jahre zuvor wurde ihr empfohlen, einen spezifischen Gentest durchführen zu lassen, um mit diesem erneut auf das Vorliegen einer Laktoseintoleranz zu untersuchen. Der Test wurde direkt in der Apotheke durchgeführt, indem mit einem Wattestäbchen ein Abstrich von der Wangenschleimhaut entnommen wurde. Anschließend wurde die Probe an ein spezielles Labor zur Auswertung geschickt.

Nach zwei Wochen erschien die Studentin erneut in der Apotheke und berichtete, dass der Gentest eindeutig eine Laktoseintoleranz aufgedeckt hätte. Seitdem sie sich nun weitgehend laktosefrei ernährte, waren ihre Beschwerden vollkommen verschwunden.

Top-Tipps
- Von Natur aus verträgliche Milchprodukte
- Welche Rolle spielt Laktose in Arzneimitteln? (siehe Seite 56)
- Laktoseintoleranz im Urlaub (siehe Kasten Seite 49)
- Laktoseintoleranz in der Schwangerschaft (siehe Kasten Seite 57)

Fragen

1. Warum wurde die Laktoseintoleranz bei der Studentin trotz Anwendung des Standard-Diagnoseverfahrens (Wasserstoffatemtest) zunächst nicht erkannt?
2. Warum hätte ein Experte für Nahrungsmittelunverträglichkeiten nach einer kurzen Befragung der Patientin mit großer Gewissheit den Verdacht Laktoseintoleranz geäußert?
3. Warum litt die junge Frau erst nach ihrem Umzug nach Deutschland unter den Folgen der Laktoseintoleranz und war zuvor 21 Jahre lang beschwerdefrei?

→ Beantwortung der Fragen siehe Seite 59.

Laktose – die Wurzel des Übels

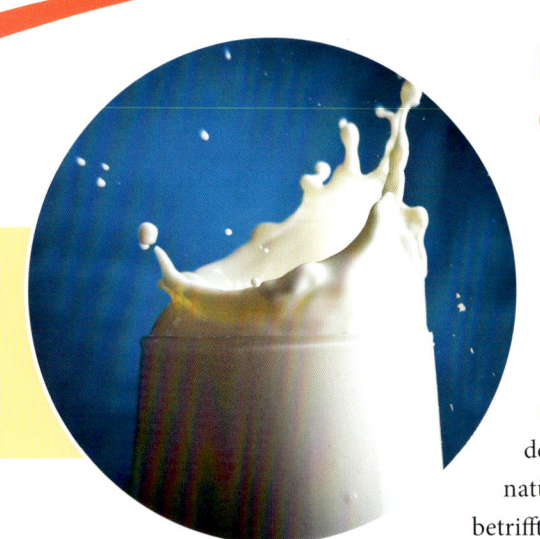

Die Bezeichnung „Laktose" leitet sich von der lateinischen Bezeichnung lac (Milch) sowie der Endung -ose ab, mit der in der Chemie Zucker (Synonym Kohlenhydrate) bezeichnet werden. Die deutsche Bezeichnung Milchzucker verdeutlicht das natürliche Vorkommen von Laktose in Milch. Dies betrifft nicht nur Kuhmilch sondern die Milch aller Säugetierarten, inkl. menschlicher Muttermilch. Milchzucker dient in der Natur als wichtiger Energielieferant für das Wachstum und die Aufzucht des Nachwuchses. Darüber hinaus fördert er die Aufnahme von Calcium aus dem Darm und ist damit u. a. auch von Bedeutung für das Knochenwachstum.

Laktose ist ein Zweifachzucker (Disaccharid), das aus den Einfachzucker-Bausteinen (Monosaccharide) Glukose und Galaktose zusammengesetzt ist. Glukose ist im Volksmund auch als Traubenzucker bekannt, die Bezeichnung Schleimzucker für Galaktose hingegen ist weniger geläufig.

Schon den alten Römern und Griechen war bekannt, dass einige Menschen auf den Verzehr von Milch mit Beschwerden reagierten. Der griechische Arzt Hippokrates berichtete bereits um 400 v. Chr. von schmerzhaften Magen-Darm-Reizungen einiger Patienten nach dem Genuss von Milch und Käse. Dennoch hat es über 2 300 Jahre gedauert, bis man die Laktoseintoleranz als Ursache dieser Probleme erkannte.

Nebenbei bemerkt

Nicht ganz alle Säugetierarten versorgen Ihren Nachwuchs mit laktosehaltiger Muttermilch. Walrosse und Seelöwen sind die einzigen Säugetiere, deren Milch laktosefrei ist. Als Grund hierfür wird der hohe Vitamin-D-Gehalt der Milch diskutiert (die Hauptnahrung Fisch ist sehr Vitamin-D-haltig). Vitamin D fördert die Calcium-Aufnahme in den Körper. Bei Walrossen und Seelöwen übernimmt es diese Funktion der Laktose. Die Energie erhalten die Jungtiere über den sehr hohen Fettanteil der Muttermilch.

Bereits bei den alten Römern und Griechen wusste man, dass manche Zeitgenossen mit Beschwerden auf den Verzehr von Milch und Käse reagierten.

Wo hat die Laktoseintoleranz ihren Ursprung?

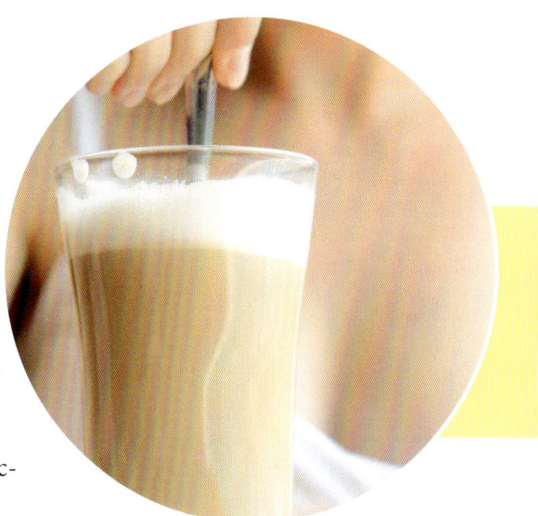

Auch wenn sie sich hinsichtlich ihres Beschwerdebilds grundsätzlich nicht unterscheiden, gibt es dennoch verschiedene Formen der Laktoseintoleranz. Der Unterschied liegt in der Ursache ihrer Entstehung. Allen Formen gemeinsam ist jedoch ein Mangel des laktosespaltenden Enzyms Lactase.

Eine Sonderform des Lactasemangels stellt die Hypolactasie oder Laktosemaldigestion dar. Auch hier liegt ein objektiver Lactasemangel vor, der Betroffene zeigt jedoch nach dem Verzehr laktosehaltiger Lebensmittel keinerlei Beschwerden

Primäre Formen

Unter einer primären Laktoseintoleranz versteht man eine Unverträglichkeit gegenüber Milchzucker, deren Ursprung entweder genetisch bedingt ist, also in den Erbanlagen des Betroffenen festgelegt ist, oder als entwicklungsbedingte Laktoseintoleranz nur vorübergehend bei Frühgeborenen in Erscheinung tritt. Diese seltene Form ist darauf zurückzuführen, dass der Körper von Frühgeborenen zum Zeitpunkt ihrer Geburt noch nicht in der Lage ist, ausreichende Mengen des laktosespaltenden Enzyms Lactase zu produzieren. Eine entwicklungsbedingte Laktoseintoleranz bildet sich in der Regel zurück und lässt keine Rückschlüsse auf die Wahrscheinlichkeit einer Laktoseintoleranz im Erwachsenenalter zu.

Die am weitesten verbreitete Form der Laktoseintoleranz ist die adulte Laktoseintoleranz (Synonym: Ethnische oder endemische Laktoseintoleranz). Hierbei handelt es sich um die Form, unter der auch über 99 % der in unseren Breiten laktoseintoleranten Menschen leiden. Diese weisen eine spezifische

Laktoseintoleranz

> **ℹ Nebenbei bemerkt**
>
> Schon den alten Römern und Griechen war bekannt, dass einige Menschen auf den Verzehr von Milch mit Beschwerden reagierten. Der griechische Arzt Hippokrates berichtete bereits um 400 v.Chr. von schmerzhaften Magen-Darm-Reizungen einiger Patienten nach dem Genuss von Milch und Käse. Dennoch hat es über 2 300 Jahre gedauert, bis man die Laktoseintoleranz als Ursache dieser Probleme entdeckte.

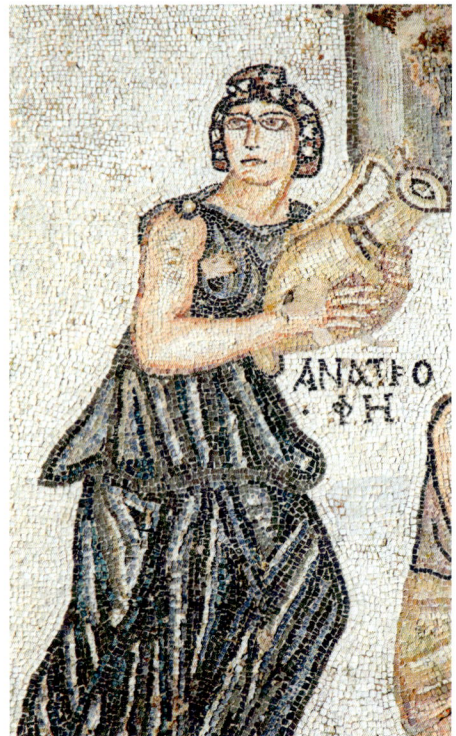

Auch wenn schon den alten Römern und Griechen bekannt war, dass der Genuss von Milch und Käse bei manchen Menschen zu Beschwerden führte: Es dauerte über 2 300 Jahre, bis die Laktoseintoleranz als Ursache erkannt wurde.

genetische Ausprägung auf, in der sie sich von Menschen unterscheiden, die Laktose beschwerdefrei tolerieren. Interessanterweise zeigen diese Menschen jedoch nicht, wie man annehmen könnte, eine Veränderung des ursprünglichen Erbgutes. Tatsächlich tragen sie das Erbmaterial, welches die ursprüngliche genetische „Normalausstattung" des Menschen darstellt. Das bedeutet, dass Laktosetoleranz, also das Vertragen von Milchzucker, erst durch eine Mutation, also eine Veränderung der ursprünglichen Erbanlagen, entstanden ist. Diese Genmodifikation betrifft ein bestimmtes Gen, das an der Ausbildung des laktosespaltenden Enzyms Lactase beteiligt ist.

Wie kam es zu dieser Mutation und warum vertragen die meisten Menschen in Deutschland heutzutage Laktose?

Grundsätzlich vertragen alle Menschen zum Zeitpunkt ihrer Geburt Laktose. Diese Fähigkeit geht jedoch bei Laktoseintoleranten im Laufe der Zeit verloren. Bei einigen Menschen erfolgt diese Umstellung bereits unmittelbar nach der Stillzeit, andere hingegen verlieren erst im Jugendlichen- oder Erwachsenenalter die Fähigkeit Laktose verwerten zu können. Zu welchem Zeitpunkt diese Umstellung erfolgt ist maßgeblich auch von der ethnischen Zugehörigkeit abhängig. Findet sie bei asiatischen Völkern in der Regel bereits im frühen Kindesalter statt, setzt sie bei Mitteleuropäern üblicherweise erst im jungen Erwachsenenalter ein.

In den Ursprüngen des Menschen gehörte Milch nicht zu den typischen Nahrungsquellen, so dass eine Milchverträglichkeit nach dem Entwöhnen von der Muttermilch nicht mehr erforderlich war. Vor etwa 10 000 Jahren erfolgten dann die ersten Mutationen des Lactase-Gens. Sie zählen damit zu den ältesten nachgewiesenen Veränderungen des menschlichen Erbguts und stehen offenbar in einem engem Zusammenhang mit dem Beginn der Milchtierhaltung. Im klassischen evolutionstheoretischen Sinne stellte eine Milchverträglichkeit einen Selektionsvorteil dar, da Träger dieser Erbanlagen mit der Milch über ein wichtiges und gesundes neues Lebensmittel verfügten. Dieses garantierte ihnen und ihren Angehörigen bessere Überlebenschancen, da es u. a. die Kindersterblichkeit nach dem Abstillen erheblich reduzierte. Somit setzte sich diese Mutation verstärkt durch und breitete sich vermutlich aus dem Nahen Osten oder Südosteuropa kommend nach Mittel- und Nordeuropa aus. Heutzutage liegt der Anteil laktoseintoleranter Menschen in Deutschland zwischen 15 und 20 %.

Global betrachtet ist Laktoseverträglichkeit heute dennoch nach wie vor eher die Ausnahme als die Regel. Etwa 70 % der Weltbevölkerung sind laktoseintolerant, wobei man einen deutlichen Nord-Süd- und West-Ost-Anstieg beobachten kann. Leiden in skandinavischen Ländern 5–10 % der Bevölkerung an Laktoseintoleranz, so sind es im Mittelmeerraum teilweise bis zu 75 %. In weiten Teilen des afrikanischen Kontinents sowie in Südostasien beträgt der Anteil laktoseintoleranter Menschen annähernd 100 % (siehe Abbildung Seite 38). Interessant ist in diesem Zusammenhang die Betrachtung des australischen Kontinents. Obwohl er aus unserer Sicht im äußersten Südosten der Welt liegt, ist der Anteil laktoseintoleranter Menschen vergleichbar mit dem Mitteleuropas. Dies ist dadurch zu erklären, dass Australien ab Ende des 18. Jahrhunderts von Europäern besiedelt wurde und heute über 90 % der australischen Bevölkerung aus genetischer Sicht europäische Wurzeln haben.

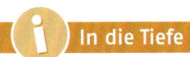

Mutationen des Lactase-Gens
Menschen, die Laktose vertragen, haben von Ihren Vorfahren eine (vom Ursprung des Menschen aus betrachtet) veränderte DNA geerbt. Diese punktuelle Veränderung (Punktmutation oder Single Nucleotid Polymorphism) betrifft regulierende Elemente des Lactase(LCT)-Gens, die dafür sorgen, dass die Enzymproduktion nach der Stillzeit abgeschaltet wird. Konkret wird an der Position 13910 des LCT-Gens eine Cytosin- gegen ein Thymidin-Base ausgetauscht, so dass die Träger dieser Genvariante lactasepersistent sind, also dauerhaft das Enzym Lactase produzieren. Sie sind damit laktosetolerant.

Etwa 70 % der Weltbevölkerung sind laktoseintolerant. Gehören Sie dazu, befinden Sie sich nicht nur in bester Gesellschaft, sondern können sich völlig zu Recht als „normaler Mensch" bezeichnen, denn laktoseintolerante Menschen tragen die ursprüngliche genetische Normalausstattung des Menschen in sich.

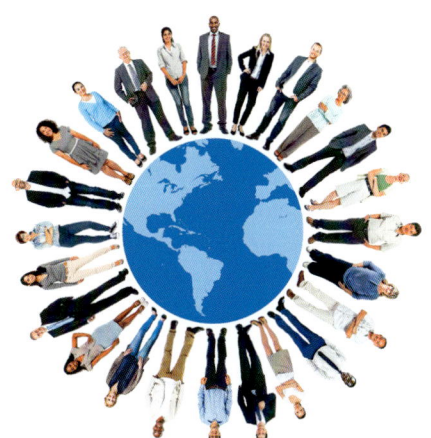

Laktoseintoleranz

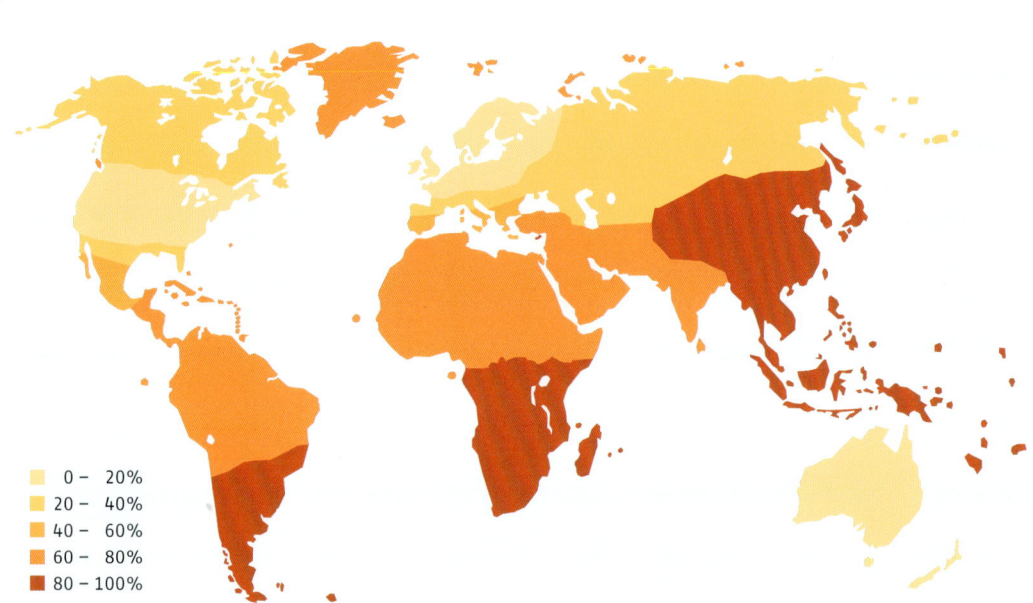

Weltweit nimmt die Laktoseintoleranz mit einer Nord-Süd- sowie einer West-Ost-Tendenz zu (www.vli-ev.de)

- 0 – 20%
- 20 – 40%
- 40 – 60%
- 60 – 80%
- 80 – 100%

Nun werden Sie sich vielleicht fragen, wie die Menschen in diesen „laktoseintoleranten Regionen" damit umgehen und warum man nichts davon merkt, wenn man z. B. dort im Urlaub ist.

In Gegenden, in denen fast niemand Milchzucker verträgt, spielt dieser auch eine eher untergeordnete Rolle in der Ernährung. Entweder man verzichtet weitgehend auf Milch- und Milchprodukte oder man behandelt diese im Herstellungsprozess so, dass die Laktose zu großen Teilen abgebaut wird und im Endprodukt nur noch in geringen Mengen vorhanden ist (siehe Kasten Seite 54).

Die dritte primäre Form der Laktoseintoleranz ist der kongenitale Lactasemangel, der häufig schwerere Krankheitsverläufe zeigt. Wie die Bezeichnung kongenital (angeboren) verdeutlicht, handelt es sich auch hierbei um eine genetisch bedingte Form, die jedoch nur sehr selten auftritt und daher in der Praxis keine Rolle spielt. Kinder, die mit dieser Erkrankung geboren werden, besitzen von Geburt an keinerlei Lactase-Aktivität.

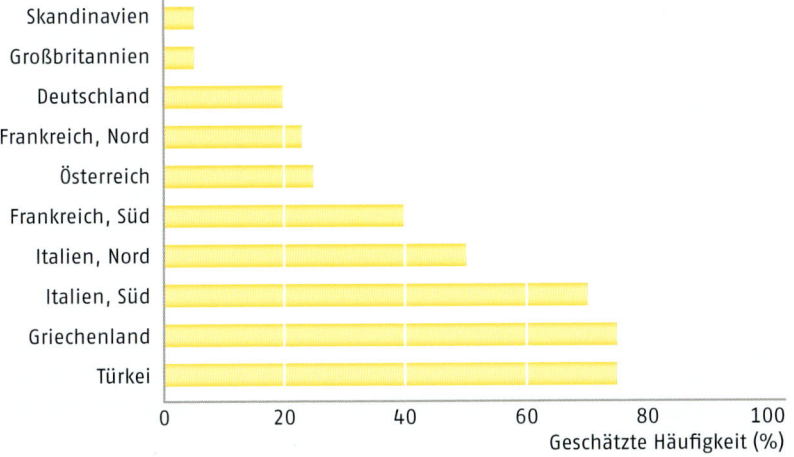

Auch an ausgewählten europäischen Regionen lässt sich eindeutig eine Zunahme der Laktoseintoleranz von Norden nach Süden erkennen.

Sekundäre Formen

Im Gegensatz zu den primären Formen der Laktoseintoleranz tritt eine sekundäre Laktoseintoleranz als Folge einer Schädigung der Dünndarmschleimhaut auf. Da hier das laktosespaltende Enzym Lactase produziert wird, kann eine solche Schädigung zu einem Verlust an Lactase-Aktivität führen.

Typische Ursachen einer sekundären Laktoseintoleranz sind z. B. chronische oder infektiöse Darmerkrankungen wie Morbus Crohn oder eine Virusinfektion, Arzneimittelbehandlungen mit Chemotherapeutika oder Antibiotika, Alkoholmissbrauch oder auch die operative Entfernung eines Darmabschnitts aufgrund einer Krebserkrankung.

Eine sekundäre Laktoseintoleranz kann sich wieder zurückbilden, sobald der Auslöser hierfür verschwunden ist.

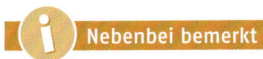

Auch der Ötzi, der vor über 5 000 Jahren lebte, war laktoseintolerant. Dies haben Untersuchungen seiner DNA ergeben. Die verbreitete Aussage, Laktoseintoleranz sei eine Modeerscheinung, ist damit wohl eindrucksvoll widerlegt.

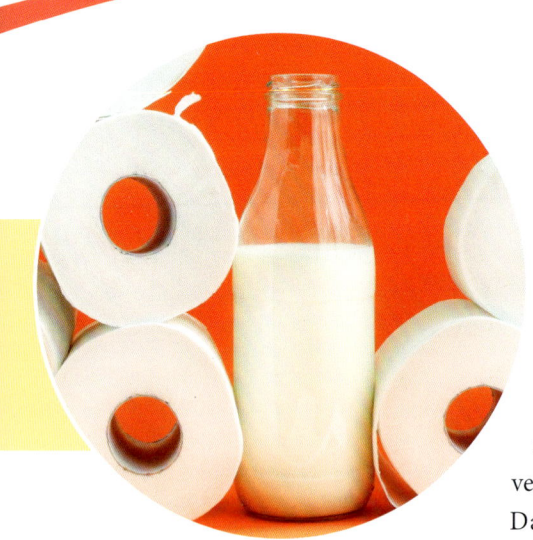

Was passiert bei einer Laktoseintoleranz im Körper und welche Beschwerden treten auf?

Das grundsätzliche Ziel der Nahrungsaufnahme ist es, den Körper ausreichend mit Nährstoffen und Energie zu versorgen. Hierzu wird die Nahrung nach dem Verzehr verdaut, also in kleinere, verwertbare Bausteine zerlegt (siehe Seite 27).

Damit Mehrfach- und Zweifachzucker aus dem Dünndarm ins Blut aufgenommen werden können, müssen sie zuvor soweit zerkleinert werden, dass sie als Einfachzucker vorliegen. Eine solche Zuckerspaltung erfolgt im Körper mit Hilfe von kohlenhydratspaltenden Enzymen. Als Enzyme werden Eiweißbausteine bezeichnet, die Schlüsselfunktionen bei bestimmten biochemischen Reaktionen im Körper übernehmen.

Gelangt nun beim nicht laktoseintoleranten Menschen der Zweifachzucker Laktose mit der Nahrung in den Dünndarm, wird er dort von dem Enzym Lactase in seine Einzelbausteine Glukose und Galaktose zerlegt. Die beiden Einfachzucker werden dann über verschiedene Transportmechanismen durch die Dünndarmschleimhaut ins Blut aufgenommen, um im Körper weiter verwertet zu werden (siehe Abbildung Seite 41). Die Lactase befindet sich an kleinen, fadenartigen Ausstülpungen von Dünndarmzellen (Mikrovilli) und liegt damit permanent im Darm vor.

Menschen mit einer Laktoseintoleranz besitzen entweder zu geringe Mengen an Lactase, um den anfallenden Milchzucker mengenmäßig vollständig zu spalten oder die Aktivität des Enzyms ist durch eine Schädigung so weit reduziert, dass die aufgenommene Menge Laktose nur noch anteilig oder im äußersten Fall gar nicht mehr zerlegt werden kann.

Die verbliebene Restaktivität an Lactase kann bei Menschen mit Laktoseintoleranz sehr unterschiedlich sein. Daher ist eine Laktoseintoleranz grundsätzlich als graduelles Phänomen zu verstehen, d. h. die Unverträglichkeit ist bei einzelnen Betroffenen unterschiedlich stark ausgeprägt, je nachdem wie viel Enzymaktivität zur Laktosespaltung noch vorhanden ist.

Da die ungespaltene Laktose nicht in den Blutkreislauf aufgenommen werden kann, verbleibt sie im Dünndarm und wird durch diesen weiter in den Dickdarm transportiert. Hier siedeln viele Billionen Milchsäurebakterien, welche die aus dem Dünndarm kommende Laktose unter sauerstoffarmen Bedingungen als Nahrung aufnehmen und umsetzen. Dieser Prozess wird Vergärung genannt.

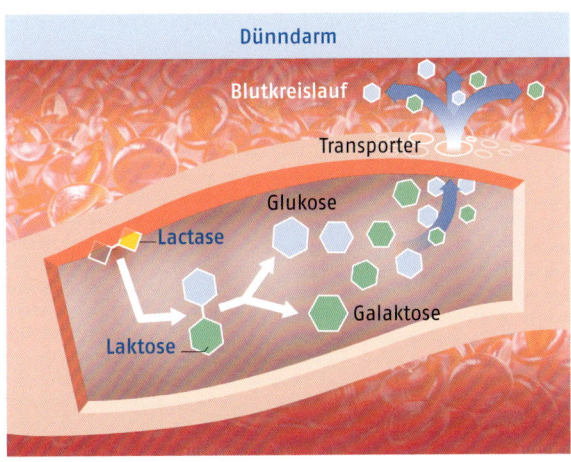

Normaler Laktoseabbau: Laktose wird durch das Enzym Lactase im Dünndarm gespalten, die entstandenen Einfachzucker werden durch die Darmschleimhaut ins Blut transportiert.

Als Stoffwechselprodukte dieses Vergärungsprozesses entsteht eine Vielzahl unterschiedlicher Substanzen wie z. B. die Gase Kohlendioxid und Wasserstoff oder auch Ameisensäure und Essigsäure (siehe Abbilung). Nach einer laktosehaltigen Mahlzeit kann es im Dickdarm eines laktoseintoleranten Pati-

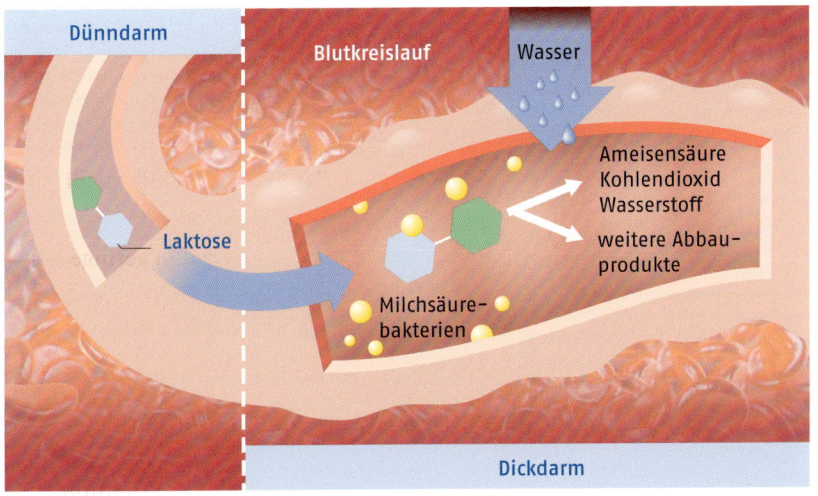

Laktoseintoleranz: Das Enzym Lactase fehlt im Dünndarm. Laktose wird weiter in den Dickdarm transportiert wo sie durch Bakterien vergoren wird. Laktose und die Abbauprodukte ziehen Wasser in den Dickdarm.

enten zur Bildung mehrerer Liter Kohlendioxid kommen. Diese Gasbildung äußert sich beim Betroffenen durch ein Druck- und Völlegefühl sowie Blähungen und Bauchschmerzen.

Sowohl die Laktose insbesondere aber auch die ihre Abbauprodukte üben im Dünndarm eine osmotische Wirkung aus, d. h. sie ziehen Wasser aus dem umliegenden Gewebe in den Darm. Dieser Vorgang ist vergleichbar mit dem Feuchtwerden und Verklumpen von Zucker. Sobald dieser längere Zeit an der Luft steht, zieht er die Luftfeuchtigkeit aus der Umgebung an und nimmt sie auf.

Als Ergebnis dieser Wasseransammlung im Dickdarm wird der Stuhl dünnflüssig, der Betroffene bekommt Durchfall.

Neben diesen typischen Beschwerden klagen laktoseintolerante Menschen nach dem Verzehr von Milchprodukten häufig auch über Übelkeit.

Symptome wie Verstopfung, Kopfschmerzen, Schwindel oder dauerhafte Müdigkeit sind eher unspezifisch für eine Laktoseintoleranz. Auch sie werden jedoch vereinzelt beobachtet.

Abbauprodukte der Laktosevergärung im Dickdarm	
u. a.	
Kohlendioxid	Essigsäure
Wasserstoff	Buttersäure
Ameisensäure	Ethanol

Beschwerden	
• Blähungen	• Druck- und Völlegefühl
• Krampfartige Bauchschmerzen	• Übelkeit
• Durchfall	• Darmgeräusche

Laktose wird erst im Dickdarm abgebaut. Dort verursachen die entstehenden Substanzen beim Laktoseintoleranten typische Beschwerden.

Meine Notizen:

Wie kann man eine Laktoseintoleranz feststellen?

Es gibt verschiedene Diagnoseverfahren (Methoden, die dabei helfen, eine Erkrankung zu erkennen) um herauszufinden, ob Sie an einer Laktoseintoleranz leiden. Die einzelnen Methoden unterscheiden sich sowohl hinsichtlich ihres Aufwands für den Patienten sowie für den Arzt, allerdings auch bezüglich ihrer Aussagekraft und Genauigkeit.

In bestimmten Fällen kann es sogar erforderlich sein, mehrere diagnostische Verfahren hintereinander zu schalten, um abschließend mit Sicherheit eine Laktoseintoleranz-Diagnose stellen oder auch ausschließen zu können.

Der allererste Schritt eines Diagnoseprozesses ist in der Regel, dass Sie regelmäßig wiederkehrende Beschwerden im Magen-Darm-Bereich wahrnehmen, die Sie nicht erklären können.

Da solche Signale des Körpers auch schwerwiegende Ursachen haben können, ist es grundsätzlich anzuraten, die Herkunft der Probleme durch einen Arzt abklären zu lassen.

Selbsttest – Ihr Bauchgefühl entscheidet

Hegen Sie bereits den Verdacht, laktoseintolerant zu sein oder sind die Beschwerden so schwach ausgeprägt, dass Sie nicht sofort einen Arzt aufsuchen möchten, lassen Sie Ihr Bauchgefühl entscheiden. Gehen Sie der Ursache Ihrer Beschwerden mit Hilfe eines Selbsttests auf den Grund.

Für den Selbsttest suchen Sie sich am besten einen Tag aus, an dem Sie keine weiteren Termine mehr haben. An diesem Tag trinken Sie morgens, auf nüchternen Magen einen viertel Liter Kuhmilch. Sollten Sie keine Milch mögen, lassen Sie sich in der Apotheke 15 g Laktose (entspricht etwa der Menge in einem drittel Liter Milch) abfüllen. Diese lösen Sie in einem viertel Liter Wasser auf, den Sie anstelle der Milch trinken.

Die folgenden drei bis vier Stunden gelten als Beobachtungszeitraum, währenddessen Sie nichts essen oder trinken sollten. Zudem empfiehlt es sich, sich nicht allzu weit von einer Toilette zu entfernen. Treten während dieses Zeitraums die typischen Beschwerden wie Bauchkrämpfe, Durchfall oder Blähungen auf, ist dies ein Anzeichen für eine Laktoseintoleranz. Sind die Symptome nur schwach ausgeprägt, oder sind Sie sich in Ihrer Einschätzung nicht sicher, wiederholen Sie den Test an einem anderen Tag mit einem halben Liter Milch oder 25 g Laktose.

In Verbindung mit dem Ausbleiben bzw. Verschwinden von Magen-Darm-Beschwerden unter einer sich anschließenden mehrtägigen, streng laktosefreien Diät, kann ein positiver Selbsttest als starker Hinweis auf das Vorliegen einer Laktoseintoleranz gewertet werden.

Dennoch sollten Sie ein positives Testergebnis nur als Verdachtsdiagnose verstehen, die Sie unbedingt durch eine zusätzliche ärztliche Diagnostik abklären lassen sollten. Neben der Sicherheit, die Sie hierdurch gewinnen, ist ein solches Vorgehen wichtig, um eventuell bestehende Darmerkrankungen als Ursache einer sekundären Laktoseintoleranz (siehe Seite 39) aus- oder ggf. auch einzuschließen.

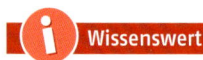 **Wissenswert**

In diesen Fällen sollten Sie den Selbsttest nicht durchführen
→ Sie sind Diabetiker und Ihre Erkrankung ist schwer einstellbar.
→ Sie fühlen sich krank oder körperlich unwohl.
→ Sie leiden akut an den typischen Beschwerden einer Laktoseintoleranz.

Wasserstoffatemtest – der Goldstandard in der Laktoseintoleranz-Diagnostik

Der Wasserstoffatemtest hat sich mittlerweile als Standard-Verfahren zur Diagnose einer Laktoseintoleranz, aber auch anderer Kohlenhydratintoleranzen, wie z. B. der Fruktosemalabsorption oder der Sorbitintoleranz, etabliert.

Der Test basiert auf der Bestimmung des Wasserstoffgehalts in der Ausatemluft, der sich bei Vorliegen einer Intoleranz nach vorheriger Gabe des entsprechenden Zuckers erhöht. Dies ist darauf zurückzuführen, dass der bei der

Vergärung des Zuckers im Dickdarm (siehe Seite 41) der entstehende Wasserstoff durch die Darmwand ins Blut gelangt, mit diesem in die Lunge transportiert wird und dort abgeatmet wird.

Damit der Test zuverlässige Ergebnisse liefert, sollten Sie bereits am Vortag mit der Vorbereitung beginnen (siehe Kasten).

Zu Beginn des Wasserstoffatemtests atmen Sie einige Sekunden durch den Mund in ein Testgerät. Hierdurch wird Ihr Ausgangswert ermittelt. Anschließend trinken Sie eine wässrige Lösung, in der zuvor 50 g Milchzucker (entspricht einem Liter Milch) aufgelöst wurden. Einige Arztpraxen führen den Test mit 25 g Laktose durch, da sich gezeigt hat, dass die Testergebnisse vergleichbar sind, die Belastung für die Patienten jedoch deutlich geringer ausfällt.

In den folgenden zwei Stunden atmen Sie jeweils in 30-Minuten-Abständen in das Testgerät. Der Wasserstoffgehalt wird jedes Mal dokumentiert.

Steigt der Wasserstoffgehalt in Ihrer Atemluft während des Testzeitraums über ein festgelegtes Maß an, spricht dies dafür, dass Sie laktoseintolerant sind.

Da Sie zu Testbeginn eine Menge Laktose trinken, die einem Liter Milch entspricht, werden Sie, wenn Sie laktoseintolerant sind, bereits während des Tests unter den typischen Magen-Darm-Beschwerden leiden.

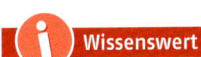

So bereiten Sie sich auf den Wasserstoffatemtest vor

→ Essen Sie spätestens 14 Stunden vor Testbeginn zum letzten Mal.
→ Trinken Sie mindestens 14 Stunden vor Testbeginn nur noch kohlensäurefreies Wasser.
→ Essen Sie mindestens 24 Stunden vor Testbeginn keine schwer verdaulichen oder blähenden Lebensmittel mehr (z. B. Hülsenfrüchte, Lauch, Zwiebeln).
→ Rauchen Sie mindestens 12 Stunden vor Testbeginn nicht mehr.
→ Benutzen Sie am Tag des Tests keine Kaugummis, Mundwässer oder Haftcreme.
→ Putzen Sie sich am Tag des Tests die Zähne gründlich mit Zahncreme und spülen mit reichlich klarem Wasser nach.
→ Nehmen Sie vor dem Test keine abführenden oder probiotischen Arzneimittel ein.
→ Antibiotikaeinnahmen sollten Sie mindestens vier Wochen vor Testbeginn abgeschlossen haben.

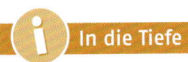

Wasserstoffatemtest-Non-Responder

Bis zu 20 % der Laktoseintoleranz-Patienten werden als Wasserstoffatemtest-Non-Responder oder Non-H_2-Producer (Nicht-Wasserstoff-Ausatmer) bezeichnet.

Als Non-H_2-Producer werden Menschen bezeichnet, die aufgrund Ihrer Zuckerintoleranz, zwar Wasserstoff als Zucker-Abbauprodukt im Dickdarm produzieren, diesen jedoch nicht über die Lunge abatmen. Bei ihnen haben sich im Dickdarm spezielle verbrauchende Bakterienarten (z. B. methanproduzierende-, sulfat- oder nitratreduzierende Bakterien) angesiedelt, die den bei der Vergärung entstandenen Wasserstoff direkt wieder verbrauchen. Somit ist dieser nicht mehr in der Ausatemluft nachweisbar. Bei Non-H_2-Producern führt der Wasserstoffatemtest also trotz bestehender Zuckerintoleranz zur Fehldiagnose „nicht intolerant".

Auch wenn der Wasserstoffatemtest als der Goldstandard in der Zuckerintoleranz-Diagnostik gilt, liefert er nur bei 80–90 % der laktoseintoleranten Patienten zuverlässige Ergebnisse. Für 10–20 % der Menschen mit einer Laktoseintoleranz ist er nicht geeignet, da sie als „Non-Responder nicht auf diesen Test ansprechen" (siehe Kasten Seite 45).

Gentest – er beseitigt letzte Zweifel

Da die bei weitem häufigste Form der Laktoseintoleranz, die adulte Laktoseintoleranz, auf eine bestimmte Ausprägung der Erbanlagen zurückzuführen ist, kann sie über einen Gentest (molekulargenetische Untersuchung der Variante des Lactase-Gens, Seite 36 und Kasten Seite 37) nachgewiesen werden.

Eine solche genetische Bestimmung sollten Sie in Erwägung ziehen, wenn Sie trotz eines negativen Wasserstoffatemtests nach wie vor Beschwerden nach dem Genuss von Milch (-produkten) haben. Dann besteht nämlich der Verdacht, dass Sie „Wasserstoffatemtest-Non-Responder" sind. Da das Ergebnis des Gentests unabhängig von jeglichen äußeren Faktoren (z. B. fehlerhafte Testvorbereitung oder -durchführung, Anwesenheit Wasserstoff-verbrauchender Bakterien im Dickdarm) ist, liefert es Ihnen bedingungslose Klarheit; zumindest für primäre Formen der Laktoseintoleranz. Da eine sekundäre Laktoseintoleranz nicht genetisch bedingt ist, lässt sie sich nicht durch einen Gentest nachweisen.

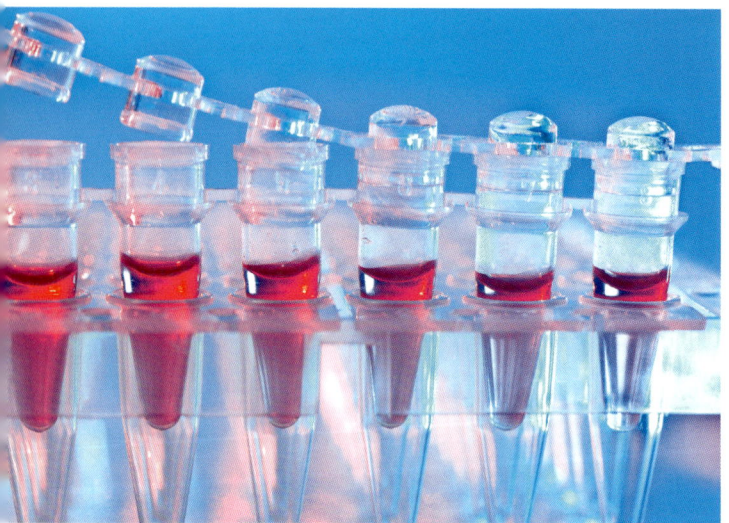

Im Zweifelsfall sorgt ein Gentest für Klarheit – ergänzend zum Wasserstoffatemtest.

Den Gentest sollten Sie als ideale Ergänzung zum Wasserstoffatemtest verstehen.

Da er über einen Abstrich von Ihrer Wangenschleimhaut durchgeführt wird, ist er für Sie schmerzfrei und vollkommen unkompliziert. Sie können ein Testkit in Apotheken kaufen. Den Test führen Sie selbständig durch und schicken ihn anschließend an das angegebene Labor zur Auswertung (Kosten ca. 80–100 €). Alternativ kann natürlich auch ein Arzt diesen Test für Sie durchführen. Sollte Ihr Hausarzt Ihnen hierbei nicht weiterhelfen können, wenden Sie sich am besten an einen Facharzt für Humangenetik (Entsprechende Informationen finden Sie unter: www.gfhev.de/de/beratungsstellen/beratungsstellen.php).

Laktosetoleranztest – ungenau und weitgehend ausgemustert

Da er fehleranfälliger und in der Durchführung aufwändiger ist, wurde der Laktosetoleranztest heutzutage weitgehend durch den Wasserstoffatemtest abgelöst.

Beim Laktosetoleranztest wird der Anstieg Ihres Blutzuckerspiegels bzw. dessen Ausbleiben nach Einnahme von 50 g Laktose bestimmt.

Beim Nicht-Laktoseintoleranten führt der Verzehr von Milchzucker zu einer Aufnahme von Glukose (als abgespaltener Laktose-Baustein) aus dem Dünndarm ins Blut und damit zu einem Anstieg des Blutzuckerspiegels.

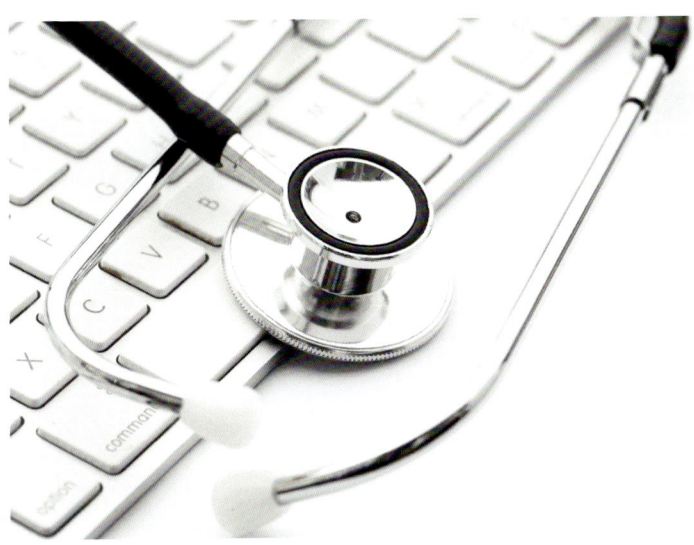

Analog zum Wasserstoffatemtest trinken Sie zu Testbeginn eine Laktoselösung, deren Milchzuckergehalt dem von einem Liter Milch entspricht. Anschließend wird in regelmäßigen Abständen Ihr Blutzuckerspiegel bestimmt. Kann kein oder nur ein geringer Anstieg des Blutzuckers festgestellt werden, deutet dies auf eine Laktoseintoleranz hin.

Überblick über die Diagnoseverfahren zur Feststellung einer Laktoseintoleranz

Methode	Prinzip der Methode	Bewertung	Bemerkung
Selbsttest	Feststellen subjektiver Beschwerden nach Laktosekonsum	Zur Bestätigung eines eigenen Verdachts geeignet	Ärztliche Abklärung sollte in jedem Fall folgen
Wasserstoffatemtest	Messung des abgeatmeten Wasserstoffs nach Laktosekonsum	Etabliertes Standardverfahren	Nicht für Non-H_2-Producer geeignet
Gentest	Bestimmung der Genvariante des für die adulte Laktoseintoleranz relevanten Gens	Zur Absicherung einer Diagnose nach Wasserstoffatemtest	Nicht für sekundäre Laktoseintoleranz geeignet
Laktosetoleranztest	Feststellen des Ausbleibens eines Blutzuckeranstiegs nach Laktosekonsum	Veraltete Methode, fehleranfällig	Wasserstoffatemtest ist als Alternative vorzuziehen

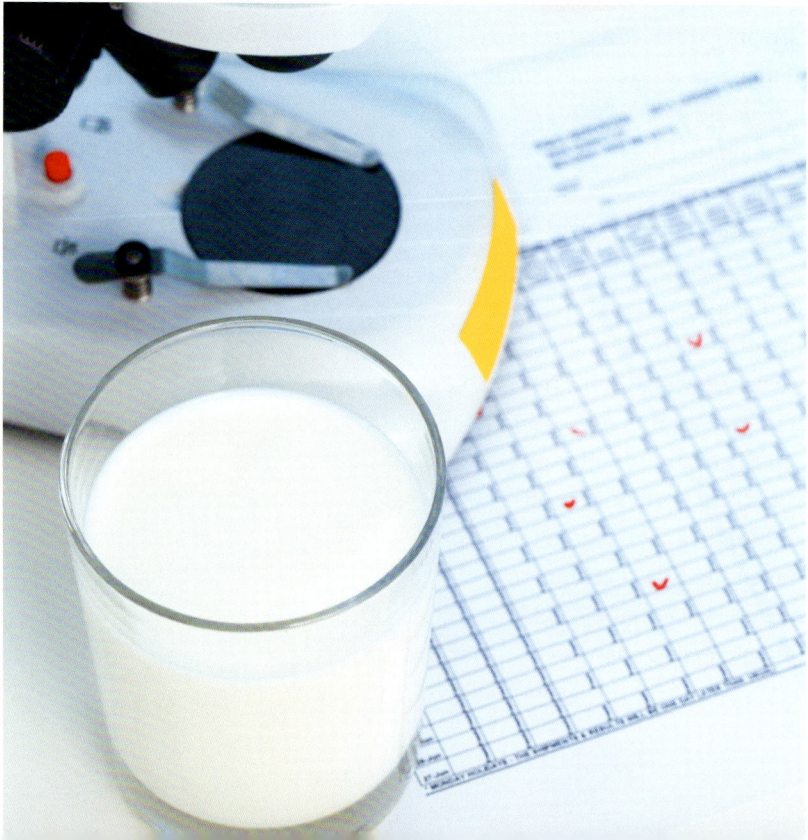

Wie kann man eine Laktoseintoleranz behandeln?

Die gute Nachricht direkt vorweg: Eine Laktoseintoleranz ist heutzutage weder mit großen Einschränkungen im täglichen Leben noch mit einer massiven Umstellung der Ernährungsgewohnheiten verbunden; vorausgesetzt, man lebt in Deutschland.

Eine schlechte Nachricht direkt hinterher: Eine adulte Laktoseintoleranz wird Sie leider Ihr Leben lang begleiten. Entgegen einer verbreiteten Meinung ist eine Laktoseintoleranz nicht durch regelmäßigen Verzehr laktosehaltiger Lebensmittel heilbar. Ein vermehrter Milchzuckerkonsum führt nicht zu einer verstärkten Lactaseproduktion im Darm. Dennoch zeigen Erfahrungen, dass Milchzucker nach längerzeitigem und regelmäßigem Laktosekonsum teilweise besser vertragen wird. Dieser Effekt lässt sich vermutlich auf Veränderungen der Darmflora nach regelmäßiger Milchzuckergabe zurückführen. Beobachtet wurde dieses Phänomen z. B. in den 60er- und 70er-Jahren des letzten Jahrhunderts, als die WHO in Ländern der dritten Welt vermehrt Milchpulver verteilen ließ.

Da eine kontinuierliche und längerfristige Laktosegabe ausgesprochen unangenehm und schmerzhaft ist und zudem nur einen sehr beschränkten Erfolg verspricht, scheidet ein solches Vorgehen als ernstzunehmende therapeutische Option für Menschen mit Laktoseintoleranz aus.

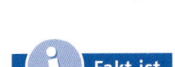 **Fakt ist**

Viele mitteleuropäische Urlauber berichten nach ihren Ferien, dass ihre Laktoseintoleranz in einem asiatischen oder südeuropäischen Urlaubsland wie weggeblasen gewesen sei. Diese erfreuliche Erfahrung wird gerne mit der urlaubstypischen Entspannung und Erholung in Verbindung gebracht. Tatsächlich ist sie jedoch auf unterschiedliche Ernährungsgewohnheiten in den verschiedenen Kulturen zurückzuführen. In Regionen mit einem überwiegend laktoseintoleranten Bevölkerungsanteil (z. B. Mittelmeerländer, Südostasien, Schwarzafrika) verzichtet man oftmals traditionell auf laktosehaltige Lebensmittel. Ein solches einheimisches Ernährungsverhalten trägt dann natürlich zu einem noch schöneren, weil beschwerdefreien Urlaubserlebnis bei.

Laktosereduzierte Ernährung

Eine laktosereduzierte Diät ist als Basistherapie jeder Laktoseintoleranz zu verstehen.

Vielleicht wundern Sie sich, dass dieses Kapitel mit dem Adjektiv laktosereduziert und nicht laktosefrei überschrieben ist. Tatsächlich verträgt die Mehrzahl der laktoseintoleranten Menschen noch gewisse Mengen Milchzucker, da ihre Lactaseaktivität nicht komplett verschwunden ist. Daher ist es in der Regel nicht erforderlich, dass Sie komplett auf laktosehaltige Lebensmittel verzichten. Viel wichtiger ist es dagegen, dass Sie Ihre persönliche Laktosegrenze (individuelle Toleranzschwelle) kennen, um abschätzen zu können, bis zu welcher Menge Sie bestimmte Lebensmittel beschwerdefrei essen können und ab wann Sie sich lieber zurückhalten.

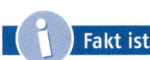

Laktoseintoleranz ist ein graduelles Phänomen, d. h. jeder Mensch, der hiervon betroffen ist, besitzt eine individuelle Toleranzschwelle. Verträgt der eine Laktoseintolerante z. B. noch problemlos eine Kugel Milcheis kann dies bei einem anderen schon zu erheblichen Beschwerden führen. Die Stärke Ihrer Laktoseintoleranz ist davon abhängig, wie viel Restaktivität des Enzyms Lactase, verglichen mit einem Gesunden, bei Ihnen noch vorhanden ist.

Idealerweise finden Sie diese individuelle Toleranzschwelle heraus, indem Sie sich zunächst für einige Tage komplett laktosefrei ernähren. Fühlen Sie sich körperlich wohl und haben keine Magen-Darm-Beschwerden mehr, beginnen Sie langsam wieder laktosehaltige Lebensmittel zu essen. Hierbei sollten Sie darauf achten, nur vorsichtig und gezielt Milchzucker zu sich zu nehmen. Beginnen Sie mit einer kleinen Portion eines Lebensmittels mit niedrigem Laktosegehalt (siehe Tabelle Seite 52). Sie sollten täglich nur ein Lebensmittel und dies jeweils zur gleichen Uhrzeit essen. Nach und nach erhöhen Sie entweder die Menge des Milchprodukts oder ersetzen bei gleicher Menge das Milchprodukt durch eines mit einem etwas höheren Anteil an Laktose.

Welche Lebensmittel enthalten Laktose?

Das in unseren Breiten bekannteste laktosehaltige Lebensmittel ist die Kuhmilch. Sie enthält etwa 4,8 % Milchzucker, also 48 g je Liter. Jedoch auch in allen anderen tierischen Milcharten ist Laktose zu finden (siehe Tabelle Seite 52). Den höchsten Anteil besitzt die menschliche Milch mit 7,0 %.

Wie kann man eine Laktoseintoleranz behandeln?

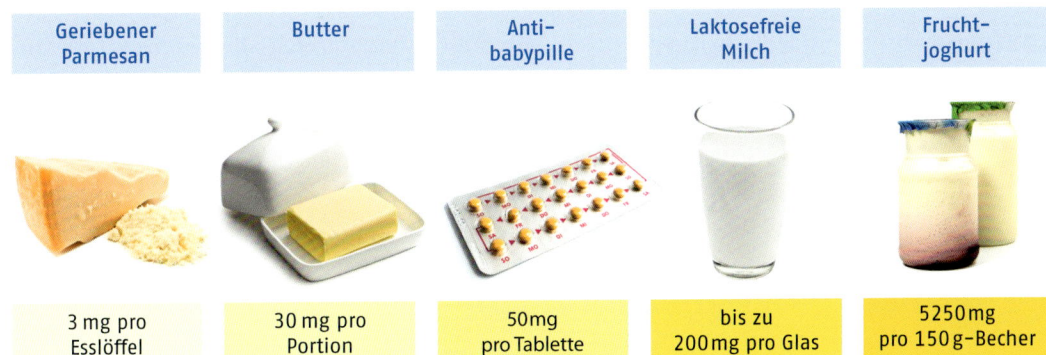

Geriebener Parmesan	Butter	Anti-babypille	Laktosefreie Milch	Frucht-joghurt
3 mg pro Esslöffel	30 mg pro Portion	50 mg pro Tablette	bis zu 200 mg pro Glas	5250 mg pro 150 g-Becher

Wird Milch für die Herstellung anderer Lebensmittel entweder als Ausgangsprodukt oder als Zusatz benutzt, gelangt üblicherweise auch Laktose in das fertige Erzeugnis. Sie sollten daher grundsätzlich in allen Milchprodukten mit Laktose rechnen. Dies bedeutet aber nicht, dass sämtliche Milchprodukte für Sie automatisch tabu sind. Der Laktosegehalt eines aus Milch hergestellten Lebensmittels hängt vor allem vom Produktionsprozess ab.

So enthalten die Überstände aus der Butter- und Käseherstellung Buttermilch und Molke relativ viel Laktose, da diese zum überwiegenden Teil in den beiden flüssigen Überständen gelöst ist. Die beiden Enderzeugnisse Butter und (Schnitt-)Käse hingegen sind laktosearm, zumal die zunächst im Käse verbliebenen Restmengen an Milchzucker durch den Reifungsprozess weiter abgebaut wird (siehe Kasten Seite 54).

Nicht jedes laktosehaltige Produkt ist für Sie automatisch tabu. So werden z. B. Butter, Hart- und Schnittkäse so wie viele Arzneimittel von den meisten Laktoseintoleranten problemlos vertragen.

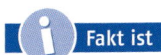 **Fakt ist**

Wissenschaftliche Untersuchungen zeigen, dass Menschen mit einer Laktoseintoleranz überproportional häufig an Knochenerkrankungen wie Osteoporose (Rückgang der Knochendichte) oder Osteomalazie (Erweichung der Knochen) leiden. Ursache für diese Erkrankungen des Knochenstoffwechsels ist neben einem Vitamin-D_3-Mangel vor allem eine Calcium-Unterversorgung. Milch und Milchprodukte sind die wichtigsten Calciumquellen des Menschen. Leider haben viele laktoseintolerante Menschen von Haus aus eine Abneigung gegen diese Lebensmittel. In diesem Fall sollten Sie, Ihrer Knochengesundheit zuliebe, Calcium und Vitamin D_3 in Form von Tabletten substituieren. Mit 600–1 000 mg Calcium und 1 000 internationale Einheiten (IE) Vitamin-D_3 täglich beugen Sie den Erkrankungen des Knochenstoffwechsels sinnvoll vor. Hierbei ist die regelmäßige Vitamin D_3-Versorgung mindestens so wichtig wie die Calcium-Supplementierung. Wenn Sie sich bewusst und regelmäßig mit calciumreichen Lebensmitteln ernähren, ist eine solche Supplementierung natürlich nicht erforderlich.
Essen Sie laktosefreie Spezial-Lebensmittel, brauchen Sie sich ebenfalls keine Sorgen zu machen. Diese enthalten genauso viel Calcium wie die klassischen laktosehaltigen.

Laktosegehalte verschiedener Milcharten

Milchart	Laktosegehalt (%)
Ziegenmilch	4,2
Schafmilch	4,6
Kuhmilch	4,7
Kamelmilch	4,8
Büffelmilch	4,9
Eselmilch	6,1
Pferdemilch	6,2
Muttermilch	7,0

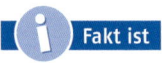 **Fakt ist**

Ein Überschreiten Ihrer individuellen Toleranzschwelle werden Sie immer durch die typischen Magen-Darm-Probleme zu spüren bekommen. Das bedeutet jedoch nicht, dass Sie bedingungslos auf Lebensmittel verzichten MÜSSEN, die Sie nicht vertragen. Sie fügen sich langfristig keinen gesundheitlichen Schaden zu, wenn Sie „sündigen". Es ist also immer wieder nur Ihre persönliche Abwägung zwischen Lust und Vernunft, die entscheidet. Oder konkret die Frage: „Ist mir der Genuss eines liebgewonnenen laktosehaltigen Lebensmittels spätere Bauchschmerzen oder Durchfall wert?".

Besonders laktosereich sind Konzentrate von Milchprodukten wie z. B. Milch- oder Molkepulver, da ihnen die verdünnende Flüssigkeit entzogen wurde. Aber auch vor Lebensmitteln wie Milchschokolade, die mit Hilfe solch konzentrierter Pulver hergestellt werden, sollten Sie sich aufgrund ihres hohen Laktosegehalts in Acht nehmen.

Grundsätzlich kann Ihr Körper laktosehaltige Lebensmittel besser vertragen, wenn Sie diese im Rahmen einer fett- oder eiweißhaltigen Mahlzeit zu sich nehmen. Durch den erhöhten Fett- oder Proteinanteil verlängert sich die Zeit, in der der Mageninhalt sukzessive in den Dünndarm entleert wird. Somit gelangen nach und nach kleinere Mengen Milchzucker vom Magen in den Darm. Die Abbaukapazität Ihrer Lactase wird dadurch weniger schnell erschöpft.

Den gleichen Effekt erzielen Sie, wenn Sie feste anstatt flüssige Lebensmittel zu sich nehmen oder auch kalte anstelle von warmen. Ein 4 °C kaltes Getränk wird etwa 10 Minuten langsamer in den Dünndarm entleert als ein 37 °C warmes.

Laktosegehalte verschiedener Milchprodukte

Lebensmittel	Laktosegehalt (%)	Bewertung
Butter	0,6	🟢
Bergkäse	0,1	🟢
Briekäse	0,1	🟢
Büffelmilch	4,9	🔴
Buttermilch	4,0	🔴
Camembert	0,1	🟢
Chesterkäse	0,3	🟢

Lebensmittel	Laktosegehalt (%)	Bewertung
Edamer	0,1	🟢
Eiscreme	6,7	🔴
Emmentaler	0,1	🟢
Eselmilch	6,1	🔴
Fetakäse	0,5	🟢
Frischkäse	2,6	🔴
Fruchtjoghurt	3,1	🔴
Gorgonzola	0,1	🟢
Gouda, mittelalt	0,1	🟢
Hüttenkäse	3,3	🔴
Joghurt	3,2	🔴
Kamelmilch	4,8	🔴
Kondensmilch	9,3	🔴
Kondensmilch, gezuckert	10,2	🔴
Kuhmilch	4,7	🔴
Milchpulver	35,1	🔴
Molke	4,7	🔴
Molkepulver	65,9	🔴
Mozzarella	2,6	🔴
Muttermilch	7,0	🔴
Nuss-Nougatcreme	1,9	🔴
Parmesankäse	0,1	🟢
Pferdemilch	6,2	🔴
Rahmbrie	0,1	🟢
Ricottakäse	0,3	🟢
Sahne	3,3	🔴
Schafmilch	4,4	🔴
Schokolade (Milchschokolade)	9,5	🔴
Speisequark	2,7	🔴
Tilsiter	0,1	🟢
Ziegenmilch	4,2	🔴
🟢 Üblicherweise verträglich		
🔴 Üblicherweise unverträglich		

Laktosefreie Lebensmittel

Mittlerweile hat auch die Molkereiindustrie die Menschen mit Laktoseintoleranz als attraktive Zielgruppe für sich entdeckt. Dies zeigt sich daran, dass Sie in den Regalen von Supermärkten heutzutage annähernd alle milchhaltigen Produkte auch in einer laktosefreien Variante finden. Beginnend bei Milch und den klassischen Milchprodukten, geht das Angebot über Speiseeis und Schokolade bis hin zu Hühnerfrikassee, Kartoffelsalat und Tiefkühlpizza. Doch Vorsicht: Eine derartige Produktvielfalt finden Sie in kaum einem anderen Land der Welt. Überteten Sie z. B. die Grenze in die Niederlande oder nach Frankreich, sollten Sie nicht überrascht sein, wenn Sie die Zahl laktosefreier „Spezial-Lebensmittel" an wenigen Fingern abzählen können.

Für die Herstellung dieser laktosefreien Lebensmittel wird Milch verwendet, die zuvor enzymatisch mit Lactase behandelt wurde. Sie werden feststellen, dass laktosefreie Milch deutlich süßer schmeckt als normale Milch. Dies liegt daran, dass die Einfachzucker Glukose und Galaktose eine beinahe doppelt so hohe Süßkraft besitzen wie das Disaccharid Laktose.

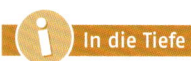

In die Tiefe

Säuerung und Reifung von Milchprodukten

Viele Milchprodukte werden unter Zusatz von Bakterienkulturen hergestellt. Neben Sauermilchprodukten wie Joghurt und Kefir trifft dies auch auf Käse zu. Diese Bakterien (in der Regel Lactobazillen oder Streptokokken) vergären den Milchzucker zu Milchsäure, welche den Produkten den typischen säuerlichen Geschmack verleiht. Je länger dieser Vergärungsprozess anhält, desto weniger Laktose ist im Endprodukt enthalten. Üblicherweise wird die Säuerung industriell hergestellter Sauermilchprodukte jedoch zu einem bestimmten Zeitpunkt gestoppt, da ein gewisser Laktose-Restgehalt zu einer besseren Haltbarkeit des Produkts beiträgt. Die Dauer der Vergärung und damit der Laktosegehalt einzelner Erzeugnisse unterscheidet sich regional und kulturell bedingt teilweise erheblich.
Bei der Käseherstellung wird die entstandene Milchsäure durch Propionsäurebakterien teilweise weiter zu Propionsäure, Essigsäure und Kohlendioxid umgesetzt, welches für die typischen Löcher im Käse verantwortlich ist.

Streng genommen sind aber auch die als laktosefrei gekennzeichneten Lebensmittel nicht vollkommen frei von Milchzucker. Auch diese enzymatisch behandelten Produkte können noch bis zu 0,1 % Milchzucker enthalten. Somit können in einem Glas laktosefreier Milch noch bis zu 200 mg Laktose enthalten sein. Sie müssen sich dennoch keine Sorgen machen: Diese Restmengen sind so gering, dass sie auch bei einer stark ausgeprägten Laktoseintoleranz üblicherweise beschwerdefrei toleriert werden.

Die umfangreiche Auswahl laktosefreier Lebensmittel erleichtert Ihnen das tägliche Leben natürlich erheblich. Zumindest was die Ernährung in den eigenen vier Wänden betrifft, müssen Sie sich also nur noch in Ausnahmefällen einschränken. Auch in vielen Restaurants und Cafés hat man sich mittlerweile auf Gäste mit Laktoseintoleranz eingestellt. Fragen Sie einfach nach laktosefreien Milchprodukten oder rufen Sie mit einigen Tagen Vorlauf in Ihrem Hotel an. Die meisten Hotels besorgen für Sie laktosefreie Milchprodukte, sollten sie diese nicht vorrätig haben.

Ob alle angebotenen laktosefreien Erzeugnisse für Sie jedoch auch sinnvoll sind, ist ausgesprochen fraglich. Milchprodukte, die aufgrund ihres Herstellungsprozesses ohnehin einen sehr geringen Laktosegehalt besitzen (siehe Seite 54 und Tabelle Seite 52) wie z. B. Schnitt- und Hartkäsesorten, Butter oder Camembert werden üblicherweise auch in ihrer normalen, nicht speziell laktosefreien Form problemlos vertragen.

In diesem Zusammenhang spielt es natürlich auch eine Rolle, wie viel Sie von dem Milchprodukt essen. Ein Brot mit (der natürlicherseits ohnehin laktosearmen) Butter bestrichen, wird nur bei den allerwenigsten laktoseintoleranten Personen zu Beschwerden führen. Mit einer Portion Butter werden etwa 30 mg Laktose aufgenommen. Noch unproblematischer sieht es bei einem Löffel geriebenem Parmesan auf der Pasta aus. Dieser enthält mit etwa 3 mg nur noch winzige Spuren von Laktose.

Somit erfüllen z. B. verschiedene Käsesorten aufgrund ihres geringen Laktosegehalts bereits von Natur aus die rechtlichen Vorgaben für laktosefreie Produkte (unter 0,1 % Laktosegehalt). Lassen Sie sich von einer zusätzlichen „laktosefrei"-Kennzeichnung bei einigen dieser Produkte nicht verunsichern und zum Kauf verleiten.

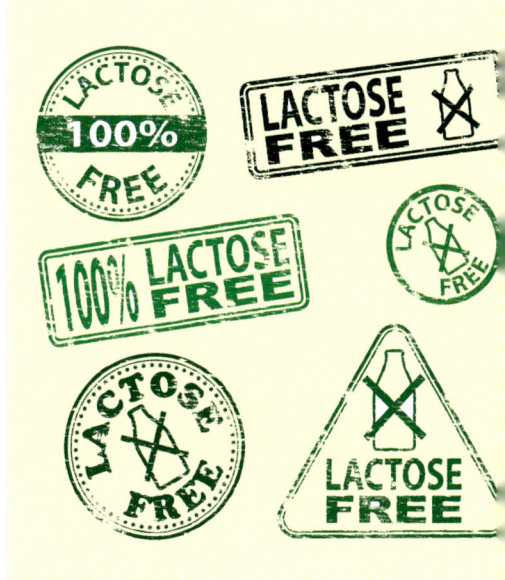

Inzwischen gibt es eine große Auswahl an laktosefreien Lebensmitteln.

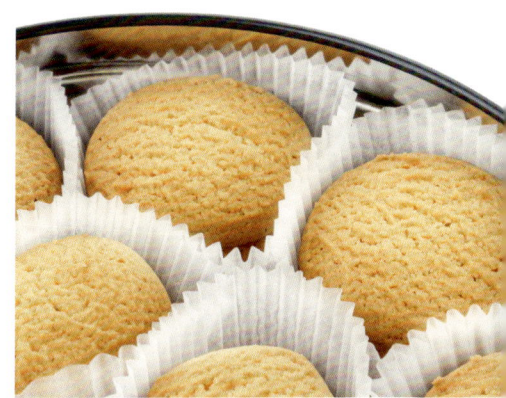

Backwaren enthalten zwar häufig Laktose, ein paar Kekse bereiten aber meist keine Probleme.

Laktose als Zusatzstoff in Lebensmitteln

Leider ist Laktose oftmals auch versteckt in Lebensmitteln enthalten. In der Lebensmittelindustrie findet Milchzucker häufig als Zusatzstoff Verwendung. So wird sie Backwaren als Bräunungsmittel ebenso zugesetzt wie Fertiggerichten, Salatsoßen oder Wursterzeugnissen, denen sie wegen ihrer konsistenzgebenden Eigenschaften beigemengt wird. Achten Sie daher auf das Zutatenverzeichnis: Sowohl Milch als auch Laktose sind EU-weit im Zutatenverzeichnis der jeweiligen Lebensmittel deklarationspflichtig. Seien Sie vorsichtig, aber nicht zu konsequent. Natürlich gilt auch hier: „Die Dosis ist entscheidend". Einige Butterkekse sollten Ihnen z. B. keine Probleme bereiten.

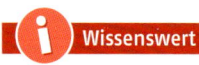

Finden Sie diese Angaben im Zutatenverzeichnis, sollten Sie mit Laktose rechnen
→ Butter
→ Laktose/Laktose, Laktosemonohydrat
→ Milcherzeugnis, milchhaltig
→ Milchzucker, Molkepulver
→ (Voll-/Mager-)Milch, (Voll-/Mager-)Milchpulver
→ Käse, Käsezubereitung
→ Rahm(-pulver), Sahne(-pulver), rahmhaltig
→ Schokolade

Laktose als Hilfsstoff in Arzneimitteln

Auch wenn Arzneimittel natürlich kein Bestandteil der Ernährung sind, spielen sie für viele Menschen, die regelmäßig Medikamente einnehmen müssen, eine elementare Rolle. Auch die Einnahme von hormonellen Verhütungsmitteln („die Pille") oder Nahrungsergänzungsmitteln zum Erhalt der Gesundheit gehört für Millionen Menschen zum selbstverständlichen Tagesgeschehen.

In der pharmazeutischen Industrie ist Laktose ein wichtiger Hilfsstoff, der vor allem in der Tabletten- und Kapselherstellung aber auch bei der Produktion von Asthma-Inhalatoren verwendet wird.

Die allgemeine Verunsicherung im Umgang mit laktosehaltigen Arzneimitteln ist riesig. Da absolute Mengen meist nicht deklariert werden, sind häufig noch nicht einmal Apotheker als Arzneimittelfachleute in der Lage, Ihnen klipp und klar zu beantworten, ob ein laktosehaltiges Arzneimittel für Sie geeignet ist oder nicht.

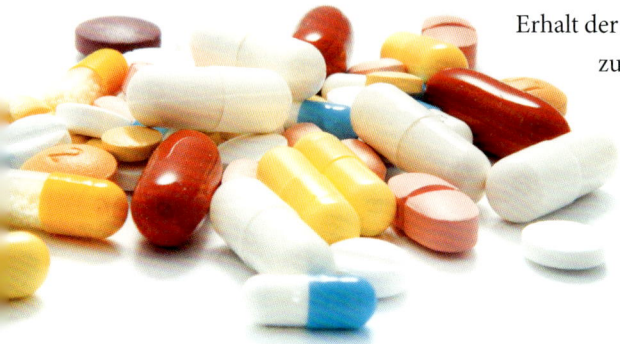

Die meisten Tabletten und Kapseln enthalten Laktose. Die Menge ist jedoch meist so gering, dass sie üblicherweise problemlos vertragen werden.

Die grundsätzliche Aussage ist eindeutig: Machen Sie sich keine Sorgen um Laktose in Arzneimitteln.

Tabletten und Kapseln enthalten meistens deutlich weniger als 200 mg Laktose je Tablette/Kapsel und sind damit für die allermeisten laktoseintoleranten Menschen gut verträglich. Besonders wenig Laktose enthalten Antibabypillen. Bei diesen liegt der Anteil an Milchzucker häufig unter 50 mg.

Auch wenn Sie als Asthmatiker regelmäßig ein Medikament inhalieren müssen, können Sie vollkommen unbesorgt sein: Bei den laktosehaltigen Atemwegsarzneimitteln inhalieren Sie bei jeder Anwendung weniger als 12 mg Laktose, die noch nicht einmal in den Darm gelangen, wo Sie theoretisch Probleme auslösen könnten.

Sollten Sie dennoch das Gefühl haben, dass Ihre laktosehaltigen Arzneimittel Beschwerden verursachen, bitten Sie Ihren Apotheker, Ihnen eine laktosefreie Alternative herauszusuchen. Er hat auch bei verschreibungspflichtigen Arzneimitteln in einem solchen Ausnahmefall immer die Möglichkeit, sich über gesetzliche Reglementierungen („Rabattverträge der gesetzlichen Krankenkassen") zu Ihrem Wohl hinwegzusetzen.

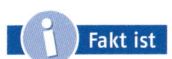

Fakt ist

Während ihrer Schwangerschaft vertragen laktoseintolerante Frauen Milchzucker üblicherweise besser als vorher und nachher. Verschiedene wissenschaftliche Studien bestätigen entsprechende Erfahrungsberichte von Schwangeren. Worauf dieses Phänomen zurückzuführen ist, ist bisher noch nicht eindeutig geklärt. Einiges spricht jedoch dafür, dass die mit der Schwangerschaft einhergehenden hormonellen Veränderungen den Frauen den Genuss von Milch und Milchprodukten in diesem Lebensabschnitt einfacher und angenehmer machen.

Enzymersatz in Kapsel-, Tabletten- oder Pulverform

Laktosefreie Produkte werden für Sie in der Regel die unkomplizierteste und kostengünstigste Möglichkeit sein, trotz Laktoseintoleranz und ohne auf Milchprodukte verzichten zu müssen, ein beschwerdefreies Leben zu führen. Dennoch werden Sie immer wieder Situationen erleben (z. B. Restaurantbesuche, Reisen, Verzehr von Fertigprodukten), in denen die Gefahr einer unerwünschten Aufnahme von Milchzucker besteht. Bei solchen Gelegenheiten können Sie sich mit der Einnahme von Lactase-Präparaten behelfen, die das Ihnen fehlende körpereigene Enzym kurzzeitig ersetzen. Diese Präparate, die Sie in Form von Kapseln, Tabletten oder Pulver bekommen, nehmen Sie zeitgleich oder unmittelbar vor der laktosehaltigen Mahlzeit ein. Alternativ kön-

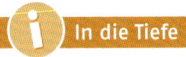 **In die Tiefe**

Dosierung von Lactase-Präparaten
Die Stärke eines Lactase-Präparats, also gewissermaßen die Laktose-Spaltungskapazität wird in FCC-Einheiten angegeben. Die Abkürzung FCC steht für Food Chemical Codex, eine Messgröße, die von der amerikanischen Food and Drug Administration (FDA) für die Bewertung von Substanzen festgesetzt wurde, die Lebensmitteln zugesetzt werden. Leider ist es nicht möglich, FCC-Einheiten direkt in gewichtsmäßige Lactase-Äquivalente umzurechnen. Die Einheiten dienen lediglich dem Vergleich Laktose-Spaltungskapazität der einzelnen Produkte untereinander. Man geht dennoch davon aus, dass für die Spaltung von einem Gramm Laktose im Köper (bei nicht vorhandener körpereigener Lactase) etwa 1 000 FCC-Einheiten erforderlich sind. Die handelsüblichen Lactase-Präparate sind in verschiedenen Stärken erhältlich. Sie enthalten zwischen 1 000 und 15 000 FCC-Einheiten.

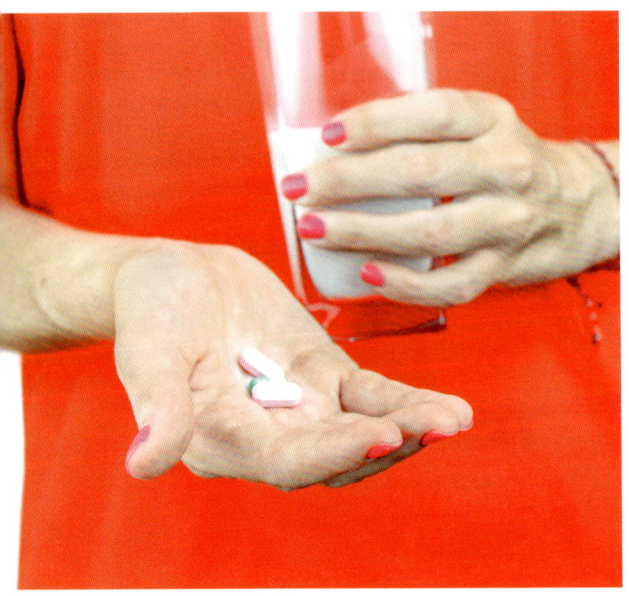

nen Sie die Lactase-Produkte auch in Ihr Essen oder Ihr Getränk einrühren. Achten Sie hierbei jedoch darauf, dass das Lebensmittel nicht heißer als 50 °C ist.

Die Dosierung des Enzym-Präparats richtet sich nach dem Laktosegehalt Ihres zu verzehrenden Lebensmittels, Ihrer individuellen Lactase-Restaktivität sowie der Stärke des Lactase-Produkts (siehe Kasten).

Die Einnahme von Lactase-Präparaten hilft, das fehlende körpereigene Enzym kurzzeitig zu ersetzen.

Wie kann man eine Laktoseintoleranz behandeln?

✓ Praxisbox

Die wichtigsten Empfehlungen im Überblick

- Essen oder trinken Sie laktosehaltige Lebensmittel möglichst mit fett- oder eiweißreichen Speisen. So werden Sie weniger Beschwerden haben.

- Kalte laktosehaltige Getränke werden besser vertragen als warme.

- Haben Sie keine Angst vor laktosehaltigen Arzneimitteln. Tabletten, Kapseln und Asthma-Inhalatoren können üblicherweise vollkommen problemlos genommen werden.

- Einige Milchprodukte (z. B. viele Käsearten) sind von Natur aus annähernd laktosefrei und können ohne Bedenken verzehrt werden. Sie brauchen diese Produkte nicht als laktosefreie Spezial-Lebensmittel zu kaufen.

- Sollten Sie eine grundsätzliche Abneigung gegen Milch und Milchprodukte haben, ist es sinnvoll, Calcium und Vitamin D_3 in Form von Tabletten zu substituieren. Dies ist natürlich nicht erforderlich, wenn Sie bewusst und regelmäßig andere calciumreiche Lebensmittel verzehren.

- Sind Sie schwanger, so trauen Sie sich ruhig wieder an laktosehaltige Lebensmittel heran. Die Schwangerschaft hilft laktoseintoleranten Frauen häufig, Milchzucker besser zu vertragen.

! Beantwortung der Fragen

1. **Warum wurde die Laktoseintoleranz bei der Studentin trotz Anwendung des Standard-Diagnoseverfahrens (Wasserstoffatemtest) zunächst nicht erkannt?**
   Die junge Frau hatte offenbar das Pech, Non-Responderin (Non-H_2-Producerin) zu sein. Als solche bezeichnet man Menschen mit einer Zuckerintoleranz, die den für den Wasserstoffatemtest wichtigen Wasserstoff nicht ausatmen, sondern direkt im Darm wieder verbrauchen. Somit fällt der Wasserstoffatemtest bei diesen Personen negativ aus, obwohl sie tatsächlich z. B. laktoseintolerant sind.

2. **Warum hätte ein Experte für Nahrungsmittelunverträglichkeiten nach einer kurzen Befragung der Patientin mit großer Gewissheit den Verdacht Laktoseintoleranz geäußert?**
   Ein kurzes Gespräch mit der chinesischen Studentin hätte ein sehr stimmiges Gesamtbild ergeben, das deutlich für das Vorliegen einer Laktoseintoleranz spricht. Dieses Gesamtbild ist das Ergebnis einzelner „Puzzleteile":
   - Die Magen-Darm-Beschwerden sind typisch für eine Nahrungsmittelunverträglichkeit.
   - Die ethnische Zugehörigkeit der Dame spricht mit einer Wahrscheinlichkeit von mindestens 80 % dafür, dass sie laktoseintolerant ist. Zwischen 80 und 100 % der Chinesen und Südostasiaten vertragen aufgrund ihrer genetischen Veranlagung keinen Milchzucker.
   - Die unter Frage 3 ausgeführte Beobachtung erhärtet den Verdacht einer Laktoseintoleranz zusätzlich.

3. **Warum litt die junge Frau erst nach ihrem Umzug nach Deutschland unter den Folgen der Laktoseintoleranz und war zuvor 21 Jahre lang beschwerdefrei?**
   Die Beschwerden der Studentin traten erst nach ihrem Umzug nach Deutschland auf. In ihrer Heimat hat man die Ernährungsgewohnheiten an die dort weit verbreitete Laktoseintoleranz angepasst, d. h. man verzichtet grundsätzlich eher auf laktosehaltige Lebensmittel. In der deutschen Kultur hingegen sind Milchprodukte elementarer Bestandteil einer typischen Ernährung, so dass der Umzug automatisch mit einer erheblichen Umstellung der Ernährungsgewohnheiten verbunden war.
   Von diesen unterschiedlichen Ernährungsgewohnheiten einzelner Kulturen profitieren zugleich viele Mitteleuropäer in ihrer Urlaubszeit (siehe Kasten Seite 49).

Hilfe im Internet

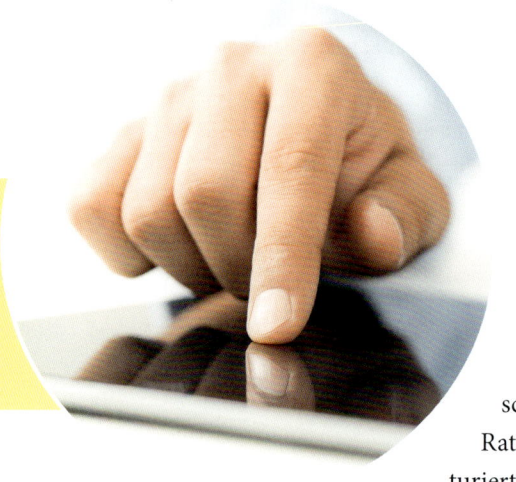

Wir alle kennen es aus unserer täglichen Routine: Ist eine Frage zu beantworten oder ein Problem zu lösen, ziehen wir als ersten „Experten" das Internet zu Rate. Um Ihnen das Durchforsten des schier unübersichtlichen Gesamtangebots an Foren, Ratgeberseiten etc. zu ersparen und Ihnen ein strukturiertes Vorgehen bei der Lösung Ihres Problems zu ermöglich, finden Sie nachfolgend einige interessante und aufschlussreiche Webadressen. Natürlich ist dies nur eine Auswahl und ebenso natürlich gibt es noch eine Menge anderer guter und hilfreicher Links. So wichtig und hilfreich diese Seiten auch sein mögen, Sie sollten niemals die endgültige Abklärung durch einen Arzt ersetzen.

Meine Notizen:

Anbieter	Internetadresse	Inhalte
nmi-Portal	www.nahrungsmittel-intoleranz.com	• Sehr gutes, umfangreiches Portal für verschiedene Nahrungsmittelunverträglichkeiten • U. a. Lebensmitteldatenbank, Rezepte • Umfangreiche Wissensplattform • Restaurantfinder für die jeweilige Unverträglichkeit • Austausch Betroffener
Lecker-ohne …	www.lecker-ohne.de	• Knapp 400 Rezepte bei Laktoseintoleranz
Eat smarter!	www.eatsmarter.de	• Knapp 1 000 Rezepte bei Laktoseintoleranz
Laktosefreie Restaurants	www.laktosefreie-restaurants.de	• Restaurantfinder für Deutschland, Österreich und Schweiz
Deutsche Gesellschaft für Ernährung	www.dge.de	• U. a. kurzer Abriss zur Ernährungstherapie bei Laktoseintoleranz
Libase	www.libase.de	• Umfangreiches Forum für Laktoseintoleranz und andere Unverträglichkeiten • Austausch Betroffener

Fruktosemalabsorption – wenn Sie Obst und Honig nicht vertragen

Ein Beispiel aus der Praxis	64
Fruktose – ein Zucker, der nicht nur aus Früchten kommt	66
Wo hat die Fruktosemalabsorption ihren Ursprung?	68
Was passiert bei der Fruktosemalabsorption im Körper und welche Beschwerden treten auf?	69
Wie kann man eine Fruktosemalabsorption feststellen?	72
Wie kann man eine Fruktosemalabsorption behandeln?	73
Hilfe im Internet	87

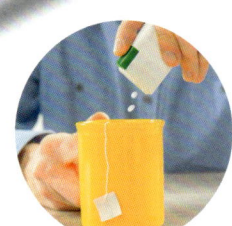
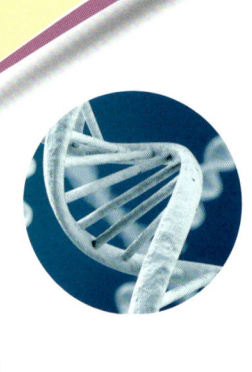
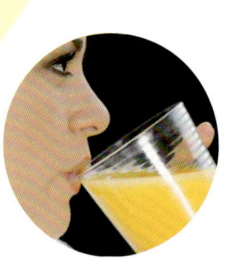

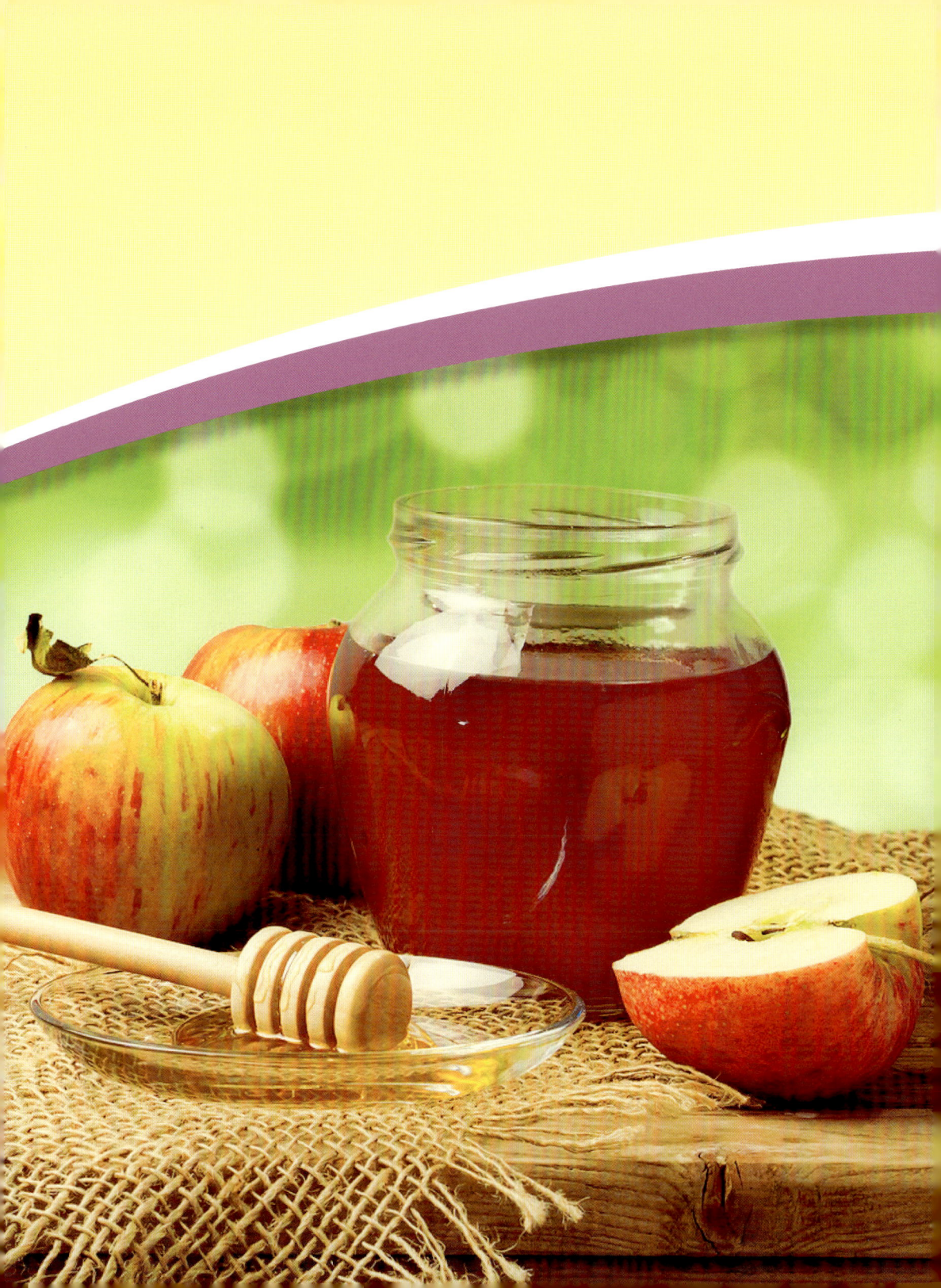

Ein Beispiel aus der Praxis

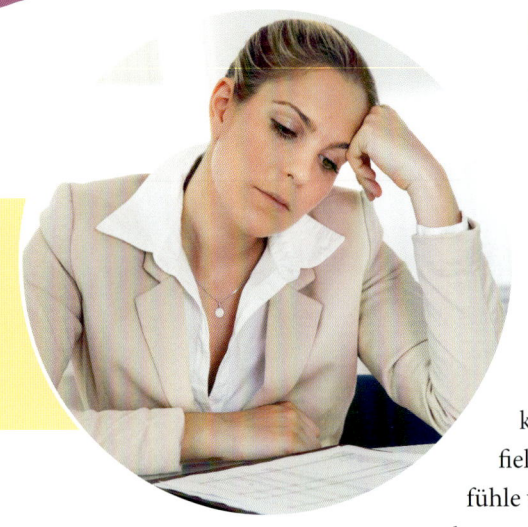

Eine 42-jährige Außendienstmitarbeiterin eines Pharma-Unternehmens berichtete, dass sie sich überhaupt nicht wohl in ihrer Haut fühle. Sie klagte über häufige Müdigkeit und Antriebslosigkeit, die sich darin äußere, dass es ihr sehr schwer fiele, sich morgens aufzuraffen, da sich Ihr Körper anfühle wie Blei. Zudem ziehe sie sich in letzter Zeit immer mehr aus Ihrem Freundeskreis zurück, habe keinen Appetit mehr und daher auch schon vier Kilo abgenommen. Sie sei einfach komplett „heruntergewirtschaftet" und urlaubsreif.

Auf Nachfrage, ob sie auch irgendwelche körperlichen Beschwerden habe, erzählt die Frau, dass sie bereits seit einigen Jahren unter regelmäßigen Durchfällen, Bauchschmerzen und Blähungen leide. Ein Laktoseintoleranz-Test sei negativ verlaufen und auch sonst hätten ihr mehrere Ärzte versichert, sie sei vollkommen gesund und man könne keine Ursache für ihre Beschwerden feststellen. Vermutlich seien sie das Ergebnis von Stress, da die Dame häufig unter beruflichem Termindruck stand. Auch eine hierdurch bedingte unregelmäßige und unausgewogene Ernährungsweise (viele Zwischenmahlzeiten im Auto) nannte man ihr als Erklärung für ihre häufigen Bauchbeschwerden.

Ein ausführliches Gespräch ergab, dass die Dame sehr figurbewusst war und häufig light-Produkte aß, um den Zuckerkonsum zu redu-

---

 Faktenbox – das Wichtigste in Kürze

- Unverträglichkeit gegen Fruchtzucker
- Symptome: Überwiegend Magen-Darm-Beschwerden
- Häufigkeit/Verbreitung: In Deutschland ca. 15 % (symptomatisch)
- Geschlechterverhältnis (m : w): 1 : 1,4
- Mechanismus: Transportermangel, -defekt (GLUT5-Transporter)
- Ursache: Vermutlich genetisch (primär) oder als Folge anderer Erkrankungen (sekundär)
- Klassifizierung: Malabsorption

Top-Tipps

- Fruktosemalabsorption als Ursache von Depressionen (siehe Kasten Seite 80)
- Fruktose als Auslöser von Herz-Kreislauf-Erkrankungen (siehe Kasten Seite 84)
- Eine Fruktosemalabsorption ist grundsätzlich heilbar

zieren. Zudem hatte sie bereits selber beobachtet, dass Ihre Beschwerden vor allem nach dem Verzehr von Fruchtsäften auftraten. Ansonsten waren ihr keine anderen Lebensmittel bewusst, die als Auslöser ihrer körperlichen Probleme infrage kamen.

Es wurde die dringende Empfehlung ausgesprochen, wegen der psychischen Beschwerden einen Psychiater aufzusuchen. Zudem wurde ihr geraten, einen Selbsttest auf Fruktosemalabsorption durchzuführen (siehe Seite 72).

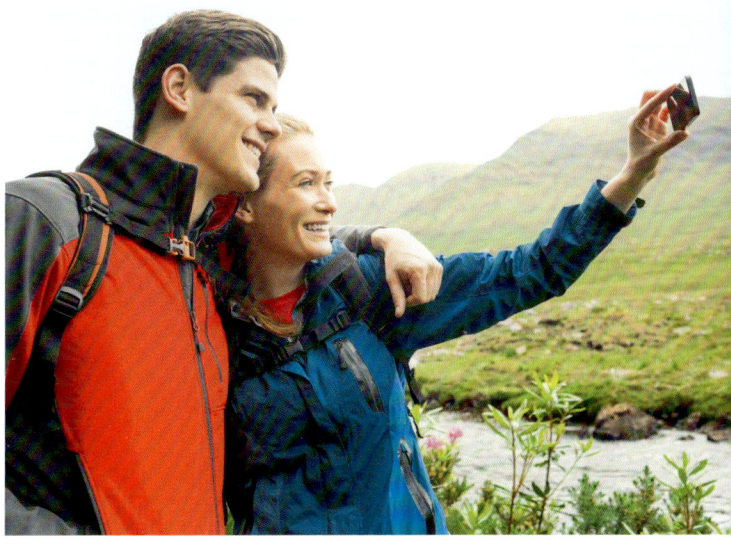

Während sie die Notwendigkeit einer psychiatrischen Unterstützung nicht einsah, führte der Fruktosemalabsorptionstest zu einem positiven Ergebnis. Eine anschließende ärztliche Diagnostik bestätigte den Verdacht auf eine Fruchtzuckerunverträglichkeit.

Die Dame hielt sich nach einer intensiven Ernährungsberatung streng an ihren Diätplan.

Ergebnis: Bereits nach einer Woche waren die Magen-Darm-Beschwerden verschwunden. Nach einem viertel Jahr hatte sich der psychische Zustand der Dame vollkommen normalisiert, sie hatte wieder Freude an Ihrer Arbeit, genoss ihre Freizeit und hatte auch wieder Gewicht zugenommen. Nach weiteren neun Monaten konnte sie wieder annähernd normal essen. In überschaubaren Mengen bereiteten ihr auch Obst und Fruchtsäfte keine Beschwerden mehr.

> **? Fragen**
>
> 1. Wie hing die ursprüngliche Ernährungsweise der Patientin mit ihren Bauchbeschwerden zusammen?
> 2. Warum haben sich die psychischen Beschwerden durch die diätetische Ernährung gebessert?
> 3. Warum vertrug die Patientin nach dem Einhalten einer Ernährungstherapie wieder fruktosehaltige Lebensmittel?
>
> → Beantwortung der Fragen siehe Seite 86.

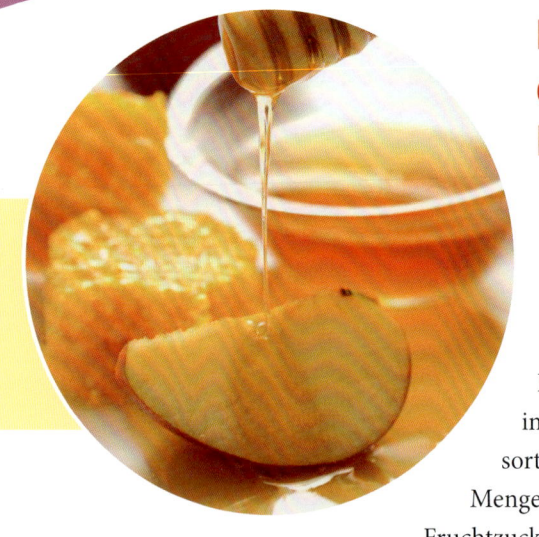

Fruktose – ein Zucker, der nicht nur aus Früchten kommt

Die Bezeichnung Fruktose deutet ebenso wie der landläufige Name Fruchtzucker auf das weit verbreitete natürliche Vorkommen des Zuckers in Früchten hin (von lat. fructus – die Frucht). Er ist in annähernd allen Obst- und den meisten Gemüsesorten zu finden, wenn auch teilweise nur in geringen Mengen. Neben Obst und Obsterzeugnissen findet sich Fruchtzucker in größeren Mengen v. a. in Honig.

Bei Fruktose handelt es sich um einen Einfachzucker (Monosaccharid), der nach seiner Aufnahme in den Körper zu Glukose umgewandelt wird.

Aufgrund seiner hohen Süßkraft sowie einfacher und kostengünstiger Herstellungsmöglichkeiten ist der Einsatz von Fruktose als Süßungsmittel in der Lebensmittelindustrie heutzutage sehr verbreitet.

Warum spricht man von „Fruktosemalabsorption" und nicht von „Fruktoseintoleranz"?

Während man die Unverträglichkeit gegenüber Milchzucker als Laktoseintoleranz bezeichnet, spricht man beim analogen Phänomen in Bezug auf Fruchtzucker von einer Malabsorption. Warum?

Neben der klassischen Fruchtzuckerunverträglichkeit (also Fruktosemalabsorption) existiert eine weitere Form der Fruchtzuckerunverträglichkeit, die hereditäre (erbliche) Fruktoseintoleranz. Hierbei handelt es sich um eine seltene Erkrankung des Fruktosestoffwechsels (in Deutschland ca. 4 000 Patienten), die, wenn sie unerkannt bleibt, zu schweren Organschäden und im äußersten Fall sogar zum Tode führen kann.

Um eine Verwechslung dieser schweren Erbkrankheit mit der verbreiteten Form der Fruktoseintoleranz zu vermeiden, hat es sich für letztere allgemein etabliert, die Bezeichnung Fruktosemalabsorption zu verwenden.

Genau genommen ist die Wahl dieser Begrifflichkeit jedoch sehr unglücklich, da sie nur die mangelhafte Aufnahme der Fruktose („Malabsorption") beschreibt. Hierbei bleibt jedoch unberücksichtigt, ob eine solche Malabsorption mit Symptomen verbunden ist, oder nicht (50 % der Fruktosemalabsorptionen verlaufen symptomfrei). Nur wenn der Betroffene wirklich Beschwerden hat, liegt auch eine Unverträglichkeit, also Intoleranz vor. Nicht jeder Fruktosemalabsorptionspatient zeigt somit eine Intoleranz, aber bei jedem Patienten mit einer Intoleranz gegen Fruktose liegt automatisch auch eine Malabsorption vor.

Exakter wäre es daher, anstatt von einer Fruktosemalabsorption, von einer intestinalen (im Darm lokalisierten) Fruktoseintoleranz zu sprechen.

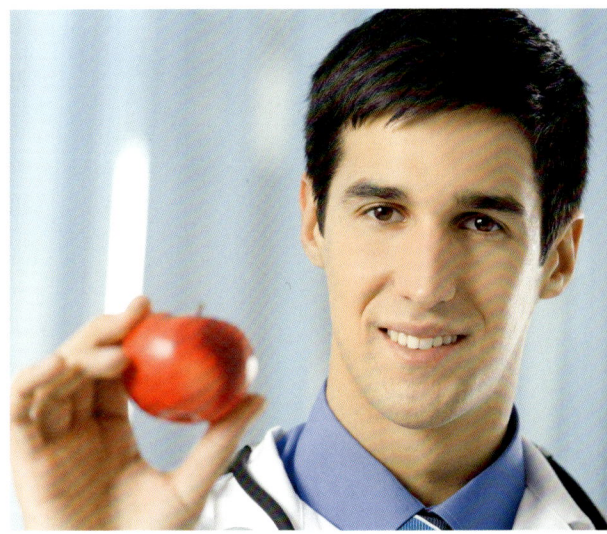

Nicht jede Fruktosemalabsorption geht mit einer Intoleranz einher.

Meine Notizen:

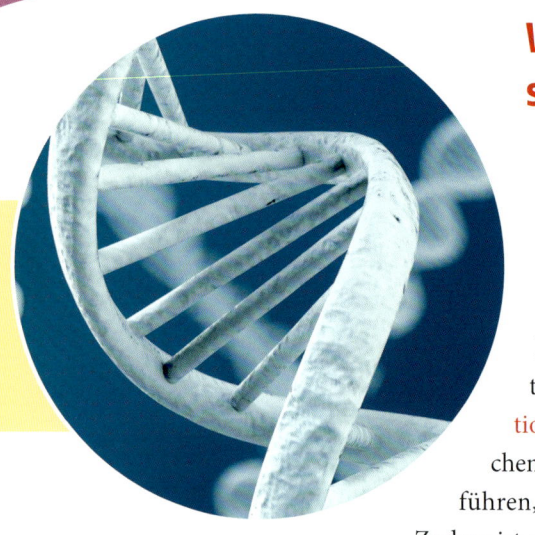

Wo hat die Fruktosemalabsorption ihren Ursprung?

Analog zur Laktoseintoleranz sind auch von der Fruktosemalabsorption zwei Ausprägungen bekannt, die sich hinsichtlich ihrer Entstehung unterscheiden. Eine sekundäre Fruktosemalabsorption ist nicht nur auf die gleichen möglichen Ursachen wie eine sekundäre Laktoseintoleranz zurückzuführen, sie tritt häufig auch gemeinsam mit dieser auf. Zudem ist auch sie in der Regel reversibel.

Im Gegensatz hierzu ist das Wissen um die Ursprünge der primären Fruktosemalabsorption noch sehr lückenhaft. Man geht jedoch davon aus, dass auch diese auf genetische Veränderungen zurückzuführen ist. Art und Lokalisation dieser Mutationen sind bisher jedoch unbekannt.

Eine besondere Form der Fruktosemalabsorption kann man hin und wieder bei Kindern in der Wachstumsphase beobachten. Diese ist auf eine beschränkte Absorptionskapazität des kindlichen Darms für Fruchtzucker zurückzuführen. Sie ist jedoch nur vorübergehend und wächst sich im Laufe der Zeit (mit dem Wachstum des Darms) aus.

Fakt ist

Man weiß nicht mit Sicherheit, warum einige Menschen an einer Fruktosemalabsorption leiden, andere jedoch nicht. Es gilt jedoch als sehr wahrscheinlich, dass auch für diese Unverträglichkeit Veränderungen des Genmaterials (Mutationen) verantwortlich sind. Die Fruktosemalabsorption wird somit vermutlich über Vererbung weitergegeben.

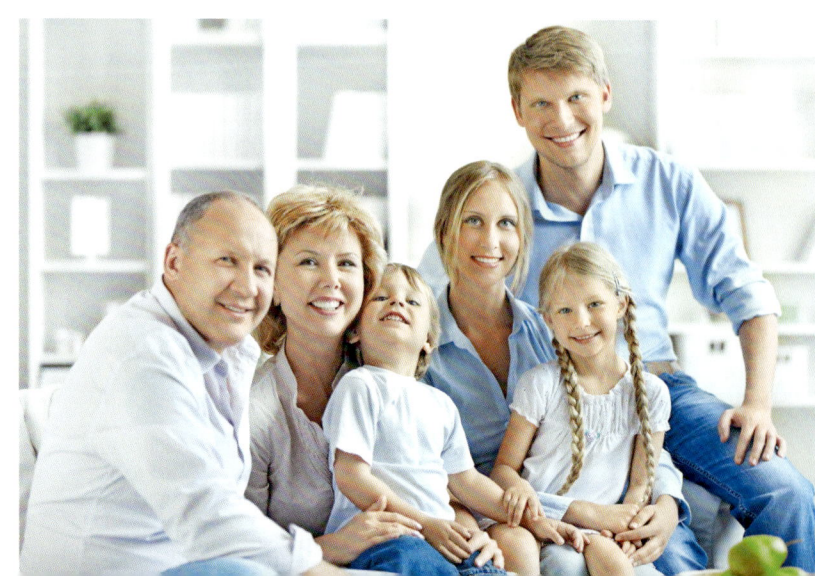

Was passiert bei der Fruktosemalabsorption im Körper und welche Beschwerden treten auf?

Nehmen wir eine fruktosehaltige Mahlzeit zu uns, gelangt der Fruchtzucker nach der Magenpassage gemeinsam mit den anderen Nahrungsbestandteilen in den Dünndarm. Da Fruktose als Einfachzucker vorliegt, kann sie grundsätzlich ohne vorherige Spaltung vom Dünndarm in den Blutkreislauf aufgenommen werden. Dieser Transportvorgang geschieht mithilfe spezieller Transportproteine, die als GLUT5- bzw. GLUT2-Transporter bezeichnet werden (siehe Kasten Seite 70).

Die Aufgabe von GLUT5-Transportern besteht darin, die aus der Nahrung stammende Fruktose aus dem Dünndarm zunächst in die Zellen der Dünndarmschleimhaut zu schleusen. Im Zellinneren wird die Fruktose an GLUT2-Transporter gebunden und von diesen aus der Dünndarmzelle heraus ins Blut transportiert. Von hier gelangt der Fruchtzucker in die Leber, wo er weiter zu Glukose verstoffwechselt wird.

Menschen mit einer Fruktosemalabsorption besitzen zu wenige oder defekte GLUT5-Transporter, so dass es ihnen nicht gelingt, die im Dünndarm

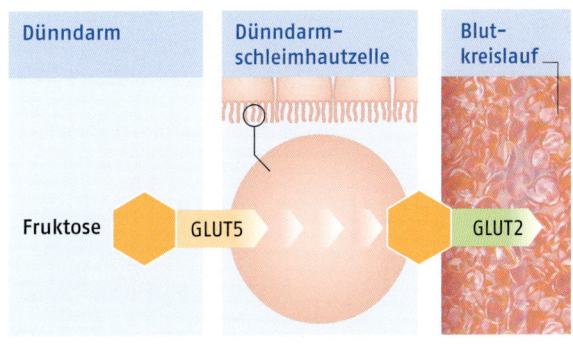

Normaler Fruktosetransport. Fruktose wird von GLUT5-Transportern aus dem Dünndarm in die Darmzelle befördert, von wo aus sie mithilfe von GLUT2-Transportern in den Blutkreislauf transportiert wird.

Fruktosemalabsorption

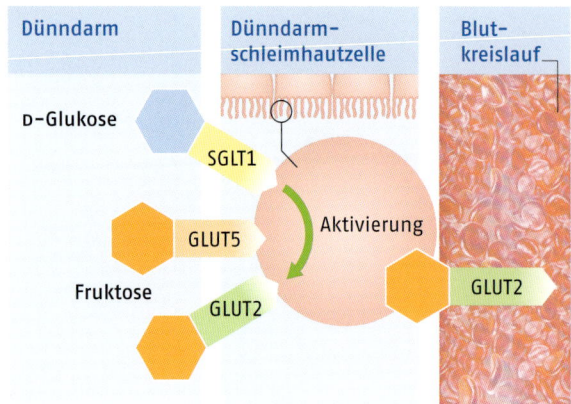

Fruktosetransport bei gleichzeitiger Glukoseaufnahme. Die SGLT1-Transporter schalten die kapazitätsstarken, zuckerunspezifischen GLUT2-Transporter bei Glukose-Anwesenheit zu und erhöhen damit die Transportkapazität für Fruktose, siehe untenstehenden Kasten „In die Tiefe: Transportproteine".

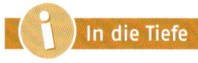

Transportproteine

Transportproteine sind Eiweißbausteine, die bestimmte Substanzen (in unserem Fall Zucker) in eine Zelle hinein oder aus ihr heraus befördern.

Die für den Fruktosetransport relevanten Transporter GLUT5 und GLUT2 gehören zur Familie der GLUT-Transporter. Diese Abkürzung steht für **GLU**kose-**T**ransporter der Unterkategorien **5** und **2**. Die Bezeichnung Glukose-Transporter ist für den GLUT5-Transporter irreführend, da über diesen fast ausschließlich Fruktose befördert wird. GLUT2-Proteine hingegen sind in der Lage, neben Fruktose auch andere Zucker wie z. B. Glukose durch Zellmembranen zu schleusen. Besitzen die GLUT5-Transporter jedoch nur eine geringe Transportkapazität, können GLUT2-Proteine wesentlich größere Mengen an Zucker in die Zellen schleusen.

Neben den GLUT-Transportern sind auch SGLT1-Transportproteine (**S**odium-**GL**ukose-**T**ransporter der Unterkategorie **1**, Sodium engl. für Natrium) an der Aufnahme von Zuckern in die Dünndarmzelle beteiligt. SGLT1-Transporter befördern spezifisch Glukose in die Dünndarmzelle und aktivieren durch ihre Tätigkeit automatisch zusätzlich GLUT2-Transporter, die an der dem Darm zugewandten Seite der Zelle lokalisiert sind. Diese zuckerunspezifischen, kapazitätsstarken Proteine werden somit bei Anwesenheit von Glukose zugeschaltet und befördern dann neben GLUT5-Transportern Fruktose in die Zelle. Durch diesen Mechanismus wird bei einer gleichzeitigen Glukoseaufnahme die Transportkapazität für Fruktose erhöht (siehe Abbildung).

anfallende Fruktose vollständig in die Dünndarmzellen aufzunehmen. Auch hier ist die Ausprägung (also die Stärke) der Fruktosemalabsorption jeweils davon abhängig, wie viele funktionierende GLUT5-Transporter noch vorhan-

Was passiert bei der Fruktosemalabsorption im Körper?

Gestörter Fruktosetransport bei einer Fruktosemalabsorption. Aufgrund eines GLUT5-Mangels kann Fruktose nicht aus dem Dünndarm aufgenommen werden. Der Fruchtzucker bleibt im Dünndarm und wird weiter in den Dickdarm transportiert.

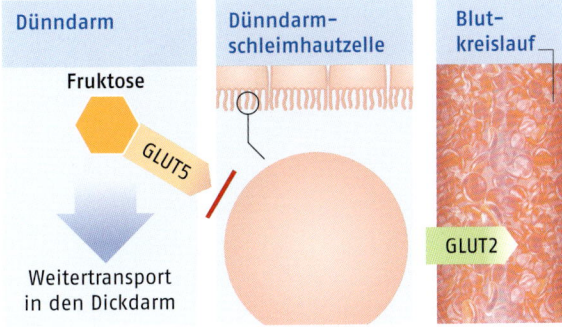

den sind. Dies kann, analog zur Laktoseintoleranz, zwischen einzelnen Betroffenen sehr stark variieren.

Der infolge des GLUT5-Mangels nicht aufgenommene Fruchtzucker verbleibt somit im Dünndarm und wird von hier aus weiter in Richtung Dickdarm transportiert. Der dort stattfindende Vergärungsprozess entspricht dem bei einer Laktoseintoleranz). Auch die Symptomatik, also die Beschwerden, unter denen die Betroffenen leiden, sind bei beiden Intoleranzen identisch.

Ob bzw. inwieweit neben dem GLUT5-Mangel auch ein Defizit an GLUT7-Transportern für die Fruktosemalabsorption eine Rolle spielt, wird diskutiert. Diese Frage ist jedoch bisher ungeklärt.

Meine Notizen:

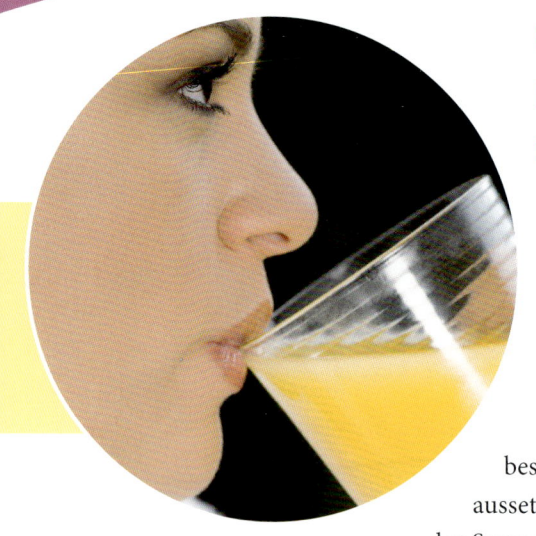

Wie kann man eine Fruktosemalabsorption feststellen?

Um eine Fruktosemalabsorption zu diagnostizieren greift man weitgehend auf dieselben diagnostischen Verfahren zurück wie bei der Laktoseintoleranz.

Der Selbsttest entspricht exakt dem auf Seite 43 beschriebenen Verfahren. Auch hinsichtlich der Voraussetzungen zur Testdurchführung und Interpretation der Symptome orientieren Sie sich bitte am Laktoseintoleranz-Selbsttest.

Auch für den Wasserstoffatemtest wird auf die Ausführungen auf Seite 44 verwiesen. Der einzige Unterschied zwischen den beiden Testverfahren liegt in der Zuckermenge, die Ihnen verabreicht wird. Trinken Sie beim Atemtest auf Fruktosemalabsorption 25 g in Wasser gelösten Fruchtzuckers, werden beim Laktoseintoleranz-Atemtest 50 g Milchzucker aufgelöst.

Weitere diagnostische Möglichkeiten zur Feststellung einer Fruktosemalabsorption gibt es derzeit nicht.

Ein Gentest kann bis dato noch nicht durchgeführt werden, da die genetischen Hintergründe der Fruktosemalabsorption bisher noch nicht bekannt sind. Ein Fruktosetoleranztest analog zum Laktosetoleranztest (siehe Seite 47) ist nicht sinnvoll, da eine Fruktoseaufnahme nicht unmittelbar zu einer Veränderung des Blutzuckerspiegels führt.

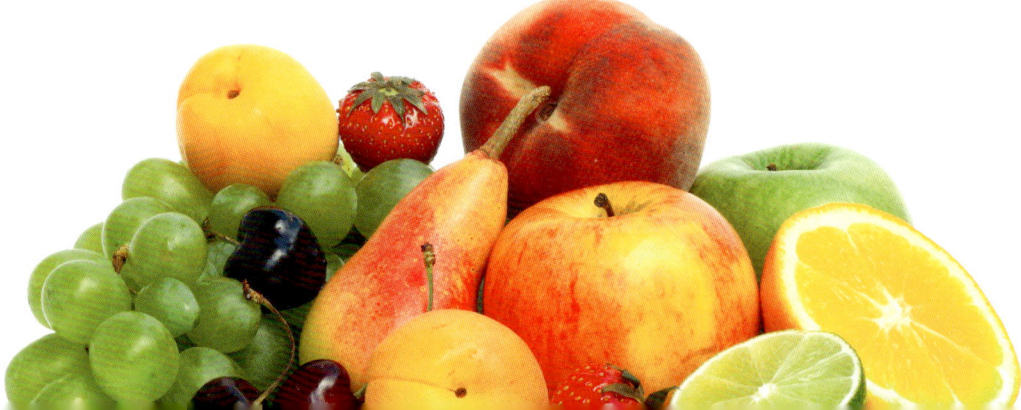

Wie kann man eine Fruktosemalabsorption behandeln?

Fruktosereduzierte Diät – Besserung in drei Phasen

Die wichtigste Information vorab: Eine Fruktosemalabsorption ist nicht zwangsläufig ein Urteil auf Lebenszeit. Wenn Sie sich konsequent an die empfohlene Ernährungsweise halten, besteht eine sehr gute Chance, dass Sie nach einiger Zeit wieder problemlos fruktosehaltige Lebensmittel zu sich nehmen können. Zumindest wird sich die Verträglichkeit von Fruchtzucker mit großer Wahrscheinlichkeit deutlich verbessern.

Aber fangen wir am besten von vorne an.

Beabsichtigen Sie, obwohl Sie an einer Fruktosemalabsorption leiden, zukünftig beschwerdefrei zu leben, ist die einzige langfristige Option eine fruktosereduzierte Ernährung. Fruktosereduziert bedeutet jedoch nicht fruktosefrei; vermeiden Sie es, Fruchtzucker kategorisch von Ihrem Speiseplan zu verbannen. Ein solches Meidverhalten erweist sich in der Regel als kontraproduktiv, denn es führt auf längere Sicht zu einer weiteren Verschlechterung der Verträglichkeit fruktosehaltiger Lebensmittel (siehe Kasten Seite 76).

Das Ziel einer Ernährungstherapie ist es, Ihnen dauerhaft ein weitgehend beschwerdefreies Leben zu ermöglichen und zugleich die Fruktosetoleranz Ihres Körpers auf lange Sicht zu verbessern. Eine entsprechende Diät gliedert sich in drei Phasen, in denen unterschiedliche Mengen an Fruchtzucker erlaubt sind. Neben Fruktose sollte sich Ihr Augenmerk auch auf den Konsum sogenannter Zuckeralkohole (Polyole) richten. Dies sind Substanzen wie z. B. Sorbit(ol), Xylit(ol), Mannit(ol), Maltit(ol) und Isomalt, die Lebensmitteln

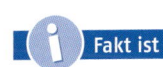

Fakt ist

Sorbitol wird vielen Zahncremes als Feuchthaltemittel zum Schutz gegen Austrocknen zugesetzt. Da es beim Zähneputzen jedoch nur in sehr geringen Mengen in den Magen-Darm-Trakt gelangt, können sorbitolhaltige Zahnpasten auch von Menschen mit Fruktosemalabsorption ohne Bedenken benutzt werden. Die weit verbreitete Angst und Verunsicherung zu diesem Thema ist vollkommen unbegründet.

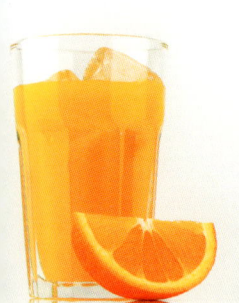

zum Süßen oder Feuchthalten zugesetzt werden. Sorbit ist jedoch auch natürlicherseits in einigen Obstsorten zu finden (siehe Tabelle Seite 82).

Die meisten Zuckeralkohole blockieren die GLUT5-Transporter, und wirken sich damit negativ auf eine bestehende Fruktosemalabsorption aus. Auch wenn einzelne Polyole wie z. B. Xylit(ol) keinen solchen hemmenden Einfluss besitzen, können sie dennoch den Darm belasten, da sie blähend und abführend wirken.

Erste Phase der Ernährungstherapie – Karenzphase

Ziel dieser ersten Diätphase ist es, Ihre fruktosebedingten Beschwerden auf ein Minimum, im Idealfall auf null zu reduzieren. Dies erreichen Sie, indem Sie vollständig auf Fruktose und Zuckeralkohole verzichten. Eine solche vollständige Fruktosekarenz schließt auch den konsequenten Verzicht auf Haushaltszucker (Saccharose) ein. Als Disaccharid besteht Saccharose zu gleichen Teilen aus Fruktose und Glukose. Auch wenn Saccharose bei einer Fruktosemalabsorption üblicherweise in geringen Mengen vertragen wird, empfiehlt es sich, in dieser ersten Diätphase jede potenzielle Fruktosebelastung vermeiden.

Zum Süßen Ihrer Speisen können Sie alternativ zu Haushaltszucker entweder Traubenzucker oder Süßstoffe verwenden (siehe Kasten Seite 77). Bitte beachten Sie bei der Verwendung von Glukose, dass die Süßkraft nur etwa 70 % derer von Haushaltszucker entspricht.

Auch andere Lebensmittel, die den Darm durch ihre blähende oder abführende Wirkung belasten, sollten Sie in der ersten Diätphase aus Ihrem Ernährungsplan streichen. Dies sind z. B. Hülsenfrüchte, Kohl- und Lauchgemüse sowie ballaststoffreiches Essen.

Derart strenge Diätvorgaben bedeuten für die meisten einen spürbaren Einschnitt in die Lebensqualität. So mag es Sie ein wenig trösten, dass die Karenzphase nur von kurzer Dauer ist. Grundsätzlich brauchen Sie sie nur so lange einzuhalten, bis Sie sich besser fühlen und Ihre Darmbeschwerden verschwunden sind. Dies kann bereits nach wenigen Tagen der Fall sein. Als Richtwert gelten zwei Wochen, in keinem Fall sollten Sie die

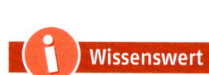

STOPP, wenn Sie diese Substanzen im Zutatenverzeichnis entdecken:
→ Fruktose, Fruchtzucker
→ Fruktosesirup
→ Glukosesirup*
→ Sorbit(ol) (E420)
→ Mannit(ol) (E421)
→ Maltit(ol) (E965)
→ Isomalt (E953)
→ Honig
→ Invertzucker (-creme)
→ Maisstärkesirup
→ Dicksaft

*enthält üblicherweise auch Fruktose

erste Diätphase länger als vier Wochen ausdehnen, auch wenn Sie dann immer noch Beschwerden haben (siehe Kasten Seite 76). Solche anhaltenden Darmprobleme trotz vollständiger Fruktosekarenz können darauf hindeuten, dass Sie noch unter einer oder mehreren anderen Unverträglichkeiten leiden.

Das Ende der Karenzphase stellt die „Ablauflinie" für die zweite Stufe der Ernährungstherapie, die Testphase, dar.

Zweite Phase der Ernährungstherapie – Testphase

In diesem zweiten Schritt sind Sie nicht mehr an die strikten Diätvorgaben aus der Karenzphase gebunden. Der inoffizielle Untertitel der Überschrift „Testphase" lautet „Erlaubt ist, was vertragen wird … und gerne auch ein bisschen mehr".

Dies mag Sie auf den ersten Blick verwundern, denn nach der Vorstellung fast aller Menschen mit einer Nahrungsmittelunverträglichkeit geht es bei der Ernährung vor allem darum, beschwerdefrei zu bleiben.

Honig enthält größere Mengen an Fruchtzucker und muss während der Karenzphase gemieden werden.

Dasselbe Ziel verfolgen wir auch mit der sechs- bis achtwöchigen Testphase; nur dass diese auf eine langfristige und nachhaltige Beschwerdefreiheit zielt, wofür Sie leider zunächst noch damit leben müssen, zwischenzeitlich immer wieder Bauchprobleme zu haben.

Kurzum: Mit dieser zweiten Diätphase ermitteln Sie zunächst Ihre individuelle Toleranzschwelle für Fruktose, um diese anschließend schrittweise durch kontrollierte Erhöhung der Fruktosezufuhr auszubauen und letztendlich Fruktose wieder vertragen zu können.

Um herauszufinden, wo Ihre Fruktosegrenze liegt, beginnen Sie langsam wieder, ihn in kleinen Portionen zu sich zu nehmen. Eine hilfreiche Unterstützung kann hierbei ein Ernährungstagebuch sein, in dem Sie Art und Menge der verzehrten Lebensmittel sowie eventuelle Reaktionen dokumentieren. Achten Sie bitte darauf, zu Beginn nur jeweils ein Lebensmittel täglich

Wissenswert

Vorsicht vor „zuckerfreien" Lebensmitteln
Die Angabe zuckerfrei auf Lebensmittelverpackungen bedeutet lediglich, dass das Produkt keinen Haushaltszucker enthält. Fruktose gilt zwar aus chemischer Sicht als Zucker, wird jedoch nach lebensmittelrechtlichem Verständnis (ebenso wie Sorbit) als Zuckeraustauschstoff eingestuft. Auch wenn es den Verbraucher in die Irre führt, ist die Bezeichnung zuckerfrei auf fruktosehaltigen Produkten somit rechtlich einwandfrei.

auszuprobieren, welches Sie in kleineren Mengen verzehren. Lebensmitteln mit einem ausgeglichenen Fruktose-Glukose-Verhältnis oder einem sogar überwiegenden Glukosegehalt sollten sie den Vorzug geben, da diese im Allgemeinen gut vertragen werden. Auch bei einem günstigen Verhältnis der beiden Zucker zueinander, sollte der absolute Fruktosegehalt jedoch nicht zu hoch sein (siehe Tabelle Seite 82). Auf Zuckeralkohole sollten Sie auch in dieser zweiten Diätphase weitgehend verzichten.

Auf diese Weise werden Sie sehr schnell ein Gespür dafür bekommen, welche Lebensmittel Sie in welchen Mengen vertragen und wann die Grenze Ihrer Fruktosebelastbarkeit erreicht ist.

Leider wird es sich nicht vermeiden lassen, dass Sie hin und wieder Ihre Toleranzschwelle überschreiten und infolgedessen mit den bekannten Beschwerden zu kämpfen haben. Dies ist natürlich unangenehm, aber genauso wie bei der Laktoseintoleranz nicht kritisch. Ein solches Sündigen hat keinerlei langfristige Konsequenzen für Ihre Gesundheit.

Zwei praktische Hinweise können Ihnen das Leben in der Testphase sowie auch der folgenden dritten Diätphase sehr erleichtern:

- Versuchen Sie, fruktosehaltige Nahrung möglichst gemeinsam mit eiweißreichen oder fetthaltigen Lebensmitteln zu sich zu nehmen.

  Die Verweildauer von Fetten und Proteinen im Magen ist länger als die von Kohlenhydraten, da ein solcher Mageninhalt langsamer, sukzessive und

In die Tiefe

Fruktosefreie- und fruktosereduzierte Diät

Auch Menschen mit einer Fruktosemalabsorption besitzen noch GLUT5-Transporter an den Zellen ihrer Darmschleimhaut. Die Anzahl dieser spezifischen Proteine reicht jedoch nicht aus, um normale Mengen Fruktose vollständig aus dem Dünndarm in die Zellen zu befördern. Verzichtet jemand, der unter einer Fruktosemalabsorption leidet, auf längere Sicht vollständig auf Fruchtzucker, reduziert sich die Anzahl der verbliebenen GLUT5-Transporter weiter. Die Konsequenz aus einer solchen Fruktosekarenz ist eine zunehmende Verschlechterung der Fruktosetoleranz, die bis zur vollständigen Intoleranz führen kann.

Umgekehrt führt eine langfristig angelegte, sukzessive Ausweitung des Fruktosekonsums (dritte Diätphase) zu einer Vermehrung der GLUT5-Proteine im Darm und damit zu einer verbesserten Fruktoseverträglichkeit. Bis eine solche Besserung eintritt, kann es jedoch mehrere Monate, manchmal sogar über ein Jahr dauern.

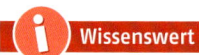

Wissenswert

Diese Zucker bzw. zuckerähnlichen Substanzen werden üblicherweise in geringen Mengen vertragen (bitte meiden Sie sie in der Karenzphase trotzdem):

→ Saccharose, Rohr-, Haushaltszucker*
→ Xylit(ol)
→ Erythit(ol)
→ Oligosaccharide, Polysaccharide*
→ Inulin*

* Eine bakterielle Fehlbesiedlung des Dünndarms sollte mit Sicherheit ausgeschlossen worden sein.

Wie kann man eine Fruktosemalabsorption behandeln?

in kleineren Portionen in den Dünndarm transportiert wird. Ist Fruktose in eine solche fett- oder proteinhaltige Matrix eingebunden, gelangt auch sie nur nach und nach an die Fruktosetransporter des Dünndarms.

- Essen Sie zu Ihren fruktosehaltigen Lebensmitteln immer etwas Glukose. Diese erhalten Sie in Apotheken und Drogeriemärkten z. B. in Form von Pulver oder kleinen Täfelchen. Die Menge richtet sich nach der Menge aufzunehmender Fruktose sowie der Ausprägung Ihrer Malabsorption. Üblicherweise sind einige Gramm (das entspricht ein bis zwei Teelöffeln oder der gleichen Anzahl Täfelchen) ausreichend. Die Glukose sorgt dafür, dass Sie fruktosehaltige Lebensmittel besser vertragen (siehe Kasten Seite 70). Voraussetzung dafür, dass Sie diesen „Glukose-Trick" anwenden ist allerdings, dass bei Ihnen neben der Fruktosemalabsorption nicht zugleich eine bakterielle Fehlbesiedlung des Dünndarms nachgewiesen wurde (siehe Seite 26). In diesem Fall würde eine Glukoseaufnahme die Beschwerden weiter verschlechtern. Das Vorliegen einer bakteriellen Fehlbesiedlung wird Ihr Arzt üblicherweise im Rahmen des Wasserstoffatemtests erkennen.

Viele Zahncremes enthalten Sorbitol. Die Menge, die beim Zähneputzen in den Magen-Darm-Trakt gelangt ist jedoch so gering, dass keine Probleme zu erwarten sind.

 Wissenswert

Diese Süßungsmittel können Sie in jeder Diätphase ohne Bedenken zu sich nehmen:

- ➜ Glukose, Traubenzucker**   ➜ Aspartam (E951)
- ➜ Dextrose**   ➜ Cyclamat (E952)
- ➜ Laktose, Milchzucker*,**   ➜ Saccharin (E954)
- ➜ Maltose**   ➜ Thaumatin (E957)
- ➜ Acesulfam (E950)   ➜ Steviolglykoside

* Eine Laktoseintoleranz sollte mit Sicherheit ausgeschlossen worden sein; wirkt in größeren Mengen abführend.
** Eine bakterielle Fehlbesiedlung des Dünndarms sollte mit Sicherheit ausgeschlossen worden sein

 Fakt ist

Im Gegensatz zu Zuckeralkoholen, die als Zuckeraustauschstoffe bezeichnet werden, bereiten Süßstoffe bei Fruktosemalabsorption keine Probleme. Diese häufig synthetisch hergestellten Süßungsmittel, wie z. B. Aspartam oder Saccharin haben keinen Einfluss auf den Fruktosestoffwechsel und können daher ohne Bedenken verzehrt werden. Weitere Beispiele für Süßstoffe sind Cyclamat, Acesulfam und Stevia (natürlich gewonnen) (siehe Kasten)

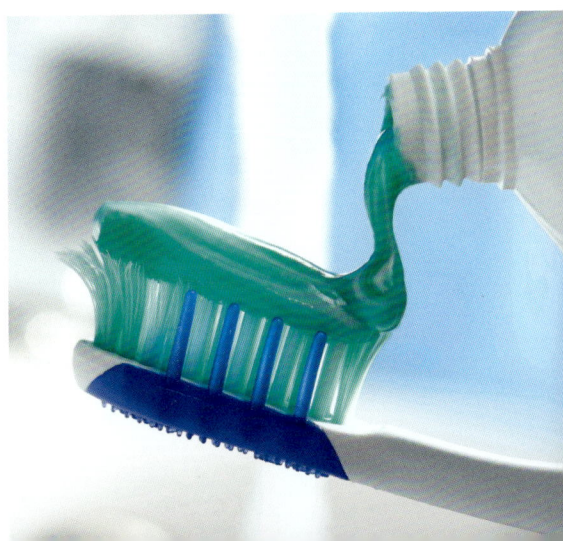

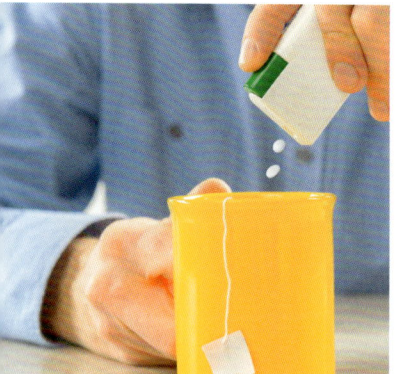

Trotz hartnäckigen Behauptungen: Süßstoffe führen zu keiner Insulinausschüttung!

 Nebenbei bemerkt

Es hält sich hartnäckig das Gerücht, dass Süßstoffe (also stark süßende Substanzen ohne oder mit nur sehr geringem Brennwert) die Insulinausschüttung fördern und hierdurch das Hungergefühl und damit mittelfristig die Gewichtszunahme verstärken.
Das ist falsch!!
Die Vermutung geht ursächlich auf eine Studie der britischen Psychologen Blundell und Hill aus dem Jahr 1986 zurück. Diese stellten die These auf, dass die Aufnahme von Süßstoffen, obwohl diese keine Glukose enthalten, zu einer cephalischen Insulinsekretion (also durch Sinneseindrücke ausgelöste Insulinausschüttung) führt. Diese sollte wiederum für ein vermehrtes Hungergefühl sorgen.
In einer Vielzahl von Studien wurde mittlerweile bewiesen, dass Süßstoffe einen solchen Effekt nicht haben und ohne Bedenken auch zur Gewichtsreduktion eingesetzt werden können.
Der Zuckeraustauschstoff Fruktose hingegen, der z. B. in vielen Diabetiker-Lebensmitteln eingesetzt wird, ist in dieser Hinsicht als wesentlich kritischer zu beurteilen (siehe Kasten Seite 80).

Dritte Phase der Ernährungstherapie – Langzeiternährung

Haben Sie Ihre individuelle Fruktose-Toleranzschwelle ermittelt, schließt sich nahtlos die letzte Phase der Ernährungstherapie, die Langzeiternährung, an. Hier geht es darum, Ihnen langfristig ein weitgehend beschwerdefreies Leben zu ermöglichen und gleichzeitig eine ausgewogene und bedarfsdeckende Ernährung sicherzustellen.

Zudem ist es wichtig, dass Sie in dieser Phase immer wieder etwas „über die Stränge schlagen", d. h. Ihre Fruktose-Verträglichkeitsgrenze zwischenzeitlich immer wieder bewusst überschreiten. Dieses Aus- und Überreizen Ihrer Toleranzschwelle ist die entscheidende Maßnahme, um eine nachhaltig bessere Fruchtzuckertoleranz zu erreichen.

Bei der Planung der Langzeiternährung ist es besonders wichtig, Ihre individuellen Lebensumstände zu berücksichtigen. Natürlich ist es ein erheblicher Unterschied, ob Sie regelmäßig auf feste Pausenzeiten mit Kantinenessen angewiesen sind, oder Sie in Ihrem Home-Office den Arbeitstag und die Ernährungsgewohnheiten weitgehend frei gestalten können. Auch können vorhandene Grunderkrankungen oder weitere Nahrungsmittelunverträglichkeiten für die Langzeiternährung eine wichtige Rolle spielen.

Die Ernährungstherapie gliedert sich in drei Diätphasen

	Ziel	Dauer	Fruktose	Zucker-alkohole	Weitere Maßnahmen
1. Karenzphase	Herstellen der Beschwerdefreiheit	Einige Tage bis zwei Wochen (max. vier Wochen)	🔴	🔴	• Verzicht auf Haushaltszucker, blähende und ballaststoffreiche Lebensmittel
2. Testphase	Ermitteln der individuellen Toleranzschwelle	sechs bis acht Wochen	🟡	🔴	• Fruktose in kleinen Mengen • Fruktosemengen kontrolliert steigern • Fett- und proteinreiche Lebensmittel • Zeitgleiche Aufnahme von Glukose • Lebensmittel mit günstigem Fruktose-Glukose-Verhältnis • Ernährungstagebuch führen
3. Langzeiternährung	Maximale Fruktoseverträglichkeit Deckung des Nährstoffbedarfs	Langfristig	🟢	Je nach Verträglichkeit	• Sukzessives Ausweiten der Toleranzschwelle • Berücksichtigung einer bedarfsgerechten Ernährung
🔴 Bitte meiden Sie es vollständig					
🟡 Versuchen Sie es kontrolliert, in kleinen Mengen, wenn es zuviel ist, beim nächsten Mal reduzieren					
🟢 Essen Sie soviel, wie Sie vertragen und mögen					

Da diese individuellen Umstände die Planung einer ansprechenden und bedarfsdeckenden Langzeiternährung sehr erschweren können, ist es in vielen Fällen sinnvoll, sich hierbei von einer professionellen Ernährungsberatung unterstützen lassen.

Welche Lebensmittel enthalten Fruktose?

Natürlich ist es für Sie bei einer Fruktosemalabsorptions-Diät unabdingbar, einschätzen zu können, welche Lebensmittel aufgrund ihres Fruktose- oder Sorbitgehalts oder auch eines ungünstiges Fruktose-Glukose-Verhältnisses (zumindest zu Beginn der Ernährungstherapie) kritisch oder sogar tabu sind.

Die Erfahrung zeigt jedoch, dass es vielen Betroffenen besonders in der Karenzphase hilft, wenn Sie aus einer Positivliste Lebensmittel auswählen

Fakt ist

Eine Fruktosemalabsorption geht bei einer überdurchschnittlichen Zahl von Betroffenen mit Depressionen einher. Verschiedene Studien belegen diesen Zusammenhang. Ursächlich lässt er sich dadurch erklären, dass die nicht resorbierte Fruktose sich mit freien Aminosäuren wie z. B. Tryptophan verbindet, die dadurch wiederum dem Stoffwechsel entzogen werden. Tryptophan dient im Körper als biochemische Vorstufe des Neurotransmitters Serotonin, einer Substanz, die landläufig auch als Glückshormon bezeichnet wird. Steht also weniger Tryptophan zur Verfügung (weil dies durch Fruktose gebunden wurde), kann der Körper nicht ausreichende Mengen an Serotonin produzieren. Tatsächlich ist eine Depression eine typische Serotonin-Mangelerkrankung.

Eine fruktosereduzierte Diät kann wiederum zu einer Normalisierung der Tryptophan-Stoffwechsellage und damit zu einer Besserung bzw. zum Verschwinden depressiver Beschwerden führen.

Da auch Laktose grundsätzlich in der Lage ist, Tryptophan zu binden, ist ein solcher Zusammenhang auch bei einer Laktoseintoleranz denkbar. In Untersuchungen konnte er bisher jedoch noch nicht nachgewiesen werden.

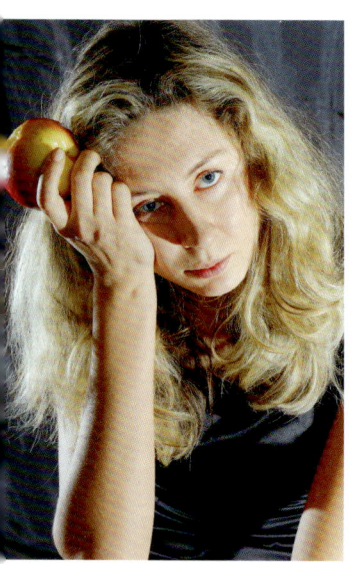

Viele Fruktoseintolerante leiden an Depressionen.

können, die grundsätzlich fruktose- und sorbitfrei sind (bzw. sehr geringe Mengen davon enthalten) und damit ohne Bedenken verzehrt werden können. Eine solche Auflistung gibt ein Gefühl der Sicherheit bei der Nahrungsmittelauswahl, das viele Menschen mit Unverträglichkeiten bereits über einen langen Zeitraum schmerzlich vermissen (siehe Tabelle Seite 81).

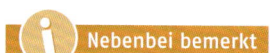

Nebenbei bemerkt

Fruktose stellt für die Lebensmittelindustrie einen idealen Ersatz für Saccharose (Haushaltszucker) dar:
- Sie ist günstig zu produzieren.
- Sie besitzt eine höhere Süßkraft als Saccharose.
- Sie besitzt (widersinnigerweise) ein positives Image und lässt sich daher gut vermarkten (siehe Kasten Seite 84).

In den USA hat sich der Pro-Kopf-Verbrauch von fruktosehaltigen Süßungsmitteln seit 1970 um über 12 000 % erhöht, bei gleichzeitiger Abnahme des Saccharoseverbrauchs um 34 %.

Bringt man diese Zahlen in Zusammenhang mit den negativen ernährungsphysiologischen Effekten eines vermehrten Fruktosekonsums (siehe Kasten Seite 84), so kommt einem als Konsequenz beinahe zwangsläufig der häufig berichtete Anstieg fettleibiger Menschen in den USA in den Sinn.

Unbedenkliche Lebensmittel bei einer Fruktosemalabsorptions-Diät

Fleisch, Fisch	Alle Sorten Fleisch und Fisch Wurstwaren sowie Fleisch- und Fischerzeugnisse ohne Zuckerzusatz
Milch(produkte)	Milch und alle Milchprodukte ohne Zusatz von Zucker, Fruchtzubereitungen und Zuckeraustauschstoffen
Getreideerzeugnisse	Alle naturbelassenen Mehle, Brot, Brötchen, Teigwaren, Reis, Haferflocken, Reiswaffeln, Grießklößchen (Vorsicht: vollkorn-/ballaststoffhaltige Produkte in der Karenzphase)
Kartoffeln und daraus hergestellte Lebensmittel wie Kartoffelpüree, Kartoffelklöße, Kartoffelpuffer, Kartoffelchips (Vorsicht vor Zuckerzusatz bei Industrieprodukten)	
Eier	
Naturbelassene Öle und Fette, Butter, Margarine	
Alle Gewürze und Kräuter	
Nüsse, Samen, Saaten (z. B. Kürbiskerne, Pinienkerne, Sesam)	
Getränke	Wasser, schwarzer und grüner Tee, Kräutertees, Kaffee, Diät-Getränke ohne Zuckeraustauschstoffe, Bier, hochprozentige alkoholische Getränke (Schnäpse), Weißwein, Rotwein
Gemüse	Kopfsalat, Endivien, Chicorée, Feldsalat, Eisbergsalat, Gurken, Chinakohl, Weißkohl, Sauerkraut (Vorsicht bei Kohlarten: blähend), Radieschen, Rettich, Schwarzwurzel, Sellerie, Spargel, Champignons, Steinpilze, Pfifferlinge, Avocados, Spinat, Mangold, Mais, Erbsen, Linsen (Vorsicht bei Hülsenfrüchten: blähend), Kichererbsen, Bambussprossen, Weizenkeime
Süßungsmittel	Siehe Kasten Seite 77

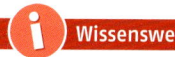 **Wissenswert**

Kein Verzicht auf frische Lebensmittel
Die Befürchtung, bei einer Fruktosemalabsorption auf eine frische und ausgewogene Ernährung verzichten zu müssen, ist vollkommen unbegründet. In der kurzen Karenzphase steht Ihnen eine Vielzahl an Gemüsesorten zur Verfügung, die Sie unbedenklich essen können. Während der anschließenden Testphase können Sie dann auch schon wieder verschiedene Obstsorten auf Ihren Speiseplan setzen. Allen voran Aprikosen (die Sie auch schon in der Karenzphase zu sich nehmen können), Bananen, Honigmelonen, Nektarinen und Grapefruit, die erfahrungsgemäß gut vertragen werden.

Eignung verschiedener Lebensmittel für die einzelnen Diätphasen aufgrund ihres Gehalts an Fruktose, Sorbit und Glukose

Lebensmittel	Fruktose (%)	Sorbit (%)	Glukose (%)	Verhältnis Fruk:Gluk	Bewertung
Ananas	2,4	k.A.	2,1	1,14	🔴
Äpfel	5,7	0,5	2,0	2,81	🔴
Äpfel, getrocknet	27,8	2,6	9,8	2,84	🔴
Apfelgelee	27,1	k.A.	26,1	1,04	🔴
Apfelmus	7,5	k.A.	4,2	1,79	🔴
Apfelsaft	6,4	0,6	2,4	2,67	🔴
Aprikosen	0,9	0,8	1,7	0,53	🟢
Aprikosen, getrocknet	4,9	4,6	9,7	0,50	🔴
Artischocken	1,7	k.A.	0,8	2,10	🟡
Auberginen	1,0	k.A.	1,0	1,00	🟢
Avocados	0,2	k.A.	0,1	2,00	🟢
Bananen	3,4	k.A.	3,5	0,97	🟡
Birnen	6,7	2,2	1,7	3,94	🔴
Blumenkohl	0,9	k.A.	1,0	0,90	🟢
Bohnen, grün	1,3	k.A.	1,0	1,30	🟢
Broccoli	1,1	k.A.	1,1	1,00	🟢
Brombeeren	3,0	k.A.	3,1	1,05	🟡
Brombeerkonfitüre	20,1	k.A.	22,0	0,91	🔴
Champignons	<0,1	k.A.	<0,1	1,00	🟢
Cola-Getränk	2,1	k.A.	2,9	0,72	🟡
Erbsen, frisch	0,1	k.A.	0,1	0,78	🟢
Erdbeeren	2,2	<0,1	2,2	1,00	🟡
Erdbeerkonfitüre	18,7	k.A.	21,9	0,85	🔴
Feigen, getrocknet	24,8	k.A.	31,5	0,79	🔴
Fenchel	1,0	k.A.	1,3	0,84	🟢
Granatäpfel	7,9	k.A.	7,2	1,10	🟡
Grapefruits	2,1	k.A.	2,4	0,88	🟡
Grapefruitsaft	4,2	k.A.	4,3	0,98	🟡
Grünkohl	0,2	k.A.	0,2	1,00	🟢
Gurken	0,9	k.A.	0,9	1,00	🟢

Wie kann man eine Fruktosemalabsorption behandeln?

Lebensmittel	Fruktose (%)	Sorbit (%)	Glukose (%)	Verhältnis Fruk : Gluk	Bewertung
Heidelbeeren	3,3	< 0,1	2,5	1,36	🟡
Himbeeren	2,1	< 0,1	1,8	1,15	🟡
Himbeergelee	18,2	k. A.	18,8	0,97	🔴
Himbeerkonfitüre	13,8	k. A.	16,5	0,84	🔴
Himbeersaft	3,1	k. A.	2,4	1,29	🟡
Honig	38,8	k. A.	33,9	1,14	🔴
Honigmelonen	1,3	k. A.	1,6	0,81	🟢
Johannisbeeren	2,5	k. A.	2,0	1,25	🟡
Karotten	1,3	k. A.	1,4	0,94	🟢
Kirschen, sauer	4,3	k. A.	5,2	0,83	🟡
Kirschen, süß	6,3	k. A.	7,1	0,89	🟡
Kirschkonfitüre	21,7	k. A.	27,8	0,78	🔴
Kiwis	4,6	k. A.	4,32	1,06	🟡
Kopfsalat	0,5	k. A.	0,4	1,30	🟢
Kürbis	1,3	k. A.	1,5	0,87	🟢
Lauch	1,2	k. A.	0,9	1,30	🟢
Limetten	0,8	k. A.	0,8	1,00	🟢
Mais	0,4	k. A.	0,6	0,60	🟢
Mandarinen	1,3	k. A.	1,7	0,76	🟢
Mangos	2,6	k. A.	0,9	3,06	🟡
Nektarinen	1,8	0,1	1,8	1,00	🟡
Orangen	2,3	k. A.	2,6	1,14	🟡
Orangenkonfitüre	15,4	k. A.	17,4	0,88	🔴
Orangensaft	2,6	k. A.	2,5	1,04	🟡
Papayas	3,5	k. A.	3,6	0,97	🟡
Paprika	1,3	k. A.	1,4	0,93	🟢
Pfirsiche	1,2	0,9	1,0	1,19	🟢
Pfirsiche, getrocknet	7,4	5,3	6,2	1,19	🔴
Pflaumen	2,0	1,4	3,4	0,59	🟡
Pflaumen, getrocknet	9,4	6,6	15,7	0,60	🔴
Quittengelee	17,7	k. A.	17,6	1,01	🔴
Radieschen	0,7	k. A.	1,3	0,56	🟢
Rosenkohl	0,8	k. A.	0,9	0,89	🟢

Lebensmittel	Fruktose (%)	Sorbit (%)	Glukose (%)	Verhältnis Fruk:Gluk	Bewertung
Rosinen	33,2	0,9	32,0	1,02	🔴
Rotwein, leicht	0,3	<0,1	0,3	1,00	🟢
Sauerkirschensaft	5,3	k.A.	6,5	0,82	🟡
Spinat	0,1	k.A.	0,1	1,00	🟢
Tomaten	1,3	k.A.	1,0	1,30	🟢
Tomatensaft	1,5	k.A.	1,3	1,15	🟢
Traubensaft	8,3	k.A.	8,1	1,02	🔴
Vollbier	k.A.	<0,1	<0,1	–	🟢
Wassermelonen	3,9	k.A.	2,0	1,95	🟡
Weintrauben	7,1	0,2	7,1	1,00	🔴
Weißwein	0,4	0,01	0,4	1,00	🟢
Weizenbier	<0,1	<0,1	<0,1	0,50	🟢
Zitronensaft	1,0	k.A.	1,0	1,00	🟢
Zwiebeln	1,3	k.A.	1,6	0,82	🟢

🟢 Sehr geringer Fruktosegehalt. Lebensmittel kann auch in der Karenzphase ohne Bedenken verzehrt werden.

🟢 Niedriger Fruktosegehalt. Lebensmittel wird häufig auch bei geringer Fruktosetoleranz vertragen. Sicherheitshalber sollte es in der Karenzphase ausgespart werden. Eignet sich ideal für die Testphase und Langzeiternährung.

🟡 Mittlerer Fruktosegehalt, ggf. ungünstiges Fruktose-Glukose-Verhältnis. Lebensmittel ist v. a. für die Testphase und die Langzeiternährung gut geeignet.

🔴 Hoher Fruktosegehalt. Lebensmittel sollte nur bei guter Fruktosetoleranz oder in sehr geringen Mengen in der Testphase oder der Langzeiternährung verzehrt werden.

k.A. – keine Daten verfügbar, in der Regel aber keine relevanten Gehalte.

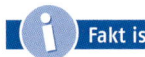

Fakt ist

Die Lebensmittelindustrie suggeriert dem Verbraucher gerne, Fruktose sei als „natürlicher" Zucker gesund und stelle eine ideale Alternative zu Haushaltszucker dar. Das Gegenteil ist der Fall:
Es gilt als gesichert, dass ein längerfristiger erhöhter Fruktosekonsum eine entscheidende Rolle bei der Entstehung des Metabolischen Syndroms spielt. Dies ist ein Komplex von miteinander in Zusammenhang stehenden Erkrankungen, wie Bluthochdruck, Arteriosklerose, Typ-II-Diabetes und Fettstoffwechselstörungen.
Vor diesem ernährungsphysiologischen Hintergrund erscheint es umso unsinniger, dass Fruktose sich häufig in so genannten Diabetiker-Lebensmitteln wiederfindet. Vom Verzehr solcher Produkte ist Diabetikern in jedem Fall abzuraten.

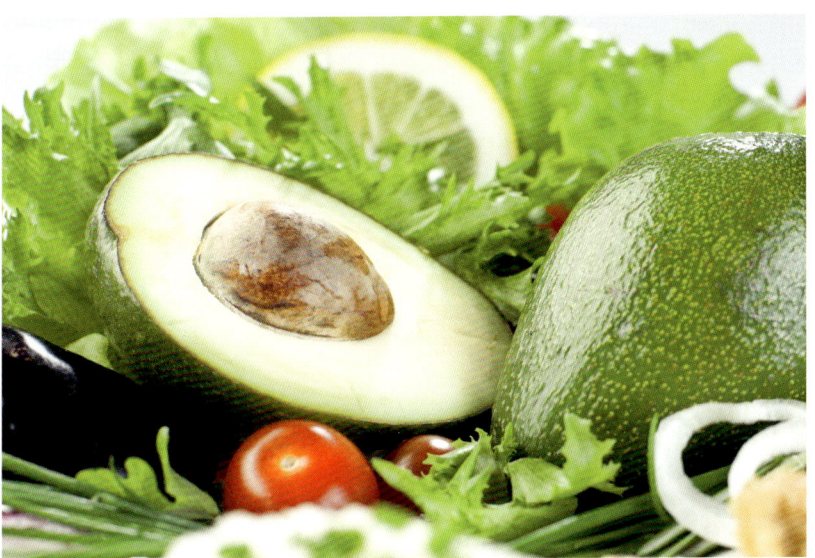

Selbst während der kurzen Karenzphase kann eine Vielzahl an frischen Lebensmitteln genossen werden.

Fruktoseabbauende Enzyme

Aus langfristiger Sicht gibt es sicherlich keine therapeutische Alternative zu einer Ernährungstherapie, zumal diese eine gute Chance bietet, sich weitgehend von der Fruktosemalabsorption zu befreien.

Befinden Sie sich jedoch noch in einer Phase mit geringer Fruktosetoleranz, so können Sie sich ggf. mit Enzym-Kapseln behelfen, die es Ihnen erlauben, sich fruktosehaltig zu ernähren, ohne dass Sie anschließend mit den üblichen Beschwerden zu kämpfen haben.

Dieses Präparat (Handelsname Xylosolv® erhältlich in der Apotheke) enthält das Enzym Xylose-Isomerase, welches im Dünndarm für die Einstellung eines Gleichgewichts zwischen Fruktose und Glukose sorgt. Überschüssige Fruktose wird nach deren Aufnahme enzymatisch in Glukose umgewandelt, die wiederum direkt durch die Dünndarmzellen ins Blut abtransportiert wird. Somit wird die gebildete Glukose fortlaufend dem Gleichgewicht entzogen; das Übergewicht liegt permanent auf Seiten der Fruktose, was wiederum dazu führt, dass vorhandener Fruchtzucker weiter in Glukose umgewandelt wird.

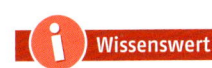 **Wissenswert**

Zink- und Folsäuremangel
In einzelnen Untersuchungen wurde gezeigt, dass Menschen mit Fruktosemalabsorption häufig einen Mangel an Zink und Folsäure aufweisen. Auch wenn diese Beobachtungen nicht als wissenschaftlich gesichert gelten, werden sie durch praktische Erfahrungen gestützt. Sie sollten daher ihren Status für diese beiden Substanzen durch eine Blutuntersuchung bestimmen lassen und sie ggf. substituieren.

Die Einnahme eines solchen Enzym-Produkts ist sicherlich nicht als Dauerlösung zu verstehen, eignet sich jedoch sehr gut für den Gebrauch z. B. bei aushäusigem Essen im Restaurant oder bei einer privaten Einladung.

Beantwortung der Fragen

1. Wie hing die ursprüngliche Ernährungsweise der Patientin mit ihren Bauchbeschwerden zusammen?
   Das Einnehmen vieler kleinerer Mahlzeiten ist per se nicht schlimm und sicherlich nicht der Auslöser für die berichteten Darm-Beschwerden. Aus ernährungsphysiologischer Sicht ist es sogar sinnvoll, drei Hauptmahlzeiten durch mehrere kleine Ernährungseinheiten zu ersetzen.
   Das eigentliche Problem der Patientin lag vielmehr in ihrer Vorliebe für light-(Diät-)Produkte, mit der sie die Kalorienaufnahme reduzieren wollte. Häufig sind derartige Lebensmittel mit Fruktose oder Sorbit gesüßt. Diese Zuckeraustauschstoffe sind „Gift" für Menschen mit Fruktosemalabsorption. Hätte die Dame ausschließlich auf süßstoffhaltige Lebensmittel zurückgegriffen, wäre ihr viel Leid erspart geblieben.
2. Warum haben sich die psychischen Beschwerden durch die diätetische Ernährung gebessert?
   Menschen mit einer Fruktosemalabsorption leiden häufig zugleich an einer Depression, da überschüssige Fruktose dem Körper die Aminosäure Tryptophan entzieht, die wiederum Vorstufe für die Produktion des Hirn-Botenstoffs Serotonin ist.
   Durch eine fruktosereduzierte Ernährung wird ein Fruktoseüberschuss vermieden, wodurch sich auch die Stoffwechsellage von Tryptophan und Serotonin wieder normalisiert. Depressionen, die häufig das Ergebnis eines Serotoninmangels sind, können sich somit durch eine Fruktosediät wieder zurückbilden (siehe Kasten Seite 80).
3. Warum vertrug die Patientin nach dem Einhalten einer Ernährungstherapie wieder fruktosehaltige Lebensmittel?
   Eine Fruktosemalabsorption ist die einzige Nahrungsmittelunverträglichkeit, die grundsätzlich reversibel, also heilbar ist. Dies gelingt häufig, aber nicht immer. Voraussetzung hierfür ist, dass man sich regelmäßig fruktosehaltig ernährt. Auf diese Weise können die bei einer Fruktosemalabsorption fehlenden Transportproteine neu gebildet werden, so dass sich die Fruktose-Stoffwechsellage wieder normalisiert.

Hilfe im Internet

Wir alle kennen es aus unserer täglichen Routine: Ist eine Frage zu beantworten oder ein Problem zu lösen, ziehen wir als ersten „Experten" das Internet zu Rate. Um Ihnen das Durchforsten des schier unübersichtlichen Gesamtangebots an Foren, Ratgeberseiten etc. zu ersparen und Ihnen ein strukturiertes Vorgehen bei der Lösung Ihres Problems zu ermöglich, finden Sie nachfolgend einige interessante und aufschlussreiche Webadressen. Natürlich ist dies nur eine Auswahl und ebenso natürlich gibt es noch eine Menge anderer guter und hilfreicher Links.

So wichtig und hilfreich diese Seiten auch sein mögen, Sie sollten niemals die endgültige Abklärung durch einen Arzt ersetzen.

Anbieter	Internetadresse	Inhalte
nmi-Portal	www.nahrungsmittel-intoleranz.com	• Sehr gutes, umfangreiches Portal für verschiedene Nahrungsmittelunverträglichkeiten • U. a. Lebensmitteldatenbank, Rezepte • Umfangreiche Wissensplattform • Restaurantfinder für die jeweilige Unverträglichkeit • Austausch Betroffener
Lecker-ohne …	www.lecker-ohne.de	• Über 200 Rezepte bei Fruktosemalabsorption
Libase	www.libase.de	• Umfangreiches Forum für Fruktosemalabsorption und andere Unverträglichkeiten • Austausch Betroffener

Histaminintoleranz – wenn Sie Rotwein und Schokolade nicht vertragen

Ein Beispiel aus der Praxis	90
Histamin – für den Körper wichtig, aber manchmal auch gefährlich	92
Wo hat die Histaminintoleranz ihren Ursprung?	94
Was passiert bei der Histaminintoleranz im Körper und welche Beschwerden treten auf?	95
Wie kann man eine Histaminintoleranz feststellen?	105
Wie kann man eine Histaminintoleranz behandeln?	110
Hilfe im Internet	125

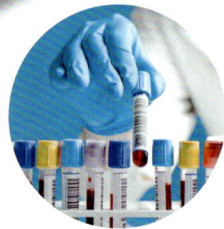
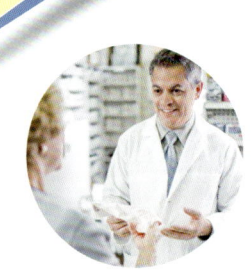
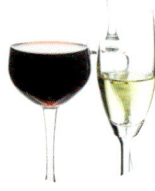
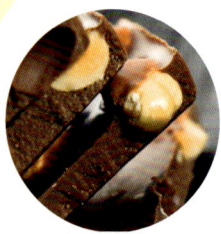

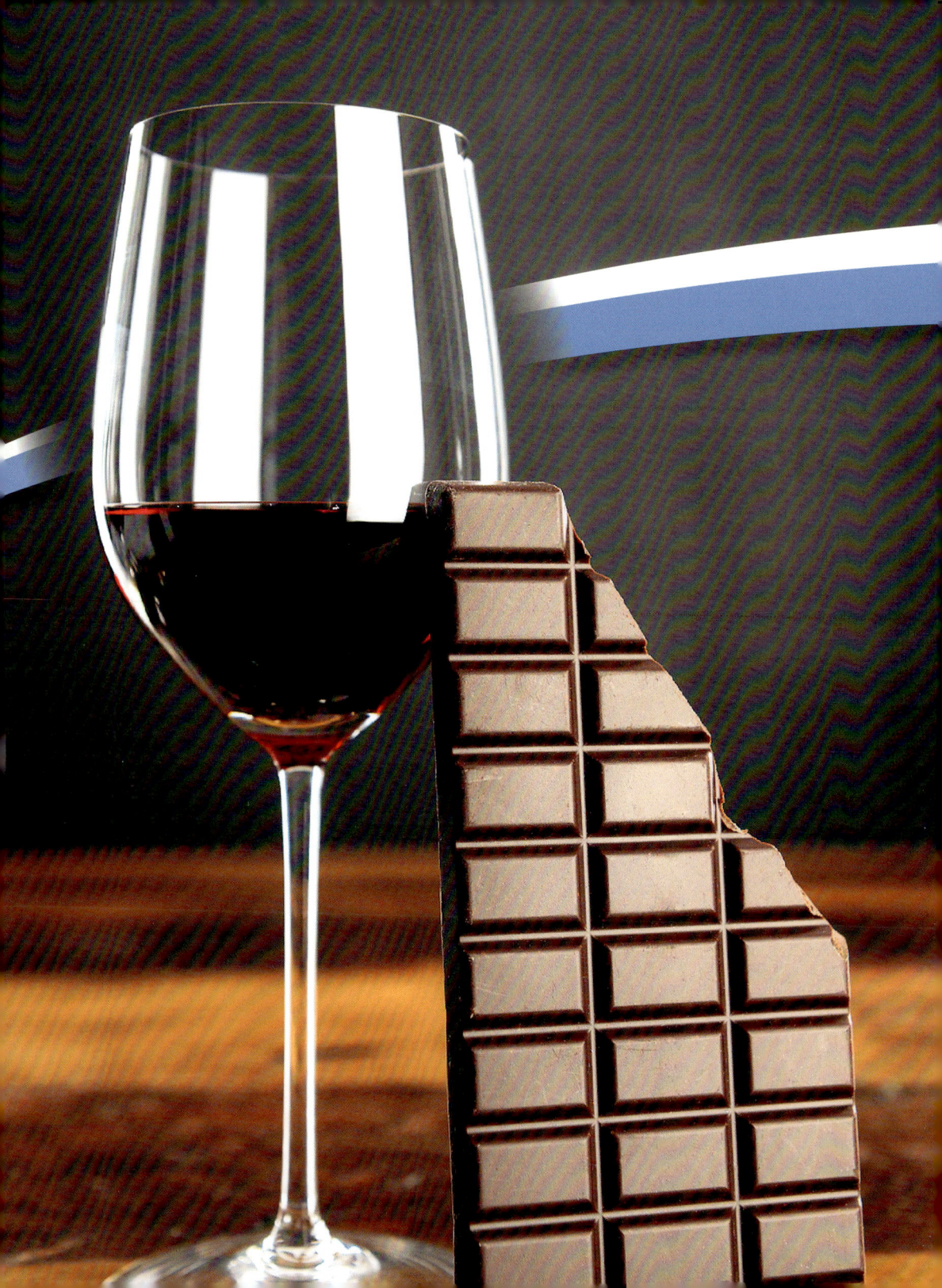

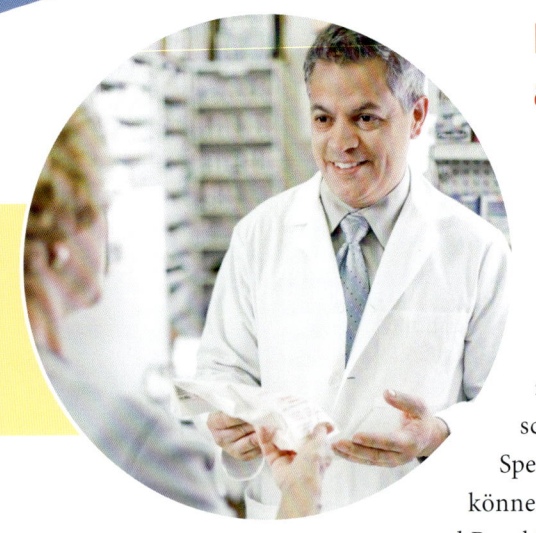

Ein Beispiel aus der Praxis

Eine 73-jährige Rentnerin kaufte in ihrer Apotheke zum wiederholten Mal eine Großpackung Kautabletten gegen Blähungen. Auf Nachfrage erzählte die ältere Dame, sie habe die Beschwerden schon seit über 50 Jahren sei bereits bei etlichen Spezialisten gewesen, ohne dass man ihr hatte helfen können. Da sie ebenso regelmäßig unter Durchfällen und Bauchkrämpfen litt, verschiedene Untersuchungen, u. a. auf Laktoseintoleranz und Fruktosemalabsorption jedoch negativ waren, hatten mehrere Ärzte übereinstimmend ein Reizdarmsyndrom diagnostiziert. Die Dame wirkte resigniert und meinte, da könne man wohl nichts machen, sie habe sich mit ihrem Schicksal abgefunden.

Auf gezielte weitere Nachfragen kam heraus, dass sie zudem regelmäßig an Migräne und Atembeschwerden litt, ihr häufig die Nase lief, sie immer wieder einen Flush (also eine Rötung im Gesicht) bekam und sie außerdem häufig mit Übelkeit und Schlafstörungen zu kämpfen hatte. Kurzum: Die Rentnerin zeigte fast alle Symptome einer Histaminintoleranz und wunderte sich bei je-

 Faktenbox – das Wichtigste in Kürze

- Unverträglichkeit gegen Histamin und andere biogene Amine
- Symptome: Magen-Darm-Beschwerden, typische allergische Beschwerden, Asthma, Kopfschmerzen, Schwindel, Übelkeit, Schlafstörungen, Menstruationsbeschwerden, Flush, Juckreiz von Haut und Schleimhäuten, Herz-Kreislauf-Beschwerden, allergischer Schock (siehe Seite 92)
- Häufigkeit/Verbreitung: In Deutschland ca. 1–3 %
- Geschlechterverhältnis (m : w): 1 : 4
- Mechanismus: Enzymmangel, -defekt (Enzym: Diaminoxidase)
- Ursache: Vermutlich Kombination aus genetischer Grundveranlagung und noch unbekannten Umweltfaktoren (primär) oder als Folge äußerer Einflüsse (sekundär)

der gezielten Frage mehr, dass wieder eines ihrer Probleme angesprochen wurde.

Im weiteren Gespräch ergab sich, dass die ältere Dame noch nie Rotwein vertragen habe und sowohl Erdbeeren als auch Tomaten bei ihr immer ein Jucken der Haut, Atembeschwerden und eine laufende Nase verursachten.

Die gesamten Schilderungen wiesen eindeutig auf eine Histaminintoleranz hin. Überraschenderweise erzählte die Rentnerin dann, dass man sie auf diese bereits zwei Jahre zuvor untersucht habe. Nach einer Blutuntersuchung hatte ein Internist ihr jedoch mitgeteilt, dass eine Histaminintoleranz bei ihr ausgeschlossen sei.

Dennoch wurde der Dame geraten, sich in den folgenden vier Wochen konsequent histaminfrei zu ernähren und das Ergebnis zu beobachten. Bereits nach drei Wochen erschien die leidgeprüfte Pensionärin wieder, diesmal jedoch mit einem erfreuten Lachen im Gesicht. Seit über 50 Jahren war sie erstmalig frei von Darmbeschwerden, Atemnot, Übelkeit und ihren sonstigen histaminbedingten Leiden. Die Verdachtsdiagnose „Histaminintoleranz" die sich durch die Befragung ergeben hatte, hatte sich bestätigt.

Top-Tipps

- Eine Histaminintoleranz kann nicht zuverlässig über eine Blut-Untersuchung diagnostiziert werden (siehe Seite 107).
- Tragen Sie immer ein Anaphylaxie-Notfall-Set mit sich (siehe Kasten Seite 123).
- Es ist sinnvoll, Vitamin B_6 und Vitamin C zu supplementieren (siehe Kasten Seite 97).
- Eine histaminreduzierte Diät kann Migräne lindern (siehe Kasten Seite 102).
- Klären Sie Ihren Arzt insbesondere vor Röntgen-, CT- oder MRT-Untersuchungen und Operationen gründlich auf (siehe Kasten Seite 120).

Fragen

1. Warum hatten mehrere Ärzte übereinstimmend ursprünglich die Fehldiagnose Reizdarmsyndrom gestellt?
2. Warum hatte der Internist nach einer Blutuntersuchung das Vorliegen einer Histaminintoleranz fälschlicherweise ausgeschlossen?
3. Warum konnte nach der histaminfreien Diät die Verdachtsdiagnose Histaminintoleranz bereits als gesichert angesehen werden?

→ Beantwortung der Fragen siehe Seite 124.

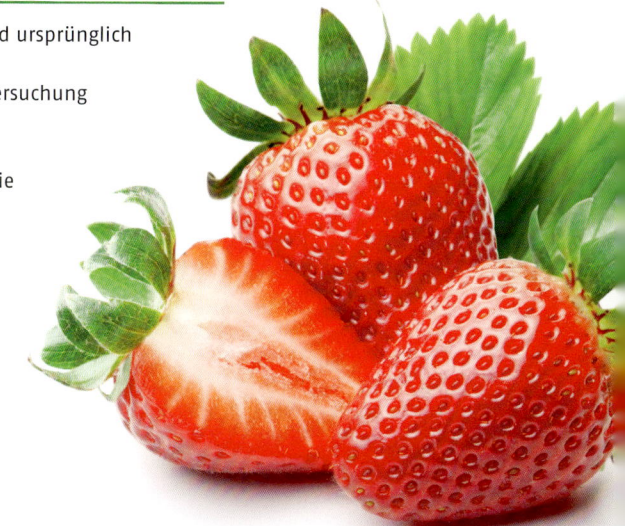

Histamin – für den Körper wichtig, aber manchmal auch gefährlich

Die Substanz Histamin ist ein biogenes Amin, also eine Eiweißverbindung, die im menschlichen Körper an speziellen Histaminrezeptoren andockt und durch deren Aktivierung eine Vielzahl verschiedener Reaktionen hervorrufen kann. Als Gewebshormon ist Histamin für den Menschen überlebenswichtig. Andere bekannte biogene Amine sind z. B. Serotonin, Dopamin oder Noradrenalin. Diese fungieren als Hormone oder Neurotransmitter, also Botenstoffe des Nervensystems.

Histamin und andere biogene Amine werden zum einen im Körper produziert und gespeichert. Darüber hinaus finden sich diese Substanzen aber auch in vielen Lebensmitteln. Da biogene Amine v. a. bei der Lagerung und dem Verderb von Lebensmitteln entstehen, sind sie auch in Produkten enthalten, die in ihrem Herstellungsprozess einer Reifung unterzogen wurden (siehe Seite 112).

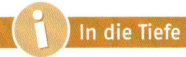 **In die Tiefe**

Histaminrezeptoren
Damit Histamin (entsprechend auch alle anderen Botenstoffe) seine Wirkung im Körper entfalten kann, muss es zunächst an spezifische Histaminrezeptoren binden. Eine solche Stimulation des Rezeptors durch Histamin sorgt dann wiederum für die Auslösung des eigentlichen Effekts. Von diesen Histaminrezeptoren gibt es verschiedene Subtypen die mit den Abkürzungen H_1 bis H_H bezeichnet sind. Die einzelnen Subtypen finden sich in unterschiedlichen Organsystemen des Körpers, wobei der am weitesten verbreitete der H_1-Rezeptor ist. Dieser findet sich z. B. in der Haut, an den Blutgefäßen, an den Schleimhäuten oder den Bronchien. Der Histamin-H_1-Rezeptor ist zugleich der für die Histaminintoleranz bedeutsamste, da die meisten Histaminintoleranz-Beschwerden über ihn ausgelöst werden. Auch die typischen allergischen Beschwerden werden über den H_1-Rezeptor vermittelt.

Im Körper wird Histamin in bestimmten Zellarten (u. a. Mastzellen, basophile Granulozyten) gespeichert und z. B. bei allergischen Reaktionen aus diesen freigesetzt. Eine solche allergisch bedingte Histaminausschüttung ist auch die Ursache für typische Allergiesymptome wie Niesreiz, Fließschnupfen, tränende Augen oder Atemnot. Da sowohl histaminspeichernde Zellen als auch Histaminrezeptoren im gesamten Organismus vorkommen, kann sich eine Histaminfreisetzung an annähernd allen Organen bemerkbar machen (siehe Seite 100). So kann es unter Histamineinfluss zu einer starken Erweiterung der Blutgefäße kommen, die zu einem Blutdruckabfall und im äußersten Fall zum lebensbedrohlichen anaphylaktischen Schock (allergischer Schock) führen kann.

Meine Notizen:

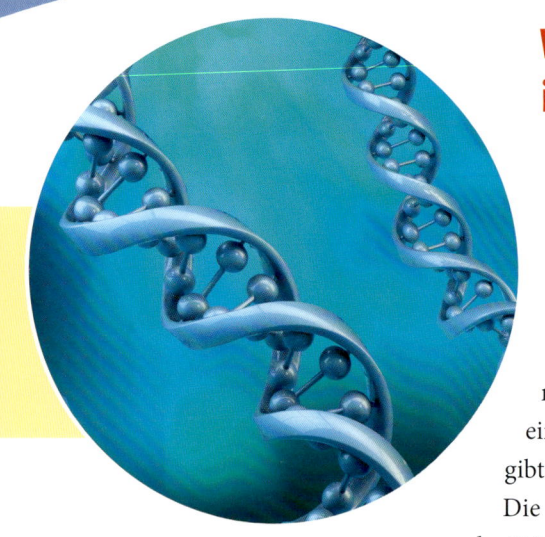

Wo hat die Histaminintoleranz ihren Ursprung?

Wie es genau zur Histaminintoleranz kommt, weiß man bis heute noch nicht. Genau wie bei der Laktose- und Fruktoseunverträglichkeit, geht man jedoch davon aus, dass es eine primäre und eine sekundäre Ausprägung der Histaminintoleranz gibt.

Die sekundäre Form hat ihre Ursache in Schädigungen der Dünndarmschleimhaut, die zu einer reduzierten Aktivität des histaminabbauenden Enzyms Diaminoxidase (DAO) führt. Solche Schädigungen können durch äußere Einflüsse, beispielsweise Darmerkrankungen (z. B. Morbus Crohn) oder Arzneimitteltherapien (Antibiotika, Zytostatika – Arzneimittel zur Krebsbehandlung) hervorgerufen werden. Nach Regeneration der Darmschleimhaut bildet sich üblicherweise auch die Histaminintoleranz wieder zurück.

Als Auslöser der primären Histaminintoleranz werden genetische Veränderungen angenommen. Man kennt bestimmte Genvarianten, deren Träger eine erniedrigte DAO-Aktivität zeigen. Da man jedoch herausgefunden hat, dass nicht alle Träger dieser Mutationen automatisch an einer Histaminintoleranz leiden, geht man davon aus, dass auch bestimmte Umweltfaktoren eine Rolle spielen.

Vermutlich ist für eine primäre Histaminintoleranz das Vorliegen einer genetischen „Histaminintoleranz-Ausprägung" Grundvoraussetzung. Bei Trägern dieser Genvarianten können dann, wenn noch unbekannte Umweltfaktoren als Auslöser hinzukommen, dazu führen, dass eine Histaminintoleranz spürbar zutage tritt.

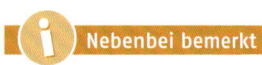
Nebenbei bemerkt

Auch die Histaminintoleranz ist ein relatives Phänomen. Ab einer gewissen Menge aufgenommenen Histamins ist jeder Mensch streng genommen histaminintolerant. So ist eine Fischvergiftung nichts anderes als eine Aufnahme zu großer Mengen Histamin. In diesem Fall sind auch die DAO-Kapazitäten des gesunden, nicht histaminintoleranten Menschen nicht ausreichend, die extrem hohen Histamingehalte des verdorbenen Fischs in vollständigem Maße zu entgiften. Die Folge ist eine Intoleranzreaktion mit den typischen Beschwerden (siehe Seite 100).

Was passiert bei der Histaminintoleranz im Körper und welche Beschwerden treten auf?

Was passiert im Körper?

Auch wenn wichtige Hintergründe zum Mechanismus der Histaminintoleranz als geklärt angesehen werden können, gibt es in diesem Zusammenhang noch einige „black boxes". Zwei wichtige unbeantwortete Fragen sind:
- Welche Rolle spielt das Enzym Histamin-N-Methyltransferase bei einer Histaminintoleranz?
- Was passiert genau bei einer Pseudoallergie?

Doch beginnen wir am besten von vorne:
   Wie jede andere Substanz, die im Körper anfällt oder durch Nahrung zugeführt wird, muss auch Histamin wieder abgebaut werden. Dies geschieht über die beiden Enzyme
- Diaminoxidase (DAO) und
- Hydroxy-N-Methyltransferase (HNMT).

Leidet ein Mensch an einer Histaminintoleranz, ist sein Organismus nicht in der Lage, das anfallende bzw. über die Nahrung aufgenommene Histamin vollständig zu metabolisieren.
   Im Wesentlichen beruht das Krankheitsgeschehen einer Histaminintoleranz auf drei verschiedenen Mechanismen:
- Enzymmangel,
- Enzymblockade,
- Histaminfreisetzung.

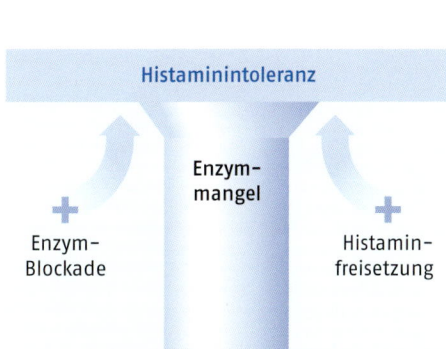

Die drei relevanten Mechanismen der Histaminintoleranz

Während ein Mangel an histaminabbauenden Enzymen Ursprung der Histaminintoleranz ist, können die beiden anderen Mechanismen dazu führen, dass Symptome ausgelöst werden oder bereits vorhandene Beschwerden sich verstärken.

> **Nebenbei bemerkt**
>
> Auch im Tierreich erfolgt der Abbau von Histamin primär über die DAO. Interessanterweise hat man bei Aasfressern wie Geiern, Löwen oder Hyänen erhöhte DAO-Konzentrationen im Dünndarm gefunden. Somit ist es diesen Tierarten möglich, ihre verdorbene und teilweise verweste Nahrung, die reich an biogenen Aminen ist, zu fressen, ohne Vergiftungserscheinungen zu zeigen.

Enzymmangel

Die grundlegende Ursache einer Histaminintoleranz liegt in einem Aktivitätsverlust des Enzyms DAO, der üblicherweise durch einen Mangel bedingt ist. Hierbei ist die Stärke bzw. Ausprägung der Intoleranz individuell unterschiedlich und abhängig von der jeweiligen Restaktivität an DAO. Es ist wichtig zu verstehen, dass es keinen konkreten DAO-Schwellenwert gibt, bei dessen Unterschreiten eine Histaminintoleranz vorliegt. Vielmehr ist eine Histaminintoleranz, unabhängig vom absoluten DAO-Wert, als Ungleichgewicht zwischen dem abbauenden Enzym DAO und der abzubauenden Substanz Histamin zu verstehen. Der DAO-Mangel ist somit relativ. Somit können Menschen trotz eines objektiv normalen DAO-Werts dennoch an einer Histaminintoleranz leiden, wenn sie gleichzeitig sehr hohe Histamin-Spiegel haben.

Die DAO ist ein Enzym, das von speziellen Zellen der Dünndarmschleimhaut permanent produziert und ins Innere des Dünndarms abgegeben wird. Hier hat es die Aufgabe, mit der Nahrung aufgenommenes Histamin abzubauen, damit dieses nicht weiter in den Körper gelangt. Diese „Entgiftungsfunktion" ist wichtig, da Histamin als Gewebshormon eine starke Wirkung auf verschiedene Funktionen des menschlichen Organismus besitzt (siehe Seite 92).

Liegt nun ein DAO-Mangel vor, funktioniert der Barrieremechanismus nicht mehr vollständig. Nahrungshistamin wird über die Darmschleimhaut ins Blut aufgenommen und in die einzelnen Organe transportiert. Hier befindet

Bei Löwen ist die DAO-Konzentration im Dünndarm erhöht. So zeigen sie nach Fressen von Aas keine Vergiftungserscheinungen.

sich im Inneren der Zellen ein zweites histaminabbauendes Enzym, HNMT. Dieses stellt, nach der ersten Histaminbarriere DAO, gewissermaßen eine Absicherungsfunktion für extern zugeführtes Histamin dar. Gelangt Histamin nun über das Blut z. B. in die Leber, kann es dort in die Zellen aufgenommen werden, um von der HNMT abgebaut zu werden. Als erstes Zwischenabbauprodukt dieses Prozesses entsteht Methylhistamin, welches grundsätzlich über weitere Schritte verstoffwechselt wird, um anschließend mit dem Urin ausgeschieden zu werden. Da Methylhistamin jedoch die Eigenart besitzt, sein eigenes Enzym, also die HNMT zu blockieren, führt ein vermehrter Histaminabbau über den „Alternativabbauweg" HNMT letzten Endes zum Stillstand auch dieses Histaminabbauwegs. Die Folge ist eine Entgleisung des Histaminstoffwechsels (siehe Abbildung Seite 100). Histamin wird damit im Körper verteilt und löst in den einzelnen Organen sämtliche unerwünschten Reaktionen aus, die Histaminintoleranz macht sich bemerkbar (siehe Seite 100).

Ob neben einem DAO-Mangel auch ein Aktivitätsverlust der HNMT Mitverursacher einer Histaminintoleranz ist, weiß man bis heute nicht. Es gibt jedoch einzelne Hinweise, die diese Annahme stützen.

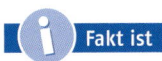

Fakt ist

Die Zeit ihrer Schwangerschaft erleben viele histaminintolerante Frauen weitgehend frei von histaminbedingten Beschwerden. Dies ist darauf zurückzuführen, dass die DAO-Konzentration im Körper von Schwangeren bis zu 1000-fach höher ist, als bei nicht schwangeren Frauen. Insbesondere in der Plazenta werden diese hohen DAO-Spiegel erreicht. Über diesen mütterlichen „Histaminfilter" wird das heranwachsende Kind vor überhöhten Histamin-Konzentrationen geschützt. Da Histamin u. a auch Kontraktionen der Gebärmutter hervorruft, üben hohe DAO-Konzentrationen im Organismus der Mutter zugleich eine Schutzfunktion vor Frühgeburten aus.

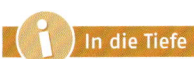

In die Tiefe

DAO ist auf Vitamin B_6 und Kupfer angewiesen
Die Diaminoxidase ist ein kupferhaltiges Enzym, das Vitamin B_6 als sogenanntes Coenzym benötigt, um Histamin abbauen zu können. Ein Mangel an Kupfer im Körper kann daher dazu führen, dass zu wenig DAO produziert wird, ein Vitamin-B_6-Defizit kann sich in einer unzureichenden DAO-Aktivität bemerkbar machen.
In der Praxis zeigen viele histaminintolerante Patienten einen Vitamin-B_6-Mangel. Es ist daher ratsam, dass Sie von Ihrem Arzt sowohl den Vitamin-B_6- als auch den Kupfer-Status im Blut untersuchen lassen und diese Substanzen bei einem Mangel entsprechend substituieren.
Auch die regelmäßige Einnahme von Vitamin C hat sich in der Praxis als sinnvoll erwiesen. Vitamin C gilt im Stoffwechsel als Histamin-Gegenspieler und unterstützt dessen Abbau.

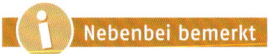
Nebenbei bemerkt

Die Histamin-Entgiftungsfunktion der DAO sowie die Wirkung von Histamin haben Wissenschaftler in einer Studie mit 30 Schweinen nachgewiesen. Alle Tiere erhielten zunächst über eine Magensonde die histaminhaltigen Lebensmittel Alkohol und Emmentaler Käse. Der Hälfte der Schweine wurde zusätzlich eine DAO-hemmende Substanz verabreicht. Alle Tiere, bei denen die DAO ausgeschaltet wurde, erlitten einen allergischen Schock, drei der 15 Schweine verstarben sogar. Die Tiere, die ausschließlich Alkohol und Käse erhalten hatten, zeigten keine Symptome. In einem weiteren Versuch wurden zusätzlich als Histamin-Gegenmittel Antihistaminika verabreicht. Die so behandelten Schweine zeigten trotz einer DAO-Blockade nur geringe Symptome.

Enzymblockade

Bestimmte Lebensmittel und Arzneimittel blockieren die Aktivität der DAO für den Histaminabbau. Grund hierfür ist, dass bestimmte Lebensmittelinhaltsstoffe und Arzneistoffe ebenfalls über die DAO abgebaut werden und eine höhere Affinität zu diesem Enzym haben als Histamin. Somit erfolgt ihre Verstoffwechselung bevorzugt, Histamin muss „sich hinten anstellen". Da bei einer Histaminintoleranz ohnehin ein DAO-Defizit vorliegt, steigt der Histaminspiegel rasch an und der Betroffene bekommt Beschwerden.

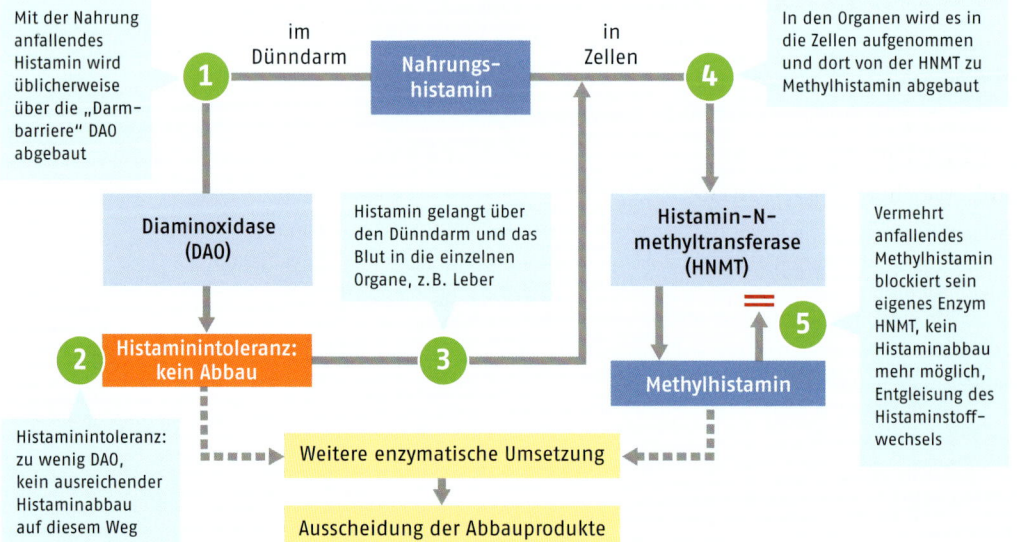

Mechanismus der Histaminintoleranz, der zur Entgleisung des Histaminstoffwechsels führt.

Typische Lebensmittel, die über diesen Enzym-Konkurrenzmechanismus zu einem Histaminanstieg führen, sind
- Alkohol,
- Kakaohaltige Lebensmittel,
- Energy-Drinks,
- Lebensmittel mit einem hohen Gehalt an anderen biogenen Aminen.

Die Unverträglichkeit von Kakao und Energy-Drinks ist auf den Gehalt der Substanz Theobromin zurückzuführen. Alkohol ist besonders kritisch, da sowohl der Alkohol selber, als auch sein Abbauprodukt Acetaldehyd die DAO hemmen. Zudem gilt Alkohol ebenso wie Nikotin und verschiedene biogene Amine als Hemmstoff des zweiten histaminabbauenden Enzyms HNMT (siehe Seite 112).

Histaminliberation – pseudoallergische Reaktion

Im einführenden Kapitel wurde bereits das Prinzip einer allergischen Reaktion erläutert. Der Histaminliberation (Histaminfreisetzung) als Auslöser einer Histaminintoleranz liegt jedoch kein allergisches Geschehen zugrunde. Dennoch entspricht das Ergebnis, also die Histaminausschüttung aus histaminspeichernden Zellen (z. B. Mastzellen) und die hieraus folgenden Symptome dem/denen einer Allergie. Man spricht von einer pseudoallergischen Reaktion.

Verschiedene Lebensmittel und Arzneistoffe bewirken hierbei unmittelbar, also ohne dass das Immunsystem aktiviert wird, dass Histamin freigesetzt wird. Welcher Mechanismus diesem Geschehen zugrunde liegt ist nach wie vor ein Rätsel.

Typische Histaminliberatoren sind z. B.
- Erdbeeren,
- Nüsse,
- Kiwis,
- Tomaten,
- Alkohol.

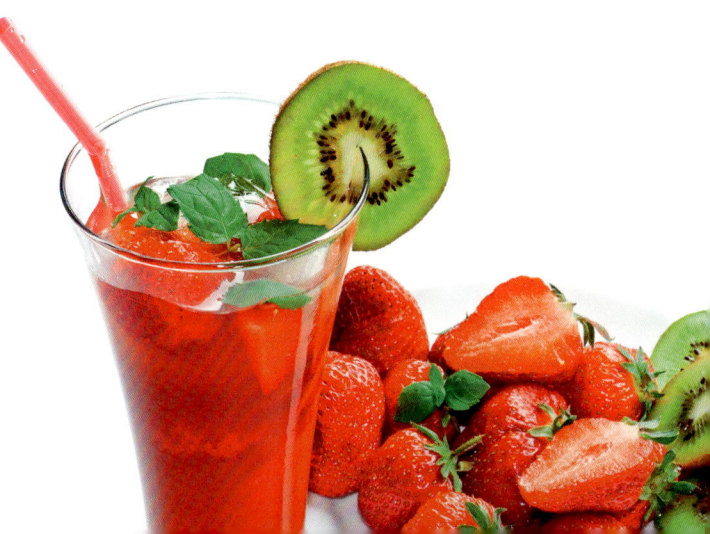

Typische Histaminfreisetzer: Erdbeeren und Kiwis.

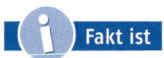 **Fakt ist**

Menschen mit einer Pollenallergie oder einer pollenassoziierten Nahrungsmittelallergie (PANA) leiden überdurchschnittlich häufig an einer Histaminintoleranz. Eine PANA ist eine häufige Kreuzallergie von Pollenallergikern, bei der diese zugleich allergisch auf bestimmte Lebensmittel wie z. B. Sellerie, Äpfel, Nüsse oder Erdbeeren reagieren. Pollenallergien treten typischerweise saisonal auf. Da es auch bei dieser allergischen Reaktion zu einer vermehrten Histaminfreisetzung kommt, können die Histaminintoleranz-Beschwerden während der Pollensaison verstärkt auftreten. Einige Betroffene leiden sogar nur während der Allergiephase unter ihrer Histaminintoleranz.

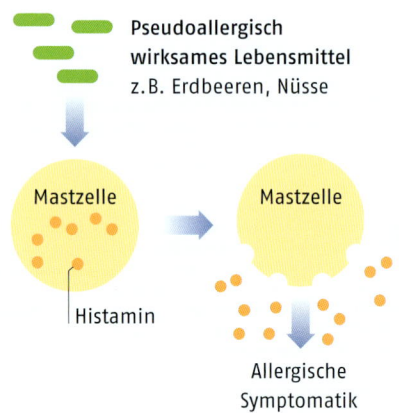

Histaminfreisetzung als Ergebnis einer pseudoallergischen Reaktion

Aber auch Arzneimittel wie z. B. Acetylsalicylsäure und bestimmte Lebensmittelzusatzstoffe (z. B. einzelne Farb- und Konservierungsstoffe sowie Geschmacksverstärker) gelten als Auslöser pseudoallergischer Reaktionen.

Welche Beschwerden können auftreten?

Im Gegensatz zu den Kohlenhydratintoleranzen macht sich eine Histaminintoleranz nicht ausschließlich über Beschwerden im Verdauungstrakt bemerkbar. Da die Wirkung von Histamin über eine Stimulation von Rezeptoren erfolgt, die über alle Organsysteme des Körpers verteilt sind, ist auch das Spektrum der Symptome wesentlich vielfältiger und uneinheitlicher.

Neben typischen allergieartigen und Magen-Darm-Beschwerden kann sich eine Histaminintoleranz z. B. auch über Schwindel, Schlafprobleme, Migräne oder Blutdruckabfall äußern. Meist klagen Betroffene über einzelne histaminbedingte Probleme, seltener zeigen sie jedoch das komplette Symptomspektrum der Histaminintoleranz. In der Praxis jedoch nimmt die Histaminintoleranz nicht nur in ihrer Symptomvielfalt eine Sonderstellung unter den Nahrungsmittelunverträglichkeiten ein.

Da eine starke Histaminfreisetzung zu einem raschen Blutdruckabfall führen kann, besteht bei einer Histaminintoleranz grundsätzlich die Gefahr eines anaphylaktischen Schocks (allergischen Schocks). Somit kann eine Histaminintoleranz lebensbedrohliche Folgen haben.

Nase, Augen

Eine laufende Nase, tränende Augen und Juckreiz sind auch als typische Allergiesymptome bekannt. Sie zählen auch bei einer Histaminintoleranz zu den häufigsten Beschwerden. Ausgelöst werden sie u. a. über eine verstärkte Drüsensekretion und eine Reizung empfindlicher Nervenfasern in der Nasenschleimhaut durch Histamin.

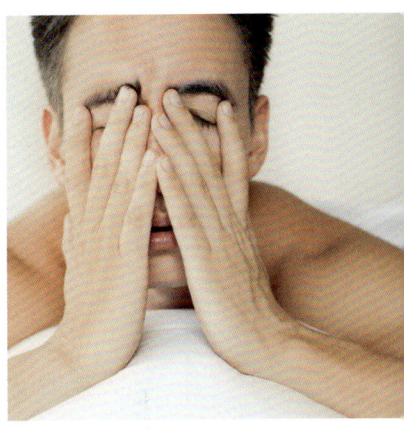

Nase, Augen
- Fließschnupfen
- verstopfte Nase
- Juckreiz, Niesreiz
- tränende Augen

Haut
- Flush (Rötung v. a. im Gesicht)
- Juckreiz

Blutgefäße
- Blutdruckabfall
- Schwindel
- allergischer Schock

Herz
- Herzrhythmusstörungen

Gehirn
- Übelkeit, Erbrechen
- Kopfschmerzen/Migräne
- Schlafprobleme

Lunge/Bronchien
- Atemnot, Asthma

Magen
- Sodbrennen, „saurer Magen"

Darm
- Schmerzen, Krämpfe
- Blähungen
- Durchfall

Geschlechtsorgane (weiblich)
- Menstruationsbeschwerden

Bei einer Histaminintoleranz kann es auch zu Schlafproblemen kommen.

Fakt ist

Die Histaminintoleranz ist die einzige Nahrungsmittelintoleranz mit potenziell sehr ernsthaften gesundheitlichen Folgen. Wie eine Allergie kann auch die Histaminintoleranz im schlimmsten Fall zu einem anaphylaktischen Schock (allergischen Schock) führen. Sie ist damit lebensbedrohlich!

Die möglichen Symptome einer Histaminintoleranz

Gehirn

Eine Stimulation von Histaminrezeptoren im Gehirn führt zu einem Zustand vermehrter Wachheit, was bei Histaminintoleranten manchmal in Form von Schlafproblemen zum Ausdruck kommt. Übelkeit ist das Resultat der Histaminwirkung auf das Brechzentrum des zentralen Nervensystems, Kopfschmerz (oftmals migräneartig) kommt u. a. über eine Erweiterung der Gefäße im Gehirn zustande.

Lunge/Bronchien

Auch an den Bronchien, also dem Röhrensystem in der Lunge, befinden sich Histaminrezeptoren, deren Stimulation zu einem Zusammenziehen der Atemwegsmuskulatur führt. Hierdurch werden die Bronchien verengt und der Betroffene bekommt Atemnot.

Magen

Gelangt Histamin an die entsprechenden Rezeptoren im Magen, führt dies zu einer vermehrten Produktion von Magensäure. Ein übersäuerter Magen und Sodbrennen können die Folge sein.

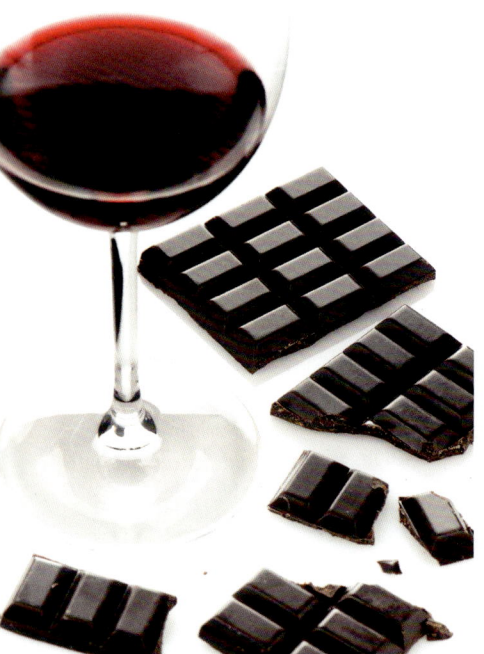

Rotwein und Schokolade gelten als typische Migräneauslöser.

> **In die Tiefe**
>
> **Histaminfreie Ernährung bei Kopfschmerzen kann sinnvoll sein**
>
> In einer wissenschaftlichen Studie wurden 35 Kopfschmerzpatienten auf eine vierwöchige histaminfreie Diät gesetzt. Am Ende der Beobachtungszeit waren 22 Patienten vollkommen frei von ihren Beschwerden, 8 gaben an, die Häufigkeit Ihrer Kopfschmerzen habe sich um mindestens 50 % gebessert. Nur 5 Probanden konnten nicht von der Diät profitieren. Bei dieser Studie handelt es sich um eine einzelne Untersuchung, von der man sicherlich keine generellen Empfehlungen ableiten darf. Dennoch ist die Migräne-auslösende Wirkung von Histamin hinlänglich bekannt.
>
> Auch wenn eine histaminreduzierte Diät als therapeutische Option von ärztlich-neurologischen Fachgesellschaften offiziell abgelehnt wird, zeigt die Praxis, dass sie dennoch ein interessanter Therapieversuch für Kopfschmerz-/Migränepatienten sein kann.

Darm

Eine Stimulation der Histaminrezeptoren im Darm führt zur Kontraktion der glatten Muskulatur des Darms. Der Histaminintolerante nimmt dies in Form von krampfartigen Schmerzen und Durchfall wahr.

Weibliche Geschlechtsorgane

Da sich auch in der Muskulatur der Gebärmutter Histaminrezeptoren befinden, neigt auch diese unter Histamineinfluss zu krampfartigen, schmerzhaften Kontraktionen, die den Betroffenen als Unterleibsschmerzen bekannt

Auch in der Gebärmuttermuskulatur befinden sich Histaminrezeptoren, die unter Histamineinfluss zu Unterleibsschmerzen führen.

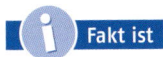 **Fakt ist**

Die Lebensmittel Rotwein, gereifter Käse, und Schokolade sind wohl jedem Migräne-Patienten als fatale Trias bekannt. Da sie als typische Migräneauslöser gelten, werden sie von Betroffenen üblicherweise komplett gemieden. Alle drei Lebensmittel sind Histaminbomben. Dieses Beispiel veranschaulicht deutlich den ursächlichen Zusammenhang zwischen Histamin und Migräne. Den wenigsten Migränikern ist diese Kausalität jedoch bekannt.

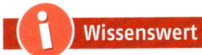 **Wissenswert**

„Alternative" Behandlung von Menstruationsbeschwerden

Viele Frauen leiden regelmäßig unter Menstruationsbeschwerden, die sich meist in Form von Unterbauchschmerzen bemerkbar machen. Üblicherweise werden gegen diese Beschwerden Schmerzmittel wie Ibuprofen oder Naproxen eingenommen. Da Histamin als Mitverursacher dieser Probleme gilt, kann auch die Einnahme von Antihistaminika wie Cetirizin oder Loratadin während der Beschwerdephase sinnvoll sein. Auch wenn keine fundierten Studien zu einer solchen Therapie existieren, ist zumindest ein entsprechender Therapieversuch sinnvoll. Antihistaminika sind grundsätzlich ausgesprochen gut verträglich.

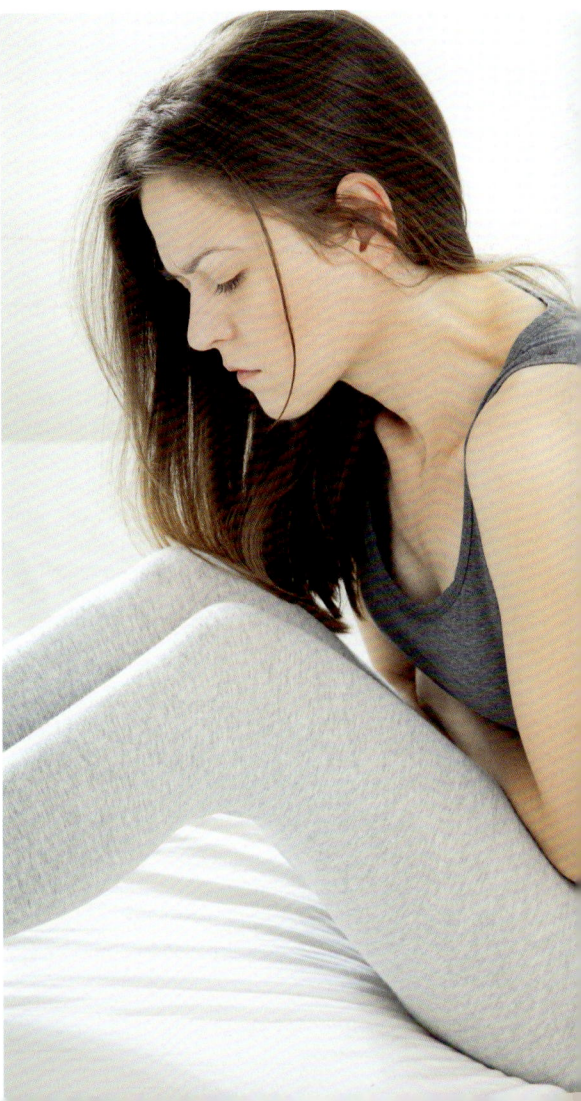

sind. Zusätzlich hormonell forciert, treten diese Schmerzen als typische Menstruationsbeschwerden auf.

Herz-Kreislaufsystem

Sowohl direkt am Herzen als auch an den Blutgefäßen befinden sich Histaminrezeptoren. Während eine Stimulation der Herzrezeptoren zu Arrhythmien führt, zeigt sich die Histaminwirkung am Gefäßsystem durch eine Weitstellung der Gefäße. Dies führt zum Blutdruckabfall, zu Schwindel und äußerstenfalls zum anaphylaktischen Schock.

Haut

Der Flush, also eine Rötung des Gesichts, ist eines der häufigsten Anzeichen bei Histaminintoleranz. Er kommt durch eine Weitstellung der kleinen Gefäße unter der Haut zustande. Juckreiz der Haut und Nesselsucht, also das Auftreten von Beschwerden wie nach Brennnesselkontakt sind u. a. das Ergebnis einer histaminbedingten Reizung empfindlicher Nervenendigungen in der Haut.

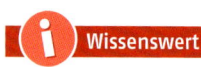

Wissenswert

Histamin als Auslöser der Reisekrankheit?
Es wird diskutiert, ob Histamin auch Auslöser der Reiseübelkeit (Kinetose, Seekrankheit) ist. Hierbei treten Beschwerden wie Schwindel, Übelkeit und Erbrechen unter Bewegung auf. Als Ursache wird eine fehlerhafte Verarbeitung im Gehirn angenommen, wo die Informationen von Augen, Gleichgewichtssinn sowie Nerven und Rezeptoren der Muskulatur zusammenlaufen. Da auch blinde Menschen an einer Kinetose erkranken können, scheint der Sehsinn zumindest nicht zwingend an allen Fällen der Reisekrankheit beteiligt zu sein. Auch Fische können übrigens seekrank werden.
Sollten auch Sie von diesem unangenehmen Phänomen betroffen sein, können Sie versuchen vor und während Ihrer nächsten Reise regelmäßig hochdosiert Vitamin C einzunehmen (zweimal täglich 2 000 mg). Dies hilft beim Histamin-Abbau.
Insbesondere für Segler oder Schiffsreisende, die stärker von der Reisekrankheit heimgesucht werden, hat sich die Einnahme des Calciumantagonisten Cinnarizin als sehr hilfreich erwiesen (1 × 75 mg/Tag). Da dieses Arzneimittel in Deutschland als Monopräparat nicht mehr erhältlich ist, sollten Sie Ihren Arzt bitten, Ihnen ein Privatrezept über Cinnarizin, 75 mg Tabletten oder Kapseln auszustellen. Ihre Apotheke kann Ihnen das Medikament schnell aus dem benachbarten Ausland besorgen.

Wie kann man eine Histaminintoleranz feststellen?

Die sehr hohe Dunkelziffer histaminintoleranter Menschen ist neben dem geringen Bekanntheitsgrad der Erkrankung sicherlich auch auf die beschränkten diagnostischen Möglichkeiten zurückzuführen. Leider gibt es bis heute kein einfaches technisches Verfahren, wie z. B. den Wasserstoffatemtest (siehe Seite 44) oder die Bestimmung eines Laborparameters, der ein objektives und eindeutiges Erkennen der Histaminintoleranz ermöglicht.

Anamnese

Unter Anamnese versteht der Mediziner eine eingehende Befragung des Patienten zu seiner gesundheitlichen Vorgeschichte. Für die Erkennung einer Histaminintoleranz ist eine gründliche Anamnese unverzichtbar, da Ihr Arzt durch die Schilderungen Ihrer Beschwerden, des Ernährungsverhaltens, sonstiger Erkrankungen usw. erst auf die richtige Spur gebracht wird. Eine der wichtigsten Fragen Ihres Arztes im Hinblick auf die Histaminintoleranz wird sein: „Vertragen Sie Rotwein?" bzw. „Wie reagieren Sie auf Rotwein?"

„Vertragen Sie Rotwein?" Eine der wichtigsten Fragen im Hinblick auf eine Histaminintoleranz!

Da es keine eindeutigen objektiven Diagnosetechniken für die Histaminintoleranz gibt, stützt er eine mögliche spätere Histaminintoleranz-Diagnose v. a. auf Ihre Angaben. Haben Sie keine Scheu; erzählen Sie Ihrem Arzt hier möglichst viel, damit er sich ein umfassendes Bild machen kann.

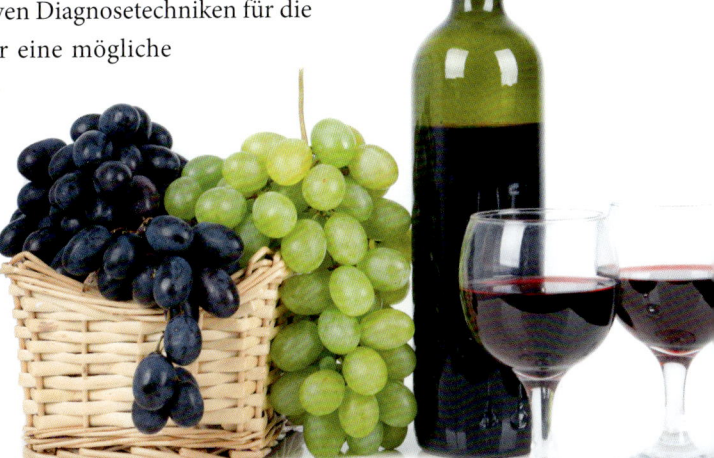

Auch vermeintliche Nebensächlichkeiten können wichtig sein. Er wird die für ihn wichtigen Informationen herausfiltern.

Eliminationsdiät mit anschließendem Provokationstest

Bei diesem Verfahren verzichten Sie zunächst vollständig auf histaminhaltige, -freisetzende oder DAO-blockierende Lebensmittel (möglichst auch Arzneimittel), um anschließend im Gegenversuch zu beobachten, ob histaminbelastete Lebensmittel bei Ihnen Beschwerden verursachen. Kurzum, Sie verfahren nach dem Prinzip trial and error.

Da es bisher an validen objektiven Diagnoseverfahren fehlt, gilt die Elimination mit anschließender Provokation als wichtigste und zuverlässigste Methode zur Diagnose der Histaminintoleranz. Sie ist das Standardverfahren.

Während der Eliminationsphase sollten Sie sich für zwei bis vier Wochen frei von Histamin und anderen biogenen Aminen ernähren (siehe Seite 112). Klingen Ihre Beschwerden während dieser Ernährungsumstellung ab, ist dies ein erster deutlicher Hinweis darauf, dass Sie an einer Histaminintoleranz leiden. Das Führen eines Ernährungstagebuchs kann Ihnen in dieser Phase helfen, Nahrungsmittel und Symptome einander zuzuordnen. In diesem Tagebuch dokumentieren Sie, Art, Menge und Zeitpunkt Ihrer verzehrten Lebensmittel sowie Zeitpunkt, Art und Intensität eventuell auftretender Beschwerden.

Sind Ihre Beschwerden nach Einhalten der Karenz verschwunden, beginnen Sie mit dem Provokationstest. Hierbei verzehren Sie kontrolliert kleine Men-

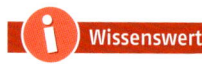

Zu welchem Arzt?
Mit dem Krankheitsbild der Histaminintoleranz sind erfahrungsgemäß nur wenige Ärzte vertraut. Sollten Sie den Verdacht einer Histaminintoleranz haben und möchten diesen durch einen Arzt absichern lassen, informieren Sie sich möglichst vorab, welcher Arzt über einschlägige Erfahrung verfügt (z. B. über das Internet). Aus fachlicher Sicht stehen Fachärzte für Allergologie dem Thema Histaminintoleranz grundsätzlich am nächsten.

Beim Provokationstest wird kontrolliert eine kleine Menge histaminreicher Lebensmittel, z. B. Tomate, verzehrt.

Wie kann man eine Histaminintoleranz feststellen? 107

gen histaminreicher Lebensmittel wie Tomaten, Rotwein oder Emmentaler Käse (Vorsicht: Aufgrund der Anaphylaxiegefahr muss der Provokationstest sehr vorsichtig und kontrolliert durchgeführt werden!). Auch während der Provokation ist eine exakte Dokumentation analog zur Eliminationsphase wichtig. Achten Sie bitte darauf, täglich nicht mehr als ein kritisches Lebensmittel zu sich zu nehmen. Treten während der Provokationsphase wieder typische Beschwerden auf, ist dies ein zweiter starker Hinweis auf eine Histaminintoleranz. Eine gesicherte Diagnose kann bei Verschwinden der Symptome während der Eliminationsphase und Auftreten von mindestens zwei typischen Symptomen im Rahmen der Provokation gestellt werden.

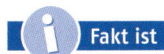

Fakt ist

Die einzige zuverlässige Methode zum Nachweis einer Histaminintoleranz ist die Eliminationsdiät mit anschließendem Provokationstest. Diese findet auf der Grundlage einer ausführlichen Anamnese statt. Alle anderen üblichen diagnostischen Verfahren dienen ausschließlich der Absicherung einer Histaminintoleranz-Diagnose.

Bestimmung der DAO im Blut

Die Bestimmung der DAO-Konzentration im Blut ist ein in der Praxis häufig angewendetes Diagnoseverfahren, das jedoch leider nur eine beschränkte Aussagekraft besitzt und nur als Methode zur Absicherung einer Histaminintoleranz-Diagnose verstanden werden darf. Die Kosten dieser Untersuchung werden üblicherweise nicht von den gesetzlichen Krankenkassen übernommen.

Auch wenn es vom ersten Gedanken her nahe liegen mag, dass die Bestimmung des DAO-Spiegels im Blut eindeutige Rückschlüsse auf das Vorliegen einer Histaminintoleranz zulässt, gibt es einige fachliche Argumente, die den Aussagewert dieser diagnostischen Methode deutlich einschränken:

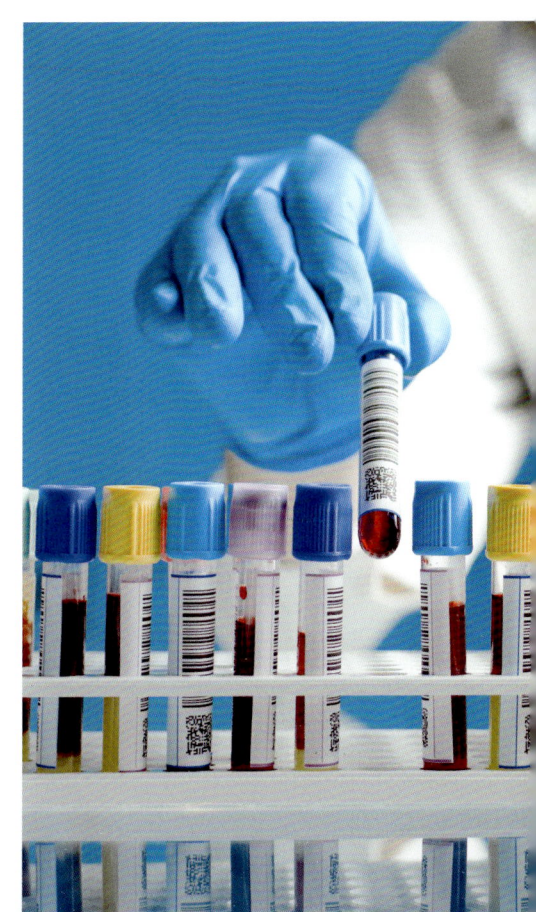

Die DAO-Bestimmung im Blut besitzt nur beschränkte Aussagekraft, kann jedoch als Methode zur Absicherung der Diagnose bei Histaminintoleranz verstanden werden.

- Bei einer Histaminintoleranz ist nicht der absolute DAO-Wert (der mit dieser Methode bestimmt wird) entscheidend, sondern der relative, also das Verhältnis von DAO zu Histamin. Man müsste also zusätzlich die Histaminkonzentration bestimmen, um die beiden Parameter ins Verhältnis zu setzen. Diese Bestimmung ist jedoch sehr aufwändig und störanfällig und wird daher in der Praxis kaum durchgeführt. Selbst im Stadium der Anaphylaxie (schwerste Form der allergischen Reaktion) ist der DAO-Spiegel stark erhöht. Diese DAO-Menge reicht dennoch nicht aus, um die Mengen an ausgeschüttetem Histamin abzubauen.
- Es ist nicht bekannt, ob bzw. wie die DAO-Konzentration im Blut mit der DAO-Konzentration im Dünndarm im Zusammenhang steht. Letztere ist bei einer Histaminintoleranz jedoch entscheidend.
- Der DAO-Spiegel im Blut unterliegt z. T. deutlichen Schwankungen, die durch die Art der Ernährung oder Arzneimitteleinnahme im Vorfeld der Probenentnahme bedingt sind.
- Es ist noch nicht abschließend geklärt, welche Rolle die HNMT im Krankheitsgeschehen der Histaminintoleranz spielt. Diese wird bei der DAO-Bestimmung vollkommen außen vor gelassen.

Aufgrund dieser Einschränkungen kann die DAO-Bestimmung im Blut zu falsch-negativen Ergebnissen führen. Das bedeutet, dass Ihr Arzt bei Ihnen aufgrund der Ergebnisse der Blut-DAO-Bestimmung („normale" DAO-Werte) eine Histaminintoleranz evtl. ausschließt, obwohl Sie tatsächlich an einer solchen leiden.

Vollkommen sinnlos ist dieses Diagnoseverfahren jedoch nicht. Stellt man bei Ihnen deutlich erniedrigte DAO-Konzentrationen im Blut fest, können Sie dies als starken Hinweis auf eine Histaminintoleranz verstehen.

Bestimmung des Methylhistamins

Auch die Ergebnisse dieses Diagnoseverfahrens erlauben keine absolute Aussage zum Vorliegen einer Histaminintoleranz. Die Methylhistaminbestimmung ist somit auch nur zur Diagnoseabsicherung geeignet.

Bei dieser Methode wird die Konzentration des Abbauprodukts Methylhistamin im Urin, den Sie zuvor über einen Zeitraum von 24 Stunden sammeln, bestimmt. Ist der entsprechende Wert erhöht, lässt dies Rückschlüsse auf eine verminderte DAO-Aktivität und einen verstärkten HNMT-Abbau zu.

Die eingeschränkte Aussagekraft dieses Verfahrens ist auf seine mangelhafte Spezifität (ein positives Ergebnis kann auch auf andere Erkrankungen hinweisen) und seine Störanfälligkeit zurückzuführen. Dennoch hat es, mangels besserer Alternativen, bis dato seinen festen Platz in der Histaminintoleranz-Diagnostik, zumindest um eine (Verdachts-)Diagnose abzusichern.

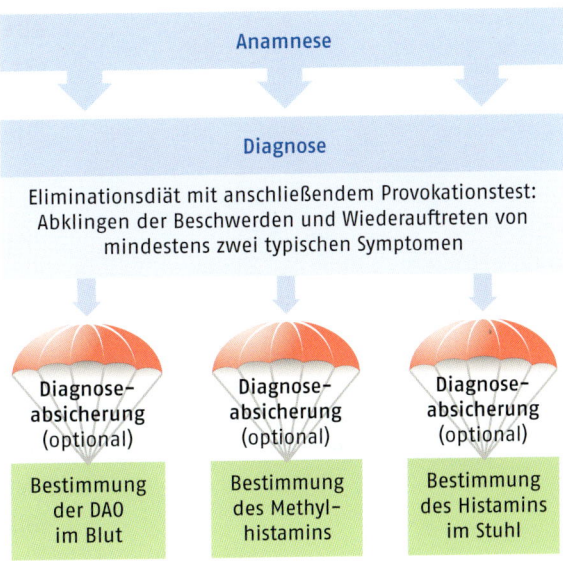

Diagnostische Verfahren zum Nachweis einer Histaminintoleranz

Bestimmung des Histamins im Stuhl

Auch dieses Diagnoseverfahren besitzt, für sich alleine gesehen, nur einen geringen diagnostischen Wert. Daher ist die Interpretation der erhaltenen Werte nur in Kombination mit den Ergebnissen von Eliminationsdiät und Provokationstest sinnvoll.

Die Schwäche dieses relativ neuen Verfahrens liegt v. a. in seiner Ungenauigkeit. Die nachgewiesenen Histaminwerte sind sehr von äußeren Faktoren wie z. B. dem Histamingehalt der Nahrung abhängig. Zudem besitzt die Methode eine geringe Spezifität. So kann sich z. B. auch bei Nahrungsmittelallergien oder der Anwesenheit histaminproduzierender Bakterien ein positives Ergebnis zeigen.

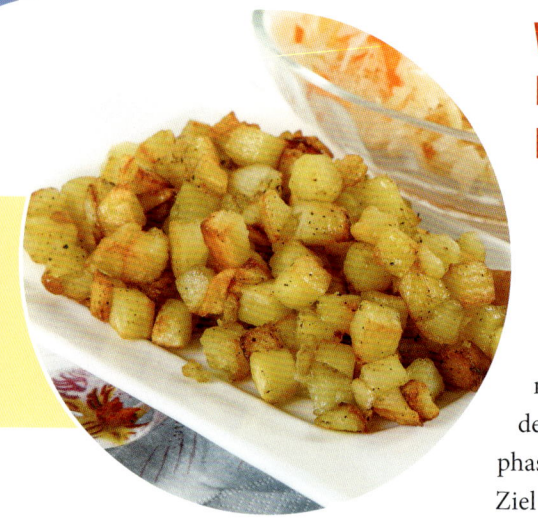

Wie kann man eine Histaminintoleranz behandeln?

Histaminreduzierte Diät

Auch bei der Histaminintoleranz gilt die Ernährungstherapie als wichtigste therapeutische Maßnahme. Analog zur Fruktosemalabsorption gliedert sich die Diät in drei Phasen: Karenzphase, Testphase und Langzeiternährung.

Ziel der bis zu drei Wochen dauernden Karenzphase ist es, Sie vollkommen von Ihren histaminbedingten Beschwerden zu befreien. Ihr Ernährungsverhalten entspricht in dieser Zeit dem in der Eliminationsphase (siehe Seite 106). Um den Magen-Darm-Trakt weitest möglich zu entlasten, ist es ratsam, in der Karenzphase auch blähende und ballaststoffhaltige Lebensmittel (z. B. Hülsenfrüchte und Vollkornprodukte) zu meiden.

Sobald Sie beschwerdefrei sind, können Sie mit der Testphase beginnen. Hier ermitteln Sie Ihre individuelle Toleranzschwelle für biogene Amine, d. h., Sie lernen einzuschätzen welche Mengen von welchen Lebensmitteln Sie in der Regel beschwerdefrei vertragen und wo Ihre persönliche Grenze liegt. Lassen Sie sich für diese Versuchsphase Zeit, sechs bis acht Wochen Dauer sind die Regel. Nehmen Sie zu Beginn jeweils nur ein kritisches Lebensmittel täglich zu sich. Achten Sie hierbei darauf, nur mäßig histaminhaltige Lebensmittel in kleinen Mengen zu verzehren, ehe Sie den Histamingehalt der Speisen kontrolliert und sukzessive steigern.

In der Praxis hat es sich als sinnvoll und hilfreich erwiesen, das Ernährungsverhalten und eventuell auftretende Beschwerden möglichst exakt zu dokumentieren. Dies kann über ein Ernährungs- und Symptomtagebuch (siehe Seite 106) oder auch übersichtlich in Form eines Beschwerdebarometers

Beispiel für ein Beschwerdebarometer

	Beschwerde-frei	Leichte Beschwerden	Mäßige Beschwerden	Starke Beschwerden	Sehr starke Beschwerden	Extreme Beschwerden
Früher Morgen	Müsli + Milch					
Morgen		1 Schokokeks				
Mittag				Spaghetti mit Tomatensoße, Schokopudding		
Nachmittag	1 grüne Banane		2 Tomaten			Thunfisch-pizza + 1 Glas Rotwein
Abend					300 ml Bier, Tomaten-Sandwich	
Später Abend		1 gelbe Banane		Kakao		

erfolgen. Hierbei füllen Sie die einzelnen Felder tagesunabhängig nach und nach aus, um einen Überblick über Verträglichkeit und Unverträglichkeit einzelner Lebensmittel zu bekommen (siehe Tabelle oben).

Für Frauen ist es wichtig, die Phase vor und während ihrer Menstruation gesondert zu vermerken, da zyklusbedingte Beschwerden die Aussagekraft ihrer Ernährungs- und Symptomdokumentation verfälschen können.

Haben Sie Ihre individuelle Schwelle für die Verträglichkeit histaminhaltiger Lebensmittel (sowie anderer biogener Amine) gefunden, gehen Sie in die Phase der Langzeiternährung über. Hier setzen Sie das bisher Gelernte bzw. Erfahrene in die tägliche Praxis um und integrieren damit Ihre Histaminintoleranz in Ihr Alltagsleben. Im Sinne einer gesunden und vollwertigen Ernährung sollten Sie nun auch wieder möglichst viel Obst, Gemüse und Vollkornprodukte auf Ihren Speiseplan setzen.

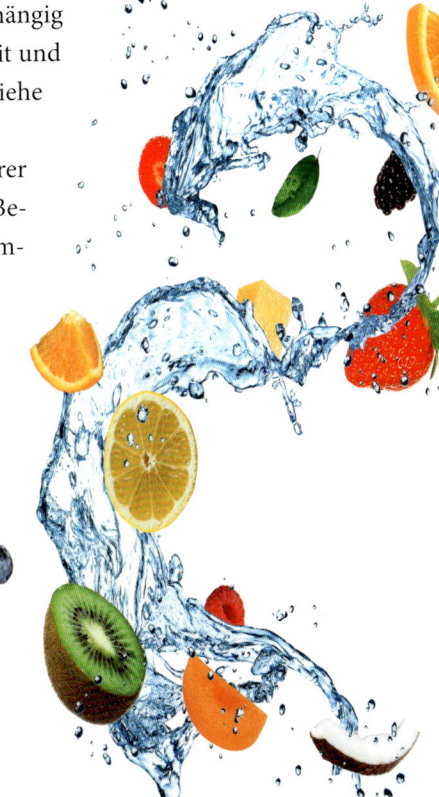

Welche Lebensmittel sind kritisch?

Für Menschen mit einer Histaminintoleranz sind grundsätzlich alle Lebensmittel als kritisch einzuschätzen, die

- Histamin oder andere biogene Amine enthalten,
- histaminabbauende Enzyme blockieren oder
- Histamin im Körper freisetzen.

Leider ist es bei einer Histaminintoleranz nicht so einfach wie z. B. bei einer Laktoseintoleranz, Lebensmittel intuitiv als kritisch einzuschätzen, da Sie bei keinem Lebensmittel eine der genannten Eigenarten merken sehen oder schmecken können.

Dennoch gibt es einige Regeln, die Ihnen helfen können einzuschätzen, ob eine Speise für Sie tabu sein sollte oder Ihnen eventuell ein unbeschwerter Genuss bevorsteht.

1. Verzehren Sie Lebensmittel immer frisch, lassen Sie auch zubereitete Speisen nicht stehen, um den Rest z. B. am nächsten Tag zu essen (Vorsicht: Aber nicht alle frischen Lebensmittel sind automatisch unproblematisch! (siehe Seite 117).
2. Je länger ein Lebensmittel gereift ist, desto kritischer ist es.
3. Fertiggerichte sind grundsätzlich kritisch, insbesondere wenn Sie Geschmacksverstärker wie Glutamat oder Hefeextrakt, Konservierungsmittel oder Farbstoffe enthalten.

Histamin und andere biogene Amine entstehen bei der Lagerung, Reifung und dem Verderb von Lebensmitteln. Während dieser Prozesse bauen bestimmte Bakterien (Decarboxylase-positive Bakterien) lebensmitteleigene Aminosäuren zu biogenen Aminen um. So entsteht z. B. aus der Aminosäure Histidin unter bakteriellem Einfluss Histamin.

Fertiggerichte sollten bei Histaminintoleranz besser gemieden werden.

Der Gehalt an biogenen Aminen weist damit auf den Frischegrad eines Lebensmittels hin. Er dient bei vielen Lebensmitteln als Qualitätskriterium. Für Lebensmittel die z. B. zur Aromabildung bewusst einem Reifungsprozess unterzogen wurden (z. B. gereifte Käsesorten) gilt dies natürlich nicht.

In den Tabellen der Lebensmittelgruppen sind jeweils die Durchschnittsgehalte für die biogenen Amine Histamin und Tyramin angegeben. Selbstverständlich sind in den meisten Lebensmitteln auch andere biogene Amine wie z. B. Cadaverin oder Putrescin enthalten, meist jedoch in geringeren Mengen.

Neben dem Gehalt an biogenen Aminen ist die Verträglichkeit eines Lebensmittels zudem von der enzymhemmenden sowie der histaminliberierenden Wirkung abhängig. Diese Eigenschaften sind in der tabellarischen Aufstellung über die Verträglichkeits-Farbcodierung (rot/gelb/grün) berücksichtigt.

Fleisch- und Wurstwaren

Schlachtfrisches Fleisch ist grundsätzlich unkritisch, da es nur sehr geringe Mengen an biogenen Aminen enthält. Anders sieht es hingegen bei Innereien wie z. B. Leber aus. Diese haben hohe Histamin- und Tyramingehalte und sind daher für Histaminintolerante meist unverträglich. Auch durch Prozesse der Weitererarbeitung von Fleisch wie z. B. Räuchern oder Lufttrocknung kann der Gehalt an biogenen Aminen stark zunehmen.

Besonders belastet sind Rohwurstprodukte wie Salami, da diesen zu Beginn des Herstellungsprozesses histaminproduzierende Bakterien zugesetzt werden.

Lebensmittel	Histamin (mg/100 g)	Tyramin (mg/100 g)	Bewertung
Fleisch, frisch			
Hackfleisch	0,8	3,9	🟢
Rind	0,05	2,4	🟢
Schwein	2,2	1,5	🟢
Rinderleber	6,5	27,4	🔴
Ente	k. A.	0,3	🟢
Huhn	0,1	0,4	🟢
Pute	0,1	k. A.	🟢

Lebensmittel	Histamin (mg/100 g)	Tyramin (mg/100 g)	Bewertung
Wurst			
Bratwurst	0,6	2,9	🟢
Bündner Fleisch	0,7	13,7	🔴
Cervelatwurst	7,5	20,9	🔴
Landjäger	0	22,4	🔴
Leberwurst	0,4	5,2	🟡
Mettwurst	8,2	13,5	🔴
Salami	22,5	22,6	🔴
Schinken, geräuchert, luftgetrocknet	8,0	30,5	🔴
Teewurst	3,0	12,7	🔴

🟢 Bereitet Ihnen üblicherweise keine Probleme
🟡 Sollten Sie mit vorsicht genießen, in der Karenzphase meiden
🔴 Bei einer Histaminintoleranz ungeeignet
k. A. – keine Daten verfügbar, in der Regel aber keine relevanten Gehalte

Fisch und Meeresfrüchte

Fisch und Meeresfrüchte sind bei Histaminintoleranz nur in absolut fangfrischem Zustand empfehlenswert.

Genauso wie Fleisch sind auch Fische und Meeresfrüchte in fangfrischem Zustand unbedenklich. Dies ändert sich jedoch nach dem Fang sehr schnell, so dass diese Lebensmittel im Allgemeinen als Histaminbomben verstanden werden müssen. Besonders kritisch sind dunkelfleischige Fischsorten wie Thunfisch und Makrele. Sind sie nicht absolut frisch, zählen sie zu den Lebensmitteln mit den höchsten Histamingehalten. Ein typisches Fischprodukt, das von vielen histaminintoleranten Menschen vertragen wird, sind Fischstäbchen. Diese Verträglichkeit ist auf ein sofortiges Tieffrieren des Fischs zurückzuführen. Dies geschieht bereits an Bord des Fangschiffs, unmittelbar nach dem Filetieren. Da es nicht immer einfach ist, die Frische von Fisch zuverlässig zu beurteilen, sollten Sie grundsätzlich auch bei frischem Fisch sehr vorsichtig sein.

Lebensmittel	Histamin (mg/100 g)	Tyramin (mg/100 g)	Bewertung
Fisch			
Fischstäbchen	0	0	🟢
Forelle	33,3	k. A.	🔴
Hering	35	382	🔴
Hering in Tomatensoße	175	303	🔴
Heringssalat	96	9	🔴
Kabeljau, frisch*	3,8	0	🟢
Lachs, frisch*	0	13	🟡
Makrele, geräuchert	32,8	2,5	🔴
Rollmops	4,4	59,8	🔴
Sardinen	74,2	59,8	🔴
Sardellen, Dose	10,5	3,12	🔴
Scholle, frisch*	0	0,1	🟢
Thunfisch, Dose	32	4,9	🔴

* Da der Frischegrad schwer abschätzbar ist, sollten Sie auch mit diesen Fischen sehr vorsichtig sein

🟢 Bereitet Ihnen üblicherweise keine Probleme

🟡 Sollten Sie mit vorsicht genießen, in der Karenzphase meiden

🔴 Bei einer Histaminintoleranz ungeeignet

k. A. – keine Daten verfügbar, in der Regel aber keine relevanten Gehalte

Milchprodukte

Auch für Milchprodukte gilt: „Je länger gereift, desto belasteter". Enthalten frische Milch, Quark und Frischkäse nur sehr geringe Mengen an Histamin und anderen biogenen Aminen, gelten alte, gereifte Käsesorten als „Klassiker" der unverträglichen Lebensmittel bei Histaminintoleranz. Auch Rohmilchkäse wie z. B. Emmentaler oder Roquefort, die aus nicht pasteurisierter und damit bakterienhaltiger Milch hergestellt werden, erreichen sehr hohe Konzentrationen an Histamin, Tyramin und anderen biogenen Aminen.

Histaminintoleranz

Lebensmittel	Histamin (mg/100 g)	Tyramin (mg/100 g)	Bewertung
Milchprodukte			
Appenzeller Käse	17,0	17,0	🔴
Camembert	0,3	3,7	🟡
Emmentaler	125,8	167,8	🔴
Gorgonzola	8,9	50,0	🔴
Gruyère	12,5	29,0	🔴
Joghurt	0	0,1	🟢
Kuhmilch	0	k. A.	🟢
Parmesan	29	14,5	🔴
Roquefort	115	53,5	🔴
Sahne	0	0,2	🟢
Harzer	39	k. A.	🔴
Speisequark	0	0,2	🟢
Tilsiter	28	3,2	🔴

🟢 Bereitet Ihnen üblicherweise keine Probleme
🟡 Sollten Sie mit vorsicht genießen, in der Karenzphase meiden
🔴 Bei einer Histaminintoleranz ungeeignet
k. A. – keine Daten verfügbar, in der Regel aber keine relevanten Gehalte

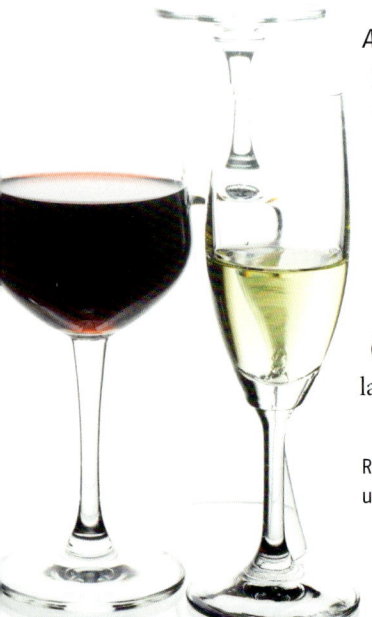

Alkoholische Getränke

Das Paradebeispiel für unverträgliche Lebensmittel bei Histaminintoleranz ist Rotwein. Es gibt keinen Menschen mit Histaminintoleranz, der ein Glas Rotwein beschwerdefrei genießen kann. Dies ist auf den Kelterprozess zurückzuführen, bei dem große Histaminmengen gebildet werden. Vergleichbares gilt für Champagner.

Neben dem Gehalt an biogenen Aminen sind alkoholische Getränke zusätzlich aufgrund eines enzymhemmenden Mechanismus (DAO und HNMT) sowie histaminliberierender Eigenschaften belastend für den Organismus histaminintoleranter Menschen.

Rotwein wird von Histaminintoleranten definitiv nicht vertragen, ähnlich ungeeignet ist Champagner.

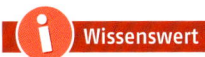 **Wissenswert**

Histaminarme Weine
Wenn Sie Weinliebhaber sind, empfehlen sich trockene Weißweine aufgrund ihres niedrigen Histamingehalts grundsätzlich am ehesten für Sie.
Mittlerweile ist es Winzern sogar gelungen, annähernd histaminfreie Weiß-, Rose- und Rotweine herzustellen.
Wenn Sie unter dem Stichwort „histaminfreie Weine" im Internet suchen, werden Sie einige Anbieter aus Deutschland und Österreich finden.

Zu den am besten verträglichen alkoholischen Getränken zählen klare Schnäpse. Bei Bier sollten Sie eher auf untergärige Biersorten wie z. B. Pils, Export oder Lager setzen. Diese sind aufgrund niedrigerer Brautemperaturen weniger histaminbelastet als die obergärigen Sorten wie z. B. Kölsch, Alt oder Weizenbier.

Lebensmittel	Histamin (mg/100 g)	Tyramin (mg/100 g)	Bewertung
Alkoholika			
Rotwein	0,8	1,0	🔴
Champagner	k. A.	k. A.	🔴
Weißwein	0,2	k. A.	🟡
Sekt	0,7	k. A.	🟡
Pils	0	0,1	🟡
Weizenbier	0,5	k. A.	🔴

🟡 Sollten Sie mit Vorsicht genießen, in der Karenzphase meiden
🔴 Bei einer Histaminintoleranz ungeeignet
k. A. – keine Daten verfügbar, in der Regel aber keine relevanten Gehalte

Obst und Gemüse
Leider ist „frisch" für Menschen mit Histaminintoleranz nicht immer gleichbedeutend mit verträglich. So gibt es einige Gemüse- und Obstarten, die ausgesprochen häufig für Probleme sorgen. So sind Tomaten und Spinat die beiden typischen Gemüse, die aufgrund ihres Histamin- und Tyramingehalts, aber auch wegen

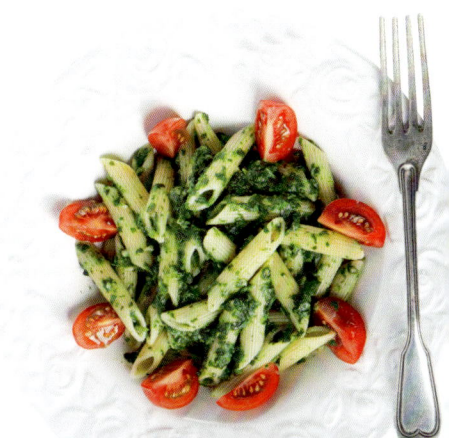

ihrer histaminliberierenden Eigenschaften bei Histaminintoleranz auf der „schwarzen Liste" stehen. Auch Sauerkraut ist als Gemüseerzeugnis, das durch Milchsäurebakterien vergoren wurde, eine Histaminbombe.

Unter den Obstarten setzen besonders Ananas, Kiwi und Erdbeeren Histamin im Körper frei. Zitrusfrüchte, Papaya und Bananen enthalten zwar nur wenig Histamin, dafür aber relevante Mengen anderer biogener Amine wie z. B. Serotonin.

Lebensmittel	Histamin (mg/100 g)	Tyramin (mg/100 g)	Bewertung
Gemüse			
Auberginen	k. A.	0,3	🟡
Bohnen	k. A.	12,5	🟡
Champignons	k. A.	72,2	🔴
Karotten	k. A.	11,9	🟢
Paprika	k. A.	26,6	🟢
Kartoffeln	k. A.	42	🟢
Sauerkraut	10,0	14,5	🔴
Spinat	1,9	28,6	🔴
Tomaten	1,6	14,0	🔴
Obst			
Ananas	k. A.	4,0	🔴
Äpfel	0,1	2,3	🟢
Bananen	0,1	0,2	🔴
Erdbeeren	k. A.	2,5	🔴
Himbeeren	k. A.	5,3	🔴
Kirschen	k. A.	0	🟢
Orangen	k. A.	0,5	🔴
Wassermelonen	0,1	46	🟢
Zitronen	k. A.	1,3	🔴
🟢 Bereitet Ihnen üblicherweise keine Probleme			
🟡 Sollten Sie mit vorsicht genießen, in der Karenzphase meiden			
🔴 Bei einer Histaminintoleranz ungeeignet			
k. A. – keine Daten verfügbar, in der Regel aber keine relevanten Gehalte			

Sonstige Lebensmittel

Nüsse wirken, ähnlich wie Erdbeeren, die aus botanischer Sicht ebenfalls Nussfrüchte sind, als Histaminliberatoren und sollten daher nur mit Vorsicht genossen werden.

Die schlechte Verträglichkeit von Kakao ist in einem DAO-blockierenden Mechanismus begründet, während Schokolade zusätzlich noch deutliche Mengen der biogenen Amine Serotonin und Phenylethylamin enthält. Zudem wirkt sich der Schokoladengenuss über einen histaminliberierenden Effekt negativ aus. Für Schokolade gilt: Je dunkler (d. h. je höher der Kakaoanteil), desto schlechter verträglich.

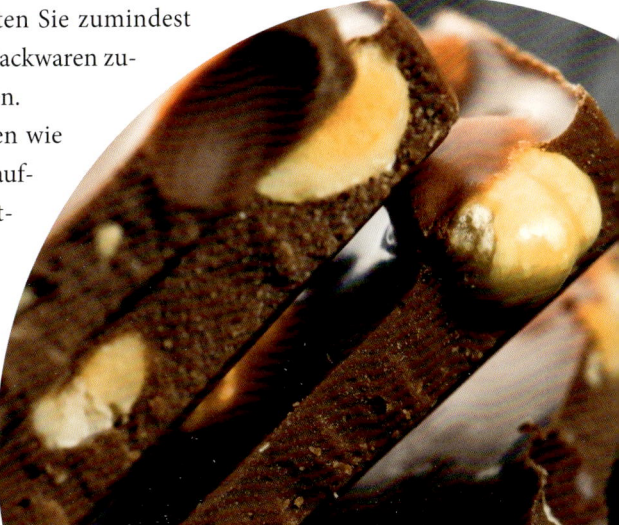

Vorsicht bei Nüssen!

Essig wird durch bakterielle Umsetzung aus einem alkoholhaltigen Ausgangsprodukt hergestellt. Der Histamingehalt ist stark abhängig von dem zur Herstellung verwendeten Lebensmittel. Während z. B. Apfelessig relativ wenig histaminbelastet ist, enthält Rotweinessig extrem hohe Histaminmengen.

Achten Sie bitte darauf, dass grundsätzlich unkritische Lebensmittel durch das Einlegen in Essigmarinaden eine erhebliche Histaminbelastung erfahren können.

Die Verträglichkeit von hefehaltigen Backwaren ist abhängig von den hygienischen Bedingungen in der Produktion. Grundsätzlich ist Backhefe kaum histaminhaltig. Kommt es während der Herstellung jedoch zu einer Kontamination mit histaminproduzierenden Bakterien, kann der Histamingehalt sehr schnell ansteigen. Daher sollten Sie zumindest während der Karenzphase auf hefehaltige Backwaren zugunsten von Sauerteig-Produkten verzichten.

Lebensmittel, die Hefeextrakte enthalten wie z. B. Fertigprodukte oder hefehaltiger Brotaufstrich sind üblicherweise extrem stark histaminbelastet.

Je dunkler die Schokolade, desto schlechter verträglich!

Histaminintoleranz

Lebensmittel	Histamin (mg/100 g)	Tyramin (mg/100 g)	Bewertung
Nüsse	k. A.	k. A.	🔴
Schokolade	k. A.	0,6	🔴
Kakaopulver	0,4	5,0	🔴
Rotweinessig	400	k. A.	🔴
Hefeextrakt	151,5	109,2	🔴

🔴 Bei einer Histaminintoleranz ungeeignet

k. A. – keine Daten verfügbar, in der Regel aber keine relevanten Gehalte

Auch Arzneimittel können kritisch sein

Leider wird häufig vergessen, dass nicht nur die Ernährungsweise, sondern auch eine Arzneimitteleinnahme eine Histaminintoleranz negativ beeinflussen kann. Viele Medikamente wirken als DAO-Hemmer oder Histaminliberatoren und steigern damit die Histaminkonzentration im Körper.

Im verschreibungsfreien Bereich sind v. a. die schleimlösenden Husten-Wirkstoffe Ambroxol (z. B. Mucosolvan®) und Acetylcystein (z. B. ACC akut®) sowie die Schmerzmittel Acetylsalicylsäure (z. B. Aspirin®) und Diclofenac (z. B. Voltaren dolo®) problematisch. Idealerweise weichen Sie bei Schmerzen auf Ibuprofen oder das schwächer wirksame Paracetamol aus. Alle anderen Schmerzmittel (auch verschreibungspflichtige) wirken sich negativ auf eine Histaminintoleranz aus.

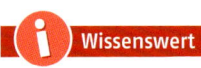

Vorsicht vor radiologischen Untersuchungen und Operationen

Einige Röntgenkontrastmittel und muskelentspannende Arzneimittel, die im Rahmen von Operationen eingesetzt werden, wirken stark histaminliberierend. Dies ist, ebenso wie das eigentliche Krankheitsgeschehen einer Histaminintoleranz, den behandelnden Ärzten oftmals nicht bekannt. Vor radiologischen Untersuchungen und Operationen werden Sie immer nach bestehenden Allergien gefragt. Um sicher zu gehen, dass Ihre Histaminintoleranz ernst genommen wird sagen Sie am besten: „Ich habe eine Histaminintoleranz und es besteht die Gefahr einer Anaphylaxie!". Dies wird die behandelnden Ärzte zu besonderer Vorsicht mahnen und sie notwendige Maßnahmen treffen lassen.

Kritische Arzneistoffe bei einer Histaminintoleranz

Arzneistoff	Anwendung	Arzneistoff	Anwendung
Acetylcystein	Husten	Diclofenac	Schmerzen
Acetylsalicylsäure	Schmerzen, Blutverdünnung	Flurbiprofen	Halsschmerz
Ambroxol	Husten	Furosemid*	Bluthochdruck
Amitriptylin*	Depressionen, Schmerzen	Indometacin*	Schmerzen
Chloroquin*	Rheuma	Metoclopramid*	Übelkeit
Cimetidin	Magenübersäuerung	Morphin und Ähnliche*	Schmerzen
Codein*	Husten	Naproxen	Schmerzen
Diazepam*	Beruhigung	Röntgenkontrastmittel*	Röntgen

* verschreibungspflichtig

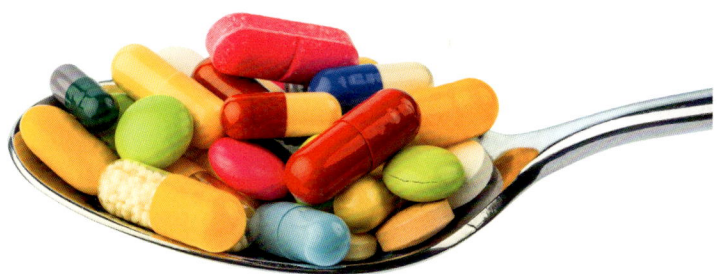

Manche Medikamente steigern die Histaminkonzentration im Körper.

Enzymersatz-Therapie

Auch wenn Sie sich sehr diszipliniert an Ihre histaminreduzierte Ernährung halten, wird es sich nicht vermeiden lassen, dass Sie immer wieder mit Histamin-kritischen Lebensmitteln konfrontiert werden. Dies ist v. a. bei aushäusigen Essen wie Restaurantbesuchen oder Einladungen der Fall. Für diese Fälle können Sie sich mit DAO-Kapseln (DAOSIN®) behelfen, die Sie in der Apotheke bekommen. Sie nehmen die Kapseln unmittelbar vor dem Essen ein. Die Dosierung ist abhängig vom Histamingehalt der Mahlzeit sowie Ihrer individuellen Ausprägung der Histaminintoleranz. Tasten Sie sich an die passende Dosierung heran, Sie werden ein Gefühl dafür bekommen.

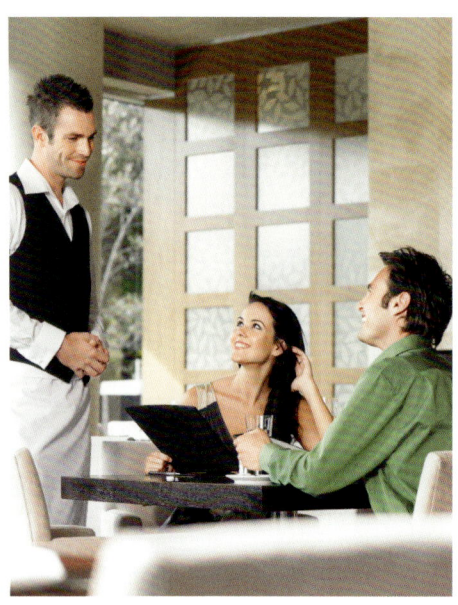

Die Kapseln enthalten DAO, die aus Nierengewebe von Schweinen gewonnen und aufbereitet wurde.

Auch wenn es keine umfangreichen Studien zur Wirksamkeit des Produkts gibt, zeigt die Erfahrung, dass es für die meisten Betroffenen ein sehr gutes Mittel ist, um auch unvorhergesehene histaminhaltige Speisen mit Genuss und ohne Reue essen zu können.

Meine Notizen:

Antihistaminika

Antihistaminika sind antiallergische Arzneimittel, die dafür sorgen, dass Histaminrezeptoren im Körper blockiert werden und das Histamin somit seine Wirkung nicht mehr vollständig ausüben kann. Beispiele sind die verschreibungsfreien Wirkstoffe Cetirizin und Loratadin.

Es liegt nahe zu vermuten, dass diese Arzneimittel auch zur Behandlung einer Histaminintoleranz in idealer Weise geeignet sind. Leider ist dies nicht so. In der Praxis hat sich gezeigt, dass die Gabe von Antihistaminika gegen Beschwerden wie Fließschnupfen, Juckreiz der Haut oder tränende Augen helfen kann. Zur Behandlung stärkerer Beschwerden z. B. im Verdauungstrakt sind die Arzneimittel in der Regel nicht geeignet. Die Einnahme der Tabletten sollte etwa eine halbe Stunde bis Stunde vor dem Verzehr der histaminhaltigen Nahrung erfolgen.

Da es sich um nebenwirkungsarme, gut verträgliche Medikamente handelt, sollten Sie ruhig ausprobieren, ob bzw. inwieweit die Einnahme von Antihistaminika bei Ihnen erfolgreich ist. Auch kann es sinnvoll sein, verschiedene Wirkstoffe auszuprobieren, da Betroffene individuell unterschiedlich auf die einzelnen Arzneimittel ansprechen.

Bei Juckreiz, tränenden Augen und Fließschnupfen helfen Antihistaminika.

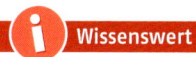 **Wissenswert**

Anaphylaxie-Notfall-Set
Da eine Histaminintoleranz lebensbedrohlich sein kann, sollten Sie ggf. Ihren Arzt um die Verordnung eines Anaphylaxie-Notfall-Sets bitten. Dieses ist für Sie zwingend erforderlich, wenn Sie bereits schwerere Symptome wie Atemnot, drohenden Bewusstseinsverlust oder starken Juckreiz am ganzen Körper erfahren haben. Ein solches Notfall-Set kann Ihr Leben retten.
Es beinhaltet:
→ Ein Antihistaminikum als Lösung (z. B. Fenistil®-Tropfen),
→ eine Cortison-Lösung (Celestamine N 0,5®-Lösung),
→ einen Adrenalin-Pen (z. B. Fastject-Injektor®).
Sollten Sie bereits mit Atemnot zu tun gehabt haben, bitten Sie Ihren Arzt Ihnen zusätzlich ein schnell wirksames bronchialerweiterndes Mittel zu verschreiben (z. B. Salbutamol-Dosieraerosol). Dieses gehört standardmäßig nicht zu einem Anaphylaxie Notfall-Set und wird daher gerne vergessen.
→ Lassen Sie sich von Ihrem Apotheker die notfallmäßige Anwendung der einzelnen Arzneimittel genau erklären. Notieren Sie sich die jeweiligen Dosierungen am besten auf der Packung.
→ Führen Sie das Notfall-Set immer mit sich.

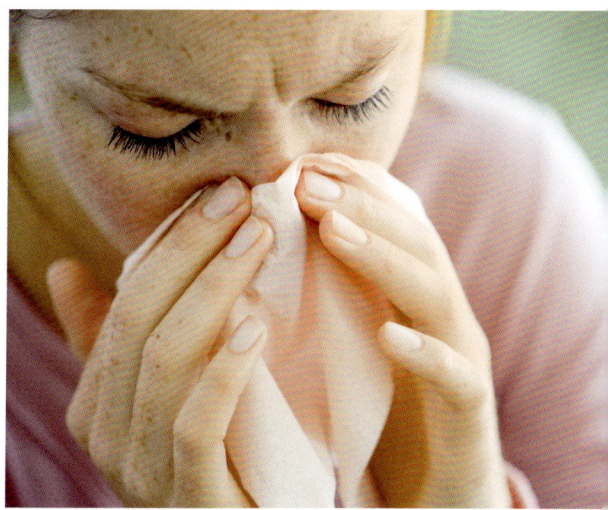

Mineralische Adsorbenzien

Seit einiger Zeit werden auch mineralische Adsorbenzien zur Behandlung der Histaminintoleranz angeboten. Hierbei handelt es sich um Produkte vulkanischen Ursprungs, die freies Histamin im Körper binden sollen. Zur Wirksamkeit und Sinnhaftigkeit dieser Erzeugnisse liegen bisher keine fundierten Erkenntnisse vor.

❗ Beantwortung der Fragen

1. **Warum hatten mehrere Ärzte übereinstimmend ursprünglich die Fehldiagnose Reizdarmsyndrom gestellt?**
   Leider ist die Histaminintoleranz immer noch nur sehr wenigen Ärzten bekannt. Wenn Standarduntersuchungen wie z B. Darmspiegelungen, Untersuchungen auf chronisch entzündliche Darmerkrankungen oder auf Laktoseintoleranz keine Erklärung für die Beschwerden liefern können, wird häufig als Ultima Ratio die Ausschlussdiagnose Reizdarmsyndrom gestellt.
   Bevor ein Reizdarmsyndrom diagnostiziert wird, sind jedoch zwingend auch alle Nahrungsmittelunverträglichkeiten, inkl. einer Histaminintoleranz auszuschließen. Dies hat man bei der histaminintoleranten Rentnerin nicht getan.

2. **Warum hatte der Internist nach einer Blutuntersuchung das Vorliegen einer Histaminintoleranz fälschlicherweise ausgeschlossen?**
   Der Arzt hat nach einer Blutentnahme die DAO-Konzentration im Blut bestimmen lassen. Das Ergebnis der Untersuchung war die alleinige Basis für seine (Fehl-)Diagnose. Die ältere Dame hatte vermutlich trotz vorliegender Histaminintoleranz, einen „normalen" DAO-Wert. Da eine Histaminintoleranz nicht als das Unterschreiten eines definierten, absoluten DAO-Wertes zu verstehen ist, sondern als Ungleichgewicht zwischen DAO und Histamin, ist die Bestimmung der DAO-Konzentration im Blut nicht zuverlässig. Sie führt häufiger zu falsch-negativen Ergebnissen, also zum Ausschluss einer Histaminintoleranz, obwohl der Patient tatsächlich an einer solchen leidet. Die vom Arzt angewandte Diagnosemethode sollte höchstens zusätzlich zur Eliminationsdiät mit anschließendem Provokationstest zur Diagnoseabsicherung verwendet werden (siehe Seite 107).

3. **Warum konnte nach der histaminfreien Diät die Verdachtsdiagnose Histaminintoleranz bereits als gesichert angesehen werden?**
   Die Standardmethode, um eine Histaminintoleranz zu diagnostizieren besteht im Einhalten einer streng histaminfreien Diät mit anschließender Histaminprovokation. Die Rentnerin hatte über eine Anzahl typischer Histaminintoleranz-Beschwerden wie z. B. Migräne, Flush und Fließschnupfen geklagt. Zudem hatte die Anamnese ergeben, dass sie die Histaminintoleranz-Klassiker Rotwein, Erdbeeren und Tomaten nicht vertrug. Diese Aussagen können als Ergebnis eines Provokationstests verstanden werden. In Kombination mit der Beschwerdefreiheit unter einer histaminarmen Diät kann die Diagnose Histaminintoleranz damit als gesichert angesehen werden. Da die DAO-Bestimmung im Blut zuvor negativ ausgefallen war, hätte zur weiteren Diagnoseabsicherung ggf. noch eine Untersuchung der Methylhistaminkonzentration im Sammelurin gemacht werden können (siehe Seite 108).

Hilfe im Internet

Wir alle kennen es aus unserer täglichen Routine: Ist eine Frage zu beantworten oder ein Problem zu lösen, ziehen wir als ersten „Experten" das Internet zu Rate. Um Ihnen das Durchforsten des schier unübersichtlichen Gesamtangebots an Foren, Ratgeberseiten etc. zu ersparen und Ihnen ein strukturiertes Vorgehen bei der Lösung Ihres Problems zu ermöglich, finden Sie nachfolgend einige interessante und aufschlussreiche Webadressen. Natürlich ist dies nur eine Auswahl und ebenso natürlich gibt es noch eine Menge anderer guter und hilfreicher Links.

So wichtig und hilfreich diese Seiten auch sein mögen, Sie sollten niemals die endgültige Abklärung durch einen Arzt ersetzen.

Anbieter	Internetadresse	Inhalte
nmi-Portal	www.nahrungsmittel-intoleranz.com	• Sehr gutes, umfangreiches Portal für verschiedene Nahrungsmittelunverträglichkeiten • U. a. Lebensmitteldatenbank, Rezepte • Umfangreiche Wissensplattform • Restaurantfinder für die jeweilige Unverträglichkeit • Austausch Betroffener
Mitohnekochen.de	www.mitohnekochen.de	• Über 600 histaminarme Rezepte
Schweizerische Interessengemeinschaft Histaminintoleranz	www.histamin-intoleranz.org	• Umfangreiches Portal mit Themen rund um die Histaminintoleranz
Histaminintoleranz Selbsthilfegruppe Reutlingen	www.histamin-intoleranz.org	• Selbsthilfetreffen • Wenige Praxistipps, Rezepte
Histaminintoleranz Selbsthilfegruppe Esslingen	www.histamin-intoleranz.net	• Selbsthilfetreffen • Wissensplattform
Libase	www.libase.de	• Umfangreiches Forum für Histaminintoleranz und andere Unverträglichkeiten • Austausch Betroffener

Zöliakie – wenn Sie Getreideprodukte nicht vertragen

Ein Beispiel aus der Praxis	128
Gluten – Getreideeiweiß, das nicht nur in Weizen vorkommt	131
Wo hat die Zöliakie ihren Ursprung?	133
Was passiert bei der Zöliakie im Körper und welche Beschwerden treten auf?	135
Wie kann man eine Zöliakie feststellen?	141
Wie kann man eine Zöliakie behandeln?	145
Hilfe im Internet	156

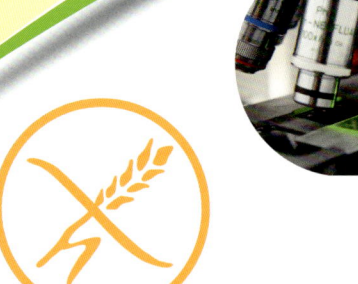
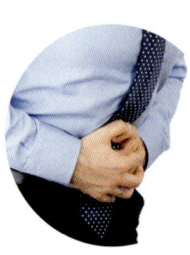
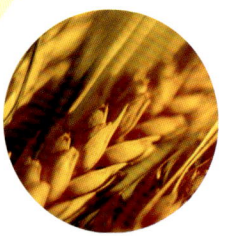

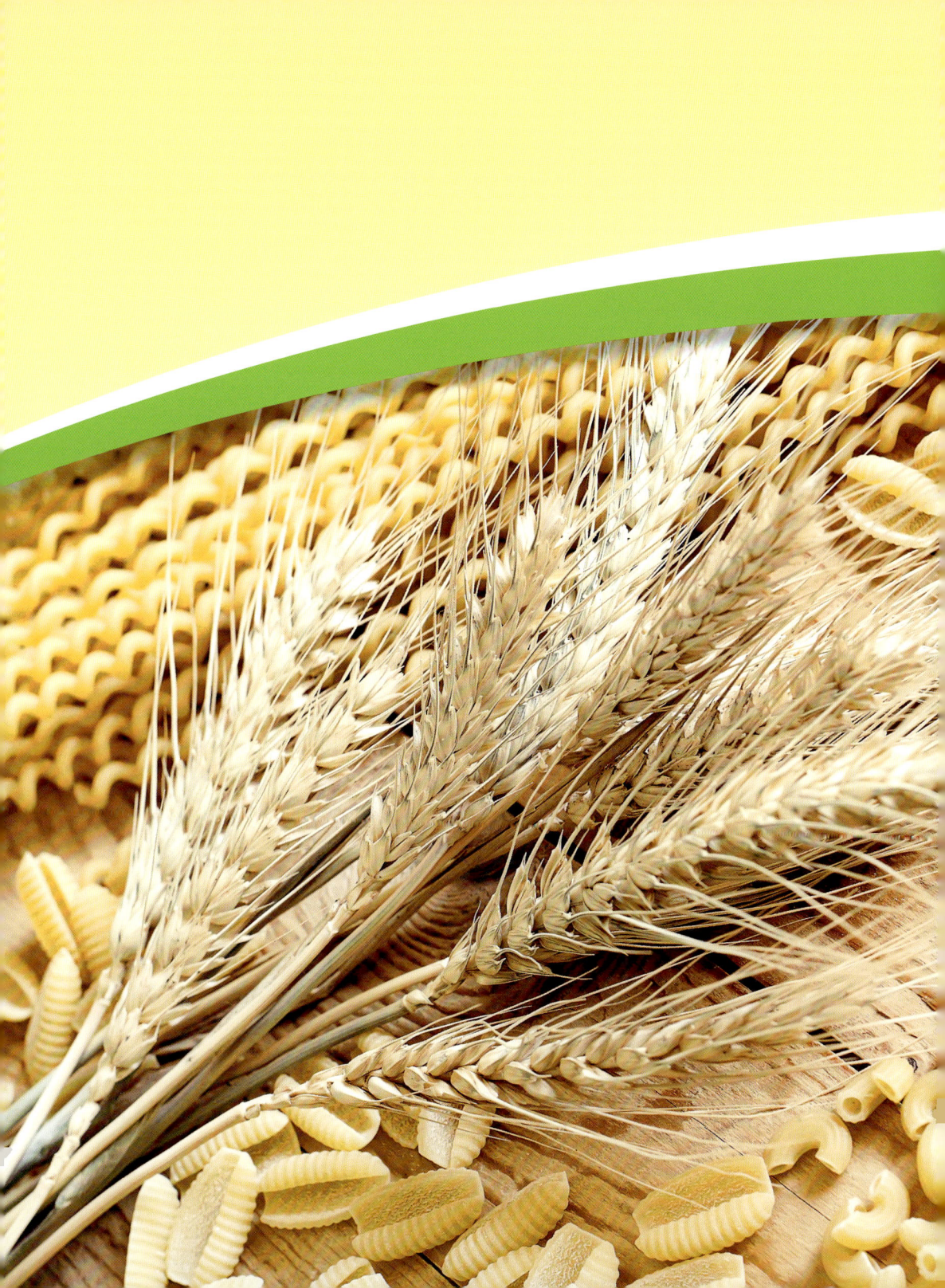

Zöliakie

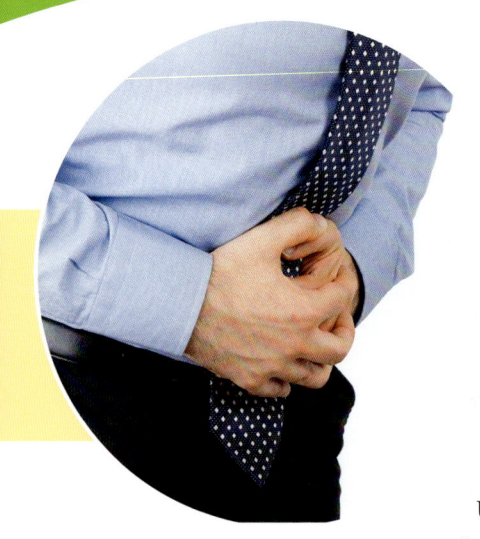

Ein Beispiel aus der Praxis

Ein 25-jähriger Bankangestellter litt seit drei Jahren unter regelmäßigen Durchfällen und Bauchschmerzen. Zudem fühlte er sich dauernd müde, ausgelaugt und abgeschlagen. Außerdem ergab die Anamnese, dass der Mann immer wieder unter juckenden Hautausschlägen v. a. an den Ellenbogen und Unterarmen litt.

Sein Hausarzt hatte eine Eisenmagelanämie sowie eine Hashimoto-Thyreoiditis, eine Autoimmunerkrankung der Schilddrüse festgestellt. Hiermit schienen die Ursachen für die Kraftlosigkeit und Müdigkeit des Bankmitarbeiters gefunden. Er hatte Eisen-Infusionen und Schilddrüsenhormone erhalten. Obwohl die Schilddrüsenhormon- und Eisenwerte nach kurzer Zeit im Normbereich lagen, litt der junge Mann einige Wochen später wieder unter Erschöpfungs-Symptomen.

Gegen die Hautbeschwerden hatte sein Dermatologe eine cortisonhaltige Creme sowie ein Antihistaminikum verordnet. Diese Arzneimittel führten zu einer deutlichen Linderung der Beschwerden.

Mit einer weiteren Untersuchung durch einen Internisten versuchte man den Magen-Darm-Beschwerden auf den Grund zu gehen. Der Arzt diagnostizierte eine Gastritis, eine schmerzhafte Entzündung der Magenschleimhaut. Diese wurde mit magensäurehemmenden Arzneimitteln behandelt, leider jedoch nur mit begrenztem

Faktenbox – das Wichtigste in Kürze

- Unverträglichkeit gegen das Getreideprotein Gluten
- Synonym (veraltet): Einheimische Sprue
- Symptome: Sehr heterogenes Spektrum der Symptome, u. a. abhängig von der Zöliakie-Verlaufsform. Möglich sind z. B. Durchfall, Bauchkrämpfe, Blähungen, Verstopfung, Gedeihstörungen (Kinder), Muskelschwäche, Osteoporose, Müdigkeit, Übelkeit, Depressionen, Gelenkschmerzen, Eisen- und Folsäuremangel, Unfruchtbarkeit aber auch völlige Symptomfreiheit
- Häufigkeit/Verbreitung: Ca. 0,2–1 %
- Geschlechterverhältnis (m:w): 1:2 bis 1:3
- Mechanismus: Gluten löst einen komplexen autoimmunologischen Prozess aus (ein fehlgesteuertes Immunsystem reagiert auf körpereigenes Gewebe)
- Ursache: Vermutlich Kombination aus genetischer Grundveranlagung und teilweise noch unbekannten Umweltfaktoren

Erfolg: Die Bauchschmerzen besserten sich zwar etwas, verschwanden jedoch nicht vollständig. Zudem blieb der Durchfall bestehen.

Eine Eigenrecherche brachte den jungen Mann auf die Idee, dass er an einer Laktose- und/oder Fruktoseunverträglichkeit leiden könne. Dieser Verdacht wurde von seinem Arzt durch zwei Wasserstoffatemtests tatsächlich bestätigt. Leider brachten jedoch auch die aus dieser Erkenntnis abgeleiteten Diäten nicht die erhoffte Beschwerdefreiheit. Müdigkeit, Bauchschmerzen und Durchfälle bestimmten nach wie vor das Tagesgeschehen des Bankangestellten.

Erst der Vorschlag, ein Ernährungs- und Symptomtagebuch zu führen, leitete den Umschwung ein. Die Auswertung zeigte, dass neben laktose- und fruktosehaltigen Lebensmitteln auch Getreideprodukte offenbar immer wieder Beschwerden verursachten.

Diese Erkenntnis war das fehlende Puzzlestück für die Verdachtsdiagnose Zöliakie.

Tatsächlich wurde dieser Verdacht nach einer eingehenden Untersuchung durch einen Gastroenterolgen sowie eine direkt eingeleitete glutenfreie Diät rasch zur Gewissheit. Nach einem halben Jahr strikter Glutenkarenz waren Magen-Darm-Beschwerden und Müdigkeit wie weggeblasen. Auch die Fruktose- und Laktoseverträglichkeit verbesserten sich zusehends. Sogar die Hauterkrankung verschwand fast vollständig. Der junge Mann nimmt mittlerweile nur noch sein Schilddrüsenhormon ein (aufgrund der Hashimoto-Thyreoiditis wird er dies lebenslang einnehmen müssen), auf alle anderen Arzneimittel kann er verzichten. Sein Befinden ist unter der glutenfreien Diät sehr gut, der Zustand stabil.

Top-Tipps

- Eine Zöliakie wird häufig von anderen Nahrungsmittelunverträglichkeiten wie z. B. Laktoseintoleranz oder Fruktosemalabsorption begleitet (siehe Kasten Seite 139).
- Eine Zöliakie wird offiziell als Behinderung anerkannt (siehe Kasten Seite 152).
- Die Behandlung einer Zöliakie, die mit Beschwerden einhergeht, senkt das Risiko für bestimmte Krebsarten erheblich (siehe Kasten Seite 146).
- Obwohl Hafer glutenhaltig ist, sind Haferprodukte bei Zöliakie meistens unkritisch (siehe Seite 147).
- Nicht immer ist Weizenstärke für Menschen mit Zöliakie tabu (siehe Seite 149).

Fragen

1. Warum traten Müdigkeit und Erschöpfung trotz Einstellung der Schilddrüsenwerte und Gabe von Eiseninfusionen nach einiger Zeit wieder auf?
2. Warum kann die Erkenntnis nach Auswertung des Ernährungs- und Symptomtagebuchs als fehlendes Puzzlestück für die Verdachtsdiagnose Zöliakie bezeichnet werden?
3. Warum hat sich durch die glutenfreie Ernährung auch die Verträglichkeit von Laktose und Fruktose verbessert?
4. Warum konnte der junge Mann unter der glutenfreien Diät auch seine Arzneimittel zur Behandlung der Hauterkrankung absetzen?

→ Beantwortung der Fragen siehe Seite 154.

Zöliakie

> **ℹ Nebenbei bemerkt**
>
> Die Zöliakie fand in der neueren Wissenschaft erstmals im Jahr 1887 Erwähnung. Der englische Kinderarzt Samuel Gee beschrieb die Zöliakie zwar als chronische Verdauungsstörung, fatalerweise empfahl er jedoch zur Therapie mehlhaltige Lebensmittel, Zwieback und dünn geschnittenes Brot.
>
> Die tragischen Umstände des zweiten Weltkriegs führten später dazu, dass der Zusammenhang zwischen getreidehaltiger Ernährung und dem Auftreten der Zöliakie erkannt wurde. Ein niederländischer Kinderarzt beobachtete, dass sich der Zustand von Zöliakiepatienten durch die kriegsbedingte Brotknappheit deutlich verbesserte. Nachdem schwedische Versorgungsflugzeuge wieder Getreide in die Niederlande brachten, flammten die ursprünglichen Beschwerden wieder auf.

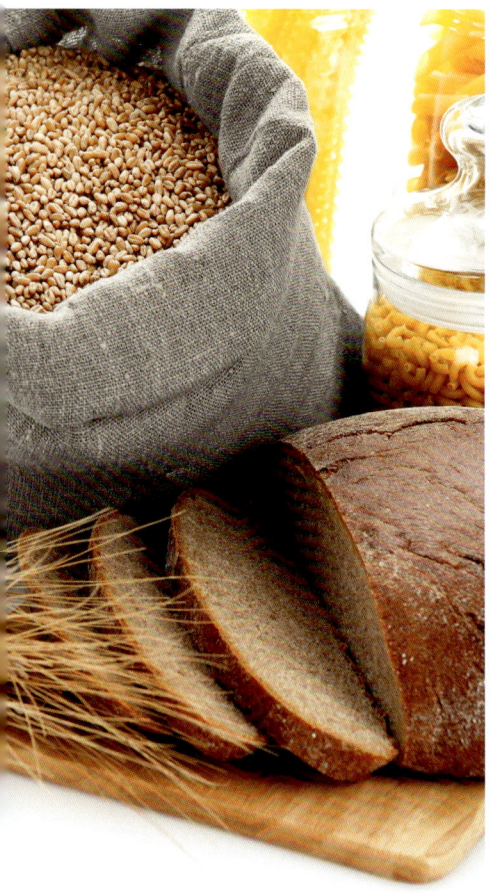

Meine Notizen:

Gluten – Getreideeiweiß, das nicht nur in Weizen vorkommt

Wie in vielen anderen Lebensmitteln sind auch in Getreide Proteine enthalten. In Abhängigkeit von ihren physikalischen Eigenschaften (Löslichkeit) werden die einzelnen Getreideproteine einer der Untergruppen Prolamine, Gluteline, Albumine oder Globuline zugeordnet. Die Eiweiße der Prolamin- und der Glutelinfraktion bestimmter Getreidearten werden als Gluten (lat. gluten: Kleber, Leim; Betonung auf der Endsilbe) bezeichnet.

Der Begriff Gluten bezeichnet somit nicht, wie häufig angenommen, eine bestimmte Substanz, sondern ist ein Sammelbegriff für mehrere Proteine verschiedener Getreidearten. Die Albumin- und Globulinfraktionen der Getreidearten sind für die Zöliakie nicht relevant.

Mittlerweile weiß man, dass eine Zöliakie v. a. von den Prolamineiweißen, also Gliadin (Weizen), Secalin (Roggen) und Hordein (Gerste) ausgelöst wird. Dies bedeutet jedoch nicht, dass die Glutelineiweiße für Zöliakiker unkritisch sind.

Das umgangssprachliche Gluten-Synonym Klebereiweiß verdeutlicht eine wichtige backtechnologische Eigenschaft glutenhaltiger Mehle. Gluten ver-

	GLUTEN		Albumine	Globuline
	Prolamine	Gluteline		
Weizen	Gliadin	Glutenin	Leukosin	Edestin
Roggen	Secalin	Secalinin		
Gerste	Hordein	Hordenin		
Hafer	Avenin	Avenalin		

Die Proteinfraktionen einzelner Getreidearten.

 Wissenswert

Glutenhaltige Getreidearten
- → Weizen
- → Roggen
- → Gerste
- → Dinkel
- → Kamut
- → Hafer
- → Grünkern
- → Triticale
- → Emmer
- → Einkorn

In die Tiefe

Glutenhaltige Getreidearten

Dass bestimmte Getreidearten glutenhaltig sind und andere nicht (z. B. Mais oder Reis) ist botanisch erklärbar. Sie sind von ihrer Herkunft her eng miteinander verwandt. Weizen, Roggen und Gerste gehören zu einer botanischen Gruppe (Tribus). Dinkel, Kamut, Grünkern, Emmer und Einkorn wiederum sind Abkömmlinge vom Weizen, Triticale ist eine Kreuzung aus Weizen und Roggen. Lediglich der Hafer, dessen Eignung bei glutenfreier Ernährung nicht eindeutig geklärt ist (siehe Seite 147), steht aus botanischer Sicht ein wenig abseits.

leiht dem Teig eine klebrig-zähe Konsistenz, die wichtig ist, damit der Teig später aufgehen kann und das Produkt seine Form und eine lockere Konsistenz erhält. Backerzeugnisse aus glutenfreiem Mehl bleiben dagegen fladenartig. Ein typisches Beispiel sind die mit Maismehl gebackenen Tortillas.

Je mehr Klebereiweiß ein Mehl enthält, desto besser sind seine Backeigenschaften. Da Weizenmehl besonders glutenreich ist, werden andere Mehle häufig damit angereichert.

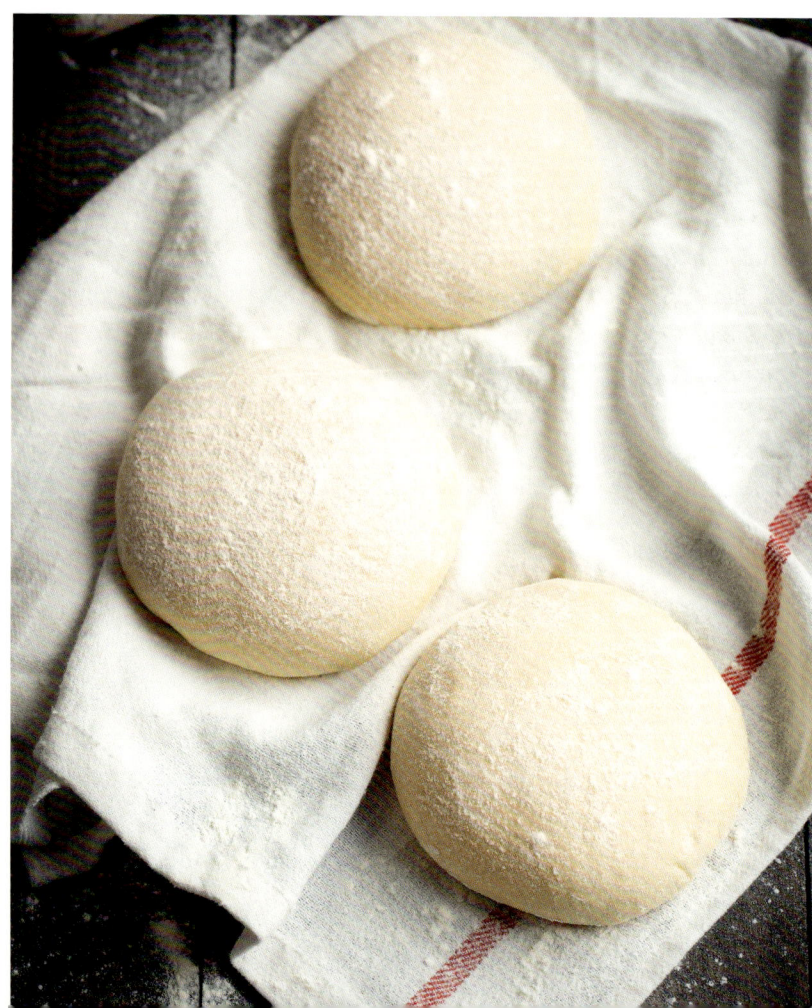

Gluten verleiht Mehl gute Backeigenschaften.

Wo hat die Zöliakie ihren Ursprung?

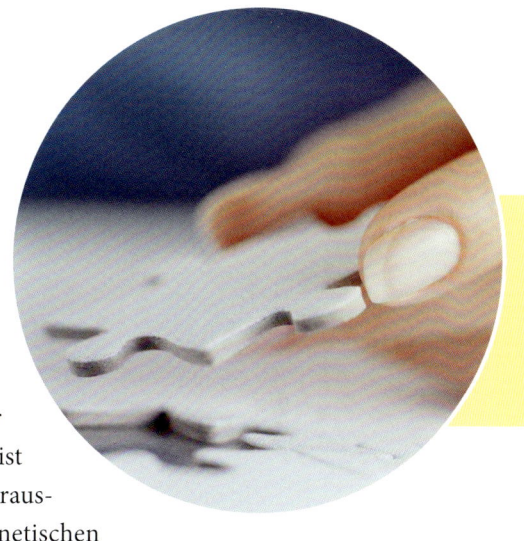

Die Ursache der Zöliakie ist ein sehr kompliziertes Puzzlespiel, von dem zwar einige wichtige Teile bekannt sind, noch lange aber nicht alle. Man weiß, dass ausschließlich Menschen mit einer bestimmten genetischen Veranlagung an einer Zöliakie erkranken. Das Tragen dieser Genvariante ist notwendige, nicht jedoch hinreichende Zöliakievoraussetzung, d. h. nur wenige Menschen mit dieser genetischen Konstellation werden auch tatsächlich krank.

Begünstigt wird die Krankheitsentstehung zudem durch bestimmte Umweltfaktoren. Im Gegensatz zu den bisher dargestellten Unverträglichkeiten liegt der Zöliakie ein immunologisches Geschehen zugrunde. Genauer betrachtet handelt es sich hierbei um eine Mischung aus Allergie und Autoimmunerkrankung, also eine Krankheit, bei der das körpereigene Immunsystem fehlgesteuert ist und körpereigenes Gewebe angreift. Diese überschießende Immunreaktion führt zu schweren Entzündungen.

In dieser Beteiligung des Immunsystems liegt ein wichtiger Unterschied zu den anderen Unverträglichkeiten (Laktose- und Histaminintoleranz, Fruktosemalabsorption, Glutensensititvität). Hinsichtlich der Systematik zählt die Zöliakie nicht zu den Nahrungsmittelintoleranzen, sondern wird als Nahrungsmittelallergie verstanden (siehe Seite 16).

Auch wenn noch nicht alle relevanten Umwelteinflüsse bekannt sind, ist der wichtigste und zugleich elementare Einflussfaktor zweifelsfrei das Gluten. Ohne den Verzehr glutenhaltiger Speisen wird, selbst bei Zöliakiepatienten keine Krankheitssymptomatik ausgelöst. Durch Gabe oder Wegnahme von Gluten lässt sich die Immunreaktion somit „zu- oder abschalten".

Die Ursache der Zöliakie ist vergleichbar mit einem Puzzlespiel, bei dem noch viele Teile fehlen.

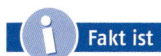 **Fakt ist**

Die Zöliakie wurde früher auch als einheimische Sprue bezeichnet. Das Attribut einheimisch wird bewusst verwendet, um sie von der tropischen Sprue zu unterscheiden. Hierbei handelt es sich um eine chronische Darmerkrankung, die nur in den Tropen vorkommt und vermutlich durch eine bakterielle oder Einzeller-Infektion ausgelöst wird. Die tropische Sprue ist durch eine langfristige Antibiotika- und Folsäure-Gabe behandelbar.

Nebenbei bemerkt

Die Zöliakie ist die einzige Autoimmunerkrankung (andere Autoimmunerkrankungen sind z. B. Multiple Sklerose, Rheumatoide Arthritis, Typ-I-Diabetes, Hashimoto-Thyreoiditis oder Morbus Crohn), deren Aktivität sich durch eine spezifische Diät (Glutenverzicht) komplett ausschalten lässt.

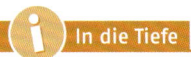

Zöliakie-Ursachendreieck

Zwei weitere mutmaßliche externe Parameter, die das Entstehen einer Zöliakie begünstigen können, sind die Dauer der Stillzeit sowie der Zeitpunkt des Zufütterns glutenhaltiger Säuglingsnahrung. Um das Zöliakierisiko zu minimieren, sollte glutenhaltige Babynahrung vermutlich erst zwischen dem fünften und siebten Lebensmonat in kleinen Mengen zugefüttert werden. Idealerweise wird die Muttermilchernährung ab diesem Zeitpunkt der ersten glutenhaltigen Beikostgabe parallel noch einige Wochen beibehalten. Frühzeitige Gabe glutenhaltiger Nahrung und frühes Abstillen sind wahrscheinlich Risikofaktoren für das Entstehen einer Zöliakie.

Neben genetischer Veranlagung und Umweltfaktoren ist als Drittes eine abnorm durchlässige Darmschleimhaut eine grundlegende Voraussetzung, damit sich eine Zöliakie entwickeln kann.

In die Tiefe

Genetische Veranlagung zur Zöliakie

Die erbliche Veranlagung, an Zöliakie erkranken zu können, wird auch als genetische Prädisposition bezeichnet. Menschen mit einer Zöliakie besitzen eine besondere genetische Konstellation, die dazu führt, dass sie eine von zwei bestimmten Varianten (DQ2 oder DQ8) so genannter HLA-Antigene ausprägen (HLA – Humanes Leukozyten Antigen). 25 % der Bevölkerung sind Träger dieser besonderen Erbanlagen, nur jeder fünfzigste hiervon erkrankt jedoch tatsächlich an Zöliakie. Diese spezifische genetische Prädisposition ist (abgesehen von sehr seltenen Ausnahmen) Voraussetzung für eine Zöliakie.

Dieser erbliche Zusammenhang wird auch in einer familiären Häufung von Zöliakie-Erkrankungen deutlich. Geschwister von Zöliakikern besitzen ein 20- bis 60-fach erhöhtes Zöliakierisiko verglichen mit der Normalbevölkerung. Unter eineiigen Zwillingen ist das entsprechende Risiko sogar 150- bis 450-mal so hoch.

Was passiert bei der Zöliakie im Körper und welche Beschwerden treten auf?

Die Abläufe im Körper, die hinter einer Zöliakie stecken, sind ausgesprochen komplex. Im Zentrum des Geschehens steht eine Verkettung verschiedener Immunreaktionen, die durch die Aufnahme von Gluten hervorgerufen wurden.

Nach dem Verzehr glutenhaltiger Nahrung gelangt diese über den Magen in den Dünndarm. Hier gelingt es spezifischen Enzymen nur in unzureichendem Maße, das Gluten abzubauen, so dass größere Fragmente unverdaut im Dünndarm zurückbleiben. Diese Glutenreste wandern nun zwischen den Dünndarmzellen hindurch in eine tieferliegende Gewebeschicht, die Lamina propria. Ein solches Durchsickern ist bei gesunden Menschen unmöglich, da die Darmzellen hier barriereartig zu einer undurchlässigen Einheit verbunden sind. Bei Zöliakie-Betroffenen hingegen werden diese Zellverbindungen krankheitsbedingt gelockert und damit durchlässig.

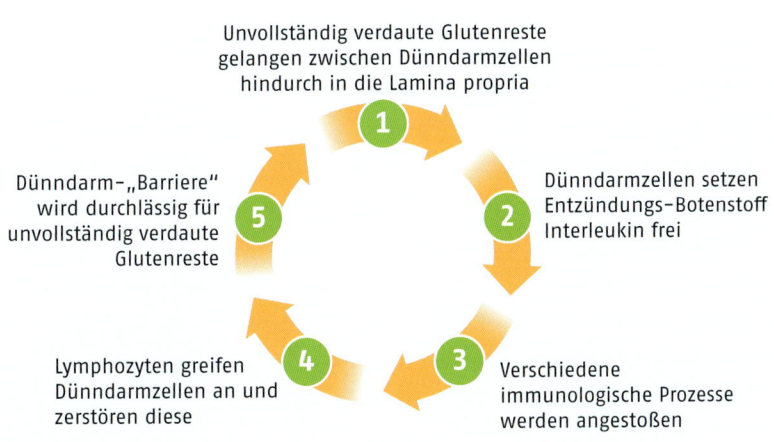

Teufelskreis im Rahmen des Zöliakie-Geschehens

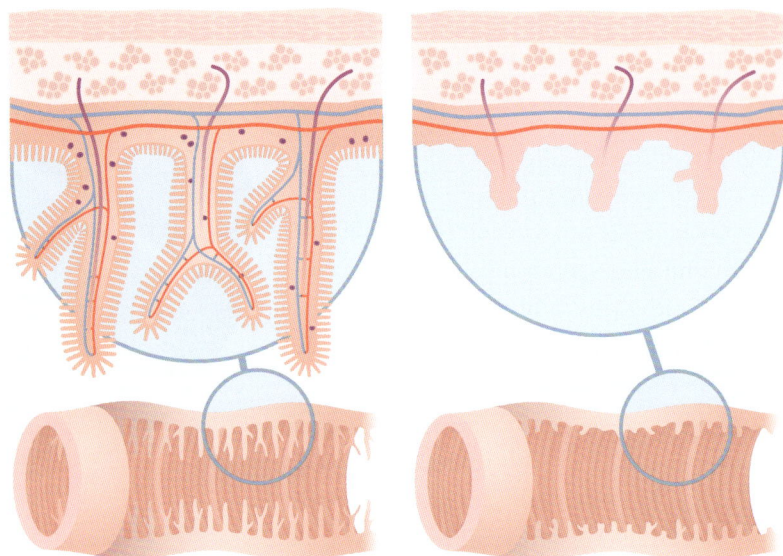

Links: Gesunde Dünndarmschleimhaut, über die ausgeprägte Zottenstruktur ist eine vollständige Nährstoffaufnahme garantiert.

Rechts: Darmschleimhaut bei Zöliakie: Durch die Zerstörung der Dünndarmzellen ist die Oberfläche nicht mehr zottenartig sondern abgeflacht, Nährstoffe können nicht mehr vollständig resorbiert werden.

Auf der „falschen" Seite der Darmzellen wirken die Glutenreste als körperfremde Eindringlinge und stimulieren als solche die Dünndarmzellen Botenstoffe auszuschütten, die einen Entzündungsprozess starten.

Diese als Interleukine bezeichneten Botenstoffe, stehen am Anfang eines sehr komplexen immunologischen Geschehens, das mit dem Angriff und der Zerstörung von Dünndarmzellen durch Lymphozyten, also körpereigene Abwehrzellen endet. Durch diesen Untergang von Darmzellen, wird die Dünndarmbarriere noch durchlässiger und weitere Glutenfragmente können in die Lamina propria einsickern. Der Teufelskreis ist somit geschlossen.

Als Folge der mit der Entzündung einhergehenden Zellzerstörung verändert sich mittel- bis langfristig die Beschaffenheit der Dünndarmschleimhaut. Während beim Gesunden zottenartige Ausstülpungen die Oberfläche vergrößern und so für eine optimale Nährstoffverwertung sorgen, ist sie bei Menschen mit Zöliakie zottenarm oder -frei und abgeflacht. Das Resultat ist eine unvollständige Aufnahme von Nahrungsbestandteilen.

Symptome

Zöliakie ist nicht gleich Zöliakie. Die Symptome, die mit einer Zöliakie einhergehen, sind von der Art der Ausprägung der Erkrankung abhängig. Diese auch als Verlaufsformen bezeichneten Ausprägungsvarianten reichen von vollkommener Symptomfreiheit bei einem Betroffenen bis zum Auftreten schwerster Malabsorptionszeichen beim anderen .Das wechselhafte Erscheinungsbild der Erkrankung zeigt sich auch im zeitlichen Verlauf. So können Beschwerden phasenweise auftreten, um in einer Folgephase nach dem Abklingen überhaupt nicht mehr in Erscheinung zu treten.

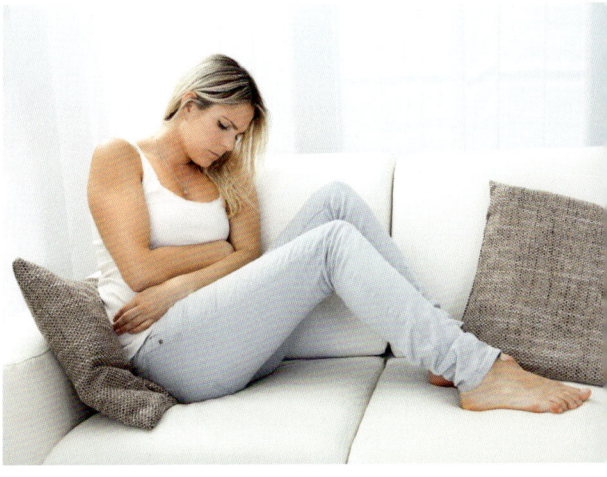

Die Zöliakie-Symptome sind je nach Art und Ausprägung der Erkrankung sehr unterschiedlich.

Im Eisbergmodell kommt der chamäleonartige Charakter der Zöliakie zum Ausdruck. Es zeigt, dass neben der klassischen Zöliakie verschiedene andere Verlaufsformen existieren. Diese äußern sich teilweise über eine atypi-

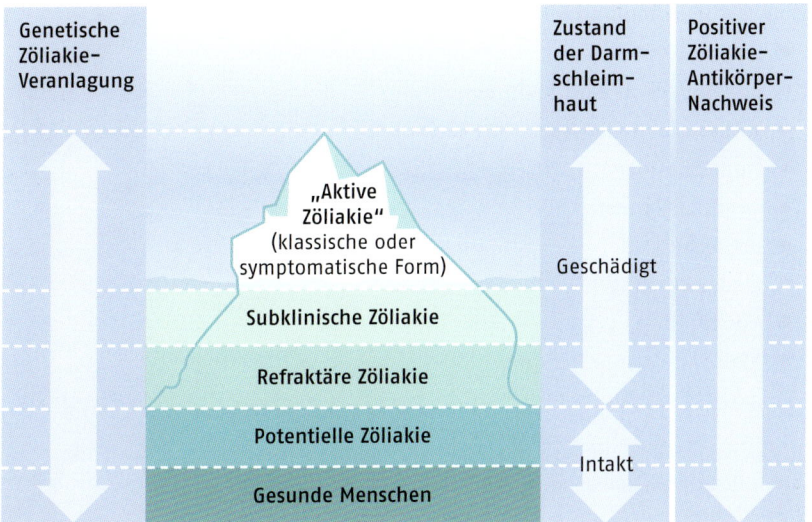

sche Symptomatik, andere Varianten verlaufen symptomfrei. Außerdem wird deutlich, dass der geringere Anteil der Menschen mit einer Zöliakie-Erkrankung an einer aktiven Krankheitsform (klassisch oder symptomatisch) leidet, während viele Betroffene von Ihrer Krankheit noch nicht einmal wissen. Bei allen Varianten sind der Zöliakie-Antikörper-Nachweis sowie der Nachweis der zöliakiespezifischen genetischen Ausprägung positiv (siehe Seite 133 und Seite 141), während das Ausmaß der Darmschleimhaut-Schädigung zwischen den Verlaufsformen variiert. Wie zuvor bereits erwähnt, erkranken nicht alle Menschen an Zöliakie, die die genetische Prädisposition hierfür haben (siehe Seite 133). Da sowohl die klassische als auch die symptomatische Verlaufsform dauerhaft symptomatisch verlaufen, werden beide Ausprägungen umgangssprachlich auch als aktive Zöliakieformen bezeichnet. Bei ihnen findet sich eine deutliche Schädigung der Dünndarmschleimhaut.

In ihrer klassischen Form äußert sich die Zöliakie nur bei etwa 10 % der Betroffenen. Besonders häufig ist sie bei kleineren Kindern zu finden, wobei man in den letzten Jahren eine rückläufige Entwicklung beobachtet. Diese könnte sich auf längere Stillzeiten und späteres Zufüttern glutenhaltiger Babynahrung zurückführen lassen.

Die typischen Symptome der klassischen Zöliakie bei Kleinkindern sind
- Durchfall,
- Bauchkrämpfe und Blähungen,
- vorgewölbter Bauch,
- Appetitlosigkeit,
- Gewichtsverlust,
- Erbrechen,
- Gedeihstörung,
- Verstopfung,
- Missmut, Weinerlichkeit.

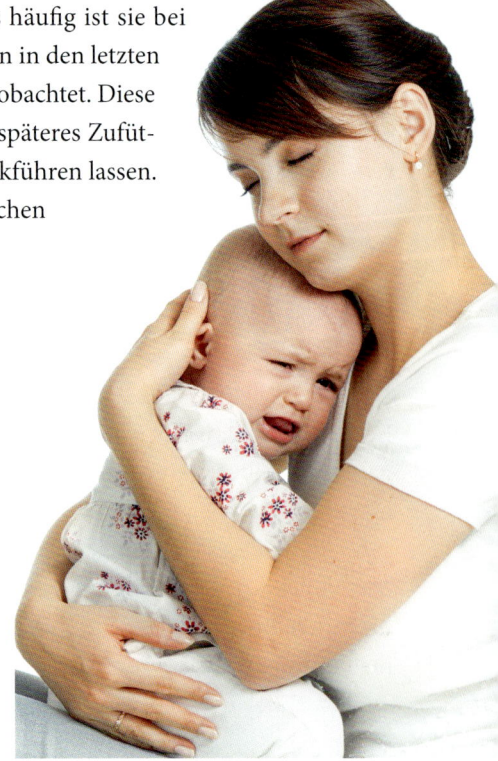

Zu den typischen Symptomen der klassischen Zöliakie bei Kleinkindern zählt die Weinerlichkeit.

Tritt die klassische Zöliakie erst im Erwachsenenalter auf, äußert sie sich üblicherweise über die entsprechenden Magen-Darm-Beschwerden.

Ältere Kinder und Erwachsene zeigen jedoch meist keine der oben genannten Zöliakie-Symptome. Sie leiden häufiger an einer symptomatischen Verlaufsform die früher auch als atypische Zöliakie bezeichnet wurde. Aufgrund einer geschädigten Darmschleimhaut kommt es zu Malabsorptionen in deren Folge Mangelerscheinungen verschiedener Nährstoffe wie z. B. Vitamine der B-Gruppe, Eisen, Vitamin D oder Calcium auftreten. Weitere Symptome der symptomatischen Zöliakie sind

- Abgeschlagenheit, Müdigkeit,
- verminderte Knochendichte, Osteoporose,
- Appetitlosigkeit,
- Unfruchtbarkeit,
- Depressionen,
- vermehrte Abortrate,
- Dermatitis herpetiformis.

Fakt ist

Eine Zöliakie kommt selten allein …
Aufgrund der geschädigten Darmschleimhaut leiden viele Zöliakiker zugleich an den sekundären Formen von Laktoseintoleranz und Fruktosemalabsorption. Regeneriert sich die Schleimhaut unter einer glutenfreien Diät, bilden sich auch diese beiden Unverträglichen wieder zurück.
Zudem treten bestimmte Erkrankungen gehäuft bei Zöliakie-Betroffenen auf. Häufig sind dies andere Autoimmunkrankheiten. So leiden etwa 5 % der Zöliakiker an einem Typ-I-Diabetes und ca. 8 % an den Schilddrüsenerkrankungen Hashimoto-Thyreoiditis oder Morbus Basedow.
Aber auch nicht autoimmunologisch bedingte Krankheiten, wie z. B. die als Down-Syndrom bezeichnete Trisomie 21 tritt bei Zöliakie überproportional häufig auf.

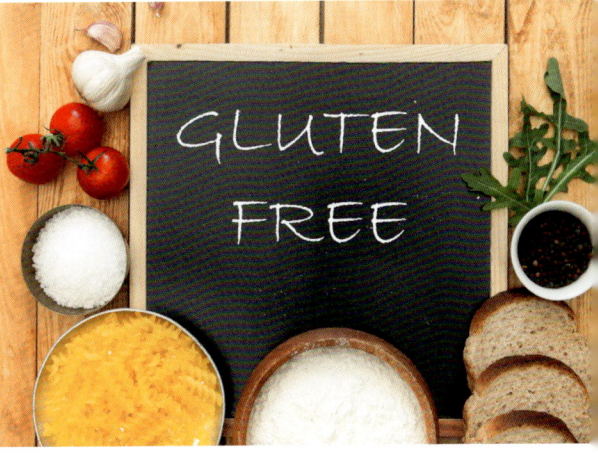

Bei der Dermatitis herpetiformis Duhring handelt es sich streng genommen nicht um ein Symptom der Zöliakie, sondern eine autoimmunologisch bedingte Hauterkrankung, die bei etwa 5 % der Zöliakie-Patienten assoziiert mit ihrer Grunderkrankung auftritt. Sie ist gekennzeichnet durch Juckreiz und herpesähnliche Bläschen an den Streckseiten von Armen und Beinen sowie am Gesäß. Auch andere Autoimmunerkrankungen wie z. B. Diabetes mellitus, Hashimoto Thyreoiditis oder Rheumatoide Arthritis treten bei zöliakiekranken Menschen vermehrt auf.

Die subklinische Zöliakie (früher auch als silente oder stumme Zöliakie bezeichnet) ist relativ weit verbreitet. Obwohl die Darmschleimhaut der Betroffenen geschädigt ist und der Zöliakie-Antikörper-Nachweis positiv ausfällt, verläuft diese Ausprägungsvariante nach subjektivem Empfinden häufig symptomfrei. Oftmals wird die Erkrankung bei Menschen mit einer subklinischen Zöliakie nur durch Zufall entdeckt. Es kommt immer wieder vor, dass Befindlichkeitsstörungen nach Erkennen der Krankheit und Einleiten einer glutenfreien Ernährung abklingen und somit erst im Nachhinein als zöliakiespezifische Beschwerden identifiziert werden. Auch wenn eine glutenfreie Diät nicht in jedem Fall erforderlich ist, sollte der Krankheitsverlauf beobachtet werden, um mögliche Malabsorptionsprobleme auszuschließen.

Die refraktäre Zöliakie ist eine relativ seltene Sonderform, von der nur 1–2 % der Zöliakiker betroffen sind. Sie ist dadurch gekennzeichnet, dass bei Nachweis einer geschädigten Darmschleimhaut, trotz strikter glutenfreier Diät über ein Jahr, die Zöliakie-Symptome nicht verschwinden.

Unter einer potentiellen Zöliakie versteht man eine Verlaufsform, die keine oder nur sehr geringe Beschwerden verursacht, der Antikörpernachweis fällt positiv aus und die Darmschleimhaut ist intakt. Teilweise ist bei Menschen mit dieser Zöliakievariante in der Vergangenheit aufgrund typischer Beschwerden bereits eine Zöliakie diagnostiziert worden. Die geschädigte Darmschleimhaut hat sich dann durch eine glutenfreie Ernährung jedoch wieder normalisiert. Bei dieser Verlaufsform besteht die Gefahr, dass, insbesondere unter einer stärkeren Glutenbelastung, die Dünndarmschleimhaut (erneut) geschädigt wird und die Zöliakie aktiviert wird.

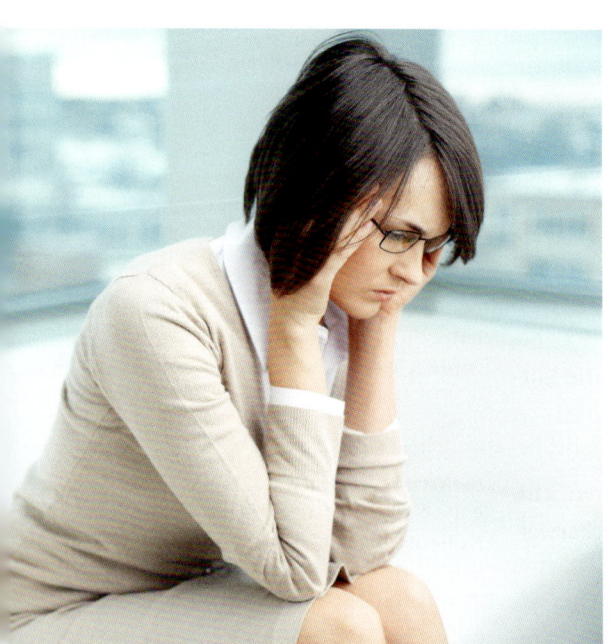

Um diese Gefahr auszuschließen sollten potentielle Zöliakiker eine glutenfreie Diät einhalten und den Krankheitsstaus engmaschig von Ihrem Arzt kontrollieren lassen.

Wie kann man eine Zöliakie feststellen?

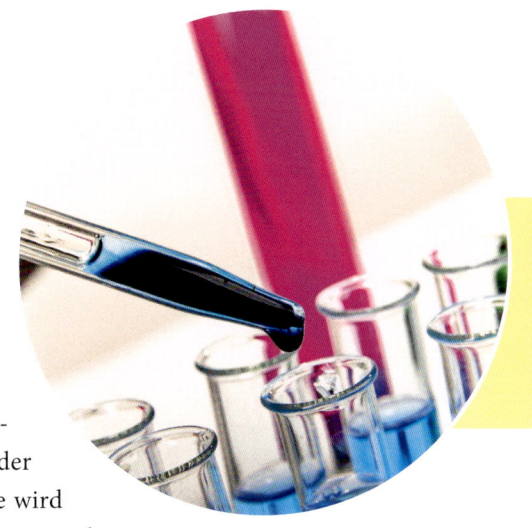

Da es sich bei der Zöliakie um eine langjährig bekannte und gut erforschte Erkrankung handelt, lässt sich diese mit modernen diagnostischen Verfahren zweifelsfrei nachweisen. Diese umfassen im Wesentlichen drei Schritte, die von einem vierten gefolgt werden, der allerdings eher der Diagnoseabsicherung dient. Eine fünfte Methode wird nur im Ausnahmefall, bei zweifelhaften Untersuchungsergebnissen eingesetzt.

Am Anfang dieses Prozesses steht eine ausführliche Anamnese, also eine Befragung zu Ihren Beschwerden, Ihrer medizinischen Vorgeschichte sowie familiären Auffälligkeiten (siehe Kasten Seite 134). Außerdem wird Ihr Arzt Ihren körperlichen Zustand untersuchen, d. h. unter anderem Länge, Gewicht und Body-Mass-Index (Maßzahl für Unter- bzw. Übergewicht) bestimmen.

Die erste Untersuchung, die Ihr Gastroenterologe bei Zöliakieverdacht (oder auch bei ungeklärten Magen-Darm-Beschwerden) durchführen wird, ist eine Dünndarmbiopsie. Hierunter versteht man die Entnahme kleiner Gewebeproben aus dem Dünndarm im Rahmen einer Magen-Darm-Spiegelung (Gastroduodenoskopie). Bei dieser unproblematischen und schmerzfreien Untersuchung erhalten Sie üblicherweise vorab ein Sedativum, so dass Sie von der eigentlichen Untersuchungen nichts oder nur sehr wenig mitbekommen. Anschließend schiebt der Arzt ein Endos-

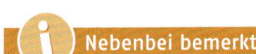

Nebenbei bemerkt

Verläuft eine Zöliakie symptomatisch, vergehen durchschnittlich elf Jahre zwischen dem Auftreten erster Symptome und der Diagnosestellung.

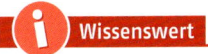

Wissenswert

Keine glutenfreie Diät vor den Untersuchungen

Bis Ihr Arzt seine Untersuchungen abgeschlossen hat, sollten Sie sich „normal" glutenhaltig ernähren. Bereits nach einer dreimonatigen glutenfreien Diät können die zöliakiespezifischen Antikörper nicht mehr nachweisbar sein. Außerdem bildet sich unter der Diät die geschädigte Darmschleimhaut wieder zurück, d. h. ihr morphologischer Zustand verbessert sich. Somit besitzen sowohl der Antikörpernachweis als auch die Dünndarmbiopsie, wenn sie in einer Phase glutenfreier Ernährung durchgeführt werden, keine Aussagekraft.

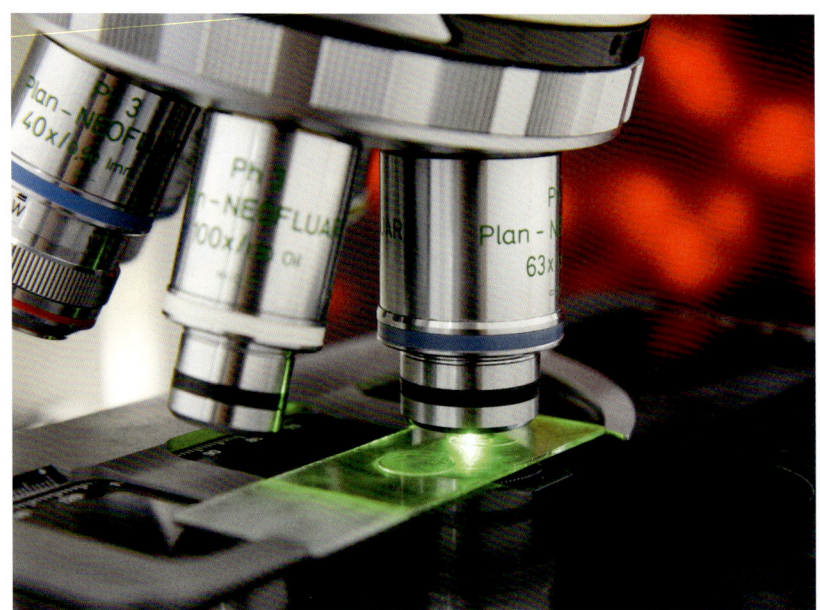

Nach der Entnahme wird das Gewebe untersucht.

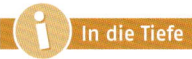 In die Tiefe

Klassifikation der Dünndarmschleimhaut nach Marsh

Als Ergebnis der Dünndarmbiopsie wird Ihr Arzt Ihnen den Zustand Ihrer Darmschleimhaut erläutern. Bei dieser Beurteilung wird jedoch nicht nur zwischen intakt und geschädigt unterschieden, sondern wesentlich differenzierter. Hier hat sich das Klassifikationssystem nach Marsh etabliert. Je nach Schweregrad der Schädigung werden sechs Stadien (auch Typen genannt) unterschieden: Typ 0, 1, 2, 3a, 3b und 3c.

Während bei Typ 0 keinerlei Veränderungen festzustellen sind, die Darmschleimhaut also gesund ist, liegt bei Typ 3c eine maximale Schädigung der Dünndarmschleimhaut vor. Diese zeigt sich u. a. in einem vollkommenen Fehlen der Zotten, also der Schleimhautausstülpungen, die für die Nährstoffaufnahme wichtig sind. Je stärker die Darmschädigung ausgeprägt ist, desto länger dauert es, bis sich der Zustand unter einer glutenfreien Diät wieder normalisiert (siehe Seite 146).

kop (schlauchförmiges Untersuchungsinstrument) durch die Speiseröhre und den Magen bis in den Dünndarm vor. Hier untersucht er mit einer Kamera die Darmwand und entnimmt zusätzlich mit kleinen Biopsiezangen Gewebeproben. Anhand dieser Proben lässt sich feststellen, ob bzw. inwieweit Ihre Dünndarmschleimhaut geschädigt ist. Eine solche Dünndarmspiegelung mit oder ohne Biopsie dient Ihrem Arzt nicht nur, um eine Zöliakiediagnose zu stellen oder auszuschließen. Bei einem entsprechenden Beschwerdebild wird er diese Untersuchung v. a. auch durchführen, um festzustellen ob eventuell auch andere Erkrankungen als Ursache der Beschwerden in Frage kommen.

Ergeben sich bei der Gewebeuntersuchung typische Anzeichen, die auf eine Zöliakie hindeuten, wird Ihr Arzt im nächsten Schritt untersuchen, ob Sie spezifische Antikörper im Blut haben, die durch eine Zöliakie-Autoimmunreaktion gebildet wurden.

Das Ausmaß der Darmschleimhautschädigung ergibt, gemeinsam mit den Ergebnissen aus Anamnese und Antikörperbestimmung ein Gesamtbild. Dieses dient Ihrem Arzt als fundierte Grundlage, um eine Zöliakie zu diagnostizieren oder auch auszuschließen.

Wurde bei Ihnen eine Zöliakie festgestellt, werden Sie die Empfehlung bekommen, sich zukünftig vollkommen glutenfrei zu ernähren. Führt diese Ernährungsumstellung zu einer Verbesserung der Beschwerden (was zu erwarten ist), ist dies als Bestätigung der Zöliakiediagnose zu werten.

Als weitere Methode zur Absicherung oder zum Ausschluss einer Zöliakiediagnose kann auch für Erwachsene die Bestimmung der genetischen Zöliakieveranlagung herangezogen werden (siehe Kasten). Nicht zuletzt aufgrund eines strengen gesetzlichen Rahmens (Gendiagnostikgesetz), spielt diese Untersuchung in der Zöliakiediagnostik bei Erwachsenen allerdings eher eine untergeordnete Rolle.

Nach Stellung der Diagnose Zöliakie und entsprechender Ernährungsumstellung reicht es langfristig aus, wenn Ihr Arzt Sie einmal jährlich untersucht.

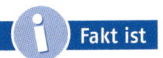

Die fünf Schritte Anamnese, Dünndarmbiopsie, Antikörperbestimmung, Symptomverbesserung und genetische Untersuchung haben in dieser Form nur Gültigkeit für die Zöliakiediagnostik bei Erwachsenen. Bei Kindern und Jugendlichen kann auf eine Biopsie verzichtet werden, wenn der Antikörpernachweis sehr deutlich ausfällt. In diesem Fall wird bei den jungen Patienten jedoch eine genetische Untersuchung auf HLA-DQ2 und -DQ8 durchgeführt. Es wird also untersucht, ob eine grundsätzliche genetische Veranlagung, an Zöliakie zu erkranken, vorliegt. Diese Bestimmung erfolgt aus einer Blutprobe (siehe Kasten Seite 134).

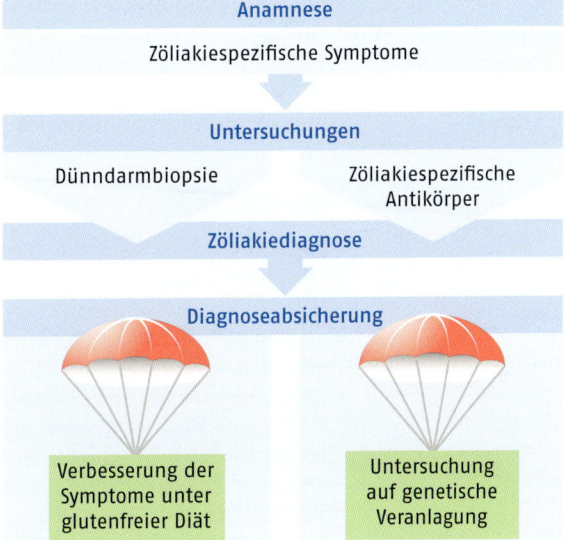

Das „5-Säulen-Modell" der Zöliakie-Diagnostik

Haben Sie Ihre Erkrankung im Griff, d.h. leben Sie beschwerdefrei, sind v.a. weitere Dünndarmbiopsien nicht erforderlich.

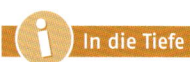

Bestimmung zöliakiespezifischer Antikörper

Die Bestimmung der typischen Zöliakie-Antikörper zielt nicht nur auf eine einzelne Antikörper-Art. Bei einer Zöliakie sind verschiedene Antikörper im Blut nachweisbar. Die einzelnen Antikörper-Arten wurden im Laufe der letzten Jahrzehnte nach und nach entdeckt, so dass sich auch die entsprechenden Bestimmungsmethoden seit der ersten Untersuchung dieser Art im Jahr 1958 immer weiter entwickelt haben. Daher steht der heutigen Labormedizin eine Reihe verschiedener zöliakiespezifischer Antikörpertests zur Verfügung, die sich v.a. in der Genauigkeit ihrer Ergebnisse unterscheiden. Es sind jedoch nicht alle Tests für jeden Patienten geeignet. Da z.B. 3% der Menschen einen erblich bedingten selektiven IgA-Mangel haben, sind die grundsätzlich zu bevorzugenden Bestimmungen der IgA-Antikörper hier nicht möglich. In diesen Fällen werden die weniger zuverlässigen IgG-Antikörperbestimmungen durchgeführt. Im Einzelnen sind in der standardmäßigen Zöliakiediagnostik folgende Antikörperbestimmungen vorgesehen:

→ IgA-Gewebstransglutaminase (tTG-IGA),
→ IgA-Endomysium (EmA-IgA),
→ IgA-Gesamt-Konzentration.

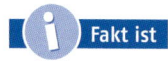

Vorsicht vor Zöliakie-Schnelltests

Mittlerweile findet sich auf dem Markt eine Reihe von Zöliakie-Schnelltests, die Sie selber zu Hause durchführen können. Auch wenn die Hersteller mit einer Zuverlässigkeit von 96% werben, sollten Sie die Finger von diesen Tests lassen. Die Ergebnisse können sowohl falsch-positiv, als auch falsch-negativ ausfallen, d.h. eine vorliegende Zöliakie-Erkrankung übersehen aber auch eine nicht vorhandene Zöliakie vorgaukeln. Bei diesen Tests handelt es sich in der Regel um immunologische Tests, bei denen auf die Zöliakie-typischen IgA-Transglutaminase-Antikörper (tTG-IGA) geprüft wird. Diese Antikörper sind jedoch nicht bei allen Zöliakie-Patienten nachweisbar, so dass in diesen Fällen der Test fälschlicherweise negativ ausfällt. Zudem gibt es auch Menschen, bei denen die Antikörper nachweisbar sind, obwohl sie nicht an einer Zöliakie erkrankt sind. Bei diesen Menschen zeigen die Schnelltests ein falsch-positives Ergebnis an.

Zöliakie-Schnelltest bieten somit keinerlei Sicherheit und stellen daher auch keine Alternative zu einer gründlichen Untersuchung durch Ihren Arzt dar.

Wie kann man eine Zöliakie behandeln?

Glutenfreie Diät

Wurde bei Ihnen eine Zöliakie aufgrund bestehender Beschwerden festgestellt, besteht die einzige Behandlungsmöglichkeit im Einhalten einer glutenfreien Diät. Diese Maßnahme gilt leider lebenslang.

Glutenfrei bedeutet für Sie tatsächlich einen absoluten Verzicht auf glutenhaltige Lebensmittel. Bereits tägliche Glutenaufnahmen von 50 mg führen nach wenigen Wochen zu erkennbaren Schädigungen der Dünndarmschleimhaut. Die Sensibilität von Menschen mit Zöliakie ist dermaßen hoch, dass bereits die tägliche Aufnahme von 1 g Brot ausreicht, um eine gesundheitliche Schädigung hervorzurufen.

Zum Vergleich: Ein Brötchen (ca. 50 g) enthält etwa 2 000 mg Gluten, der Gesamtkonsum an Gluten beträgt bei uns bis zu 20 000 mg/Tag.

Eine glutenfreie Diät ist für die Meisten mit einer erheblichen Umstellung der Ernährungsgewohnheiten verbunden. Zudem bedeutet sie oftmals einen vorübergehenden, aber zunächst spürbaren Verlust an Lebensqualität. Diese Veränderungen sowie die Komplexität einer glutenfreien Ernährungstherapie sind die wichtigsten Hindernisse auf dem Weg zu einer erfolgreichen Zöliakie-Diät. Leider führen häufig auch Fehlinformationen oder mangelndes Wissen zu unbeabsichtigten Diätfehlern.

Daher ist es unumgänglich, dass Sie Unterstützung durch eine professionelle

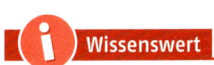
Wissenswert

Supplementierung von Vitaminen und Mineralstoffen
Da eine Zöliakie häufig mit Malabsorptionen und damit auch Mangelernährung verbunden ist, liegt es nahe, automatisch Mikronährstoffpräparate (Vitamine- und Mineralien) einzunehmen. Sinnvollerweise sollten Sie jedoch zunächst untersuchen lassen, ob Sie ein Defizit einer oder mehrerer Substanzen haben und wie stark dieses ausgeprägt ist. Wenn Sie wissen, was Ihnen fehlt, können Sie Ihren Mikronährstoffstatus gezielt wieder auf ein Normalniveau bringen. Zudem enthalten die gängigen Produkte zur Supplementierung oftmals viel zu geringe Mengen der einzelnen Substanzen, um Ihr Defizit auszugleichen.

Ernährungsberatung suchen. Sie wird Ihnen helfen, die Ernährung Ihren individuellen Lebensumständen optimal anzupassen. Die Beraterin bzw. der Berater sollte Sie nicht nur zu Beginn der Ernährungsumstellung coachen, sondern Sie, gemeinsam mit Ihrem Arzt, langfristig betreuen und immer wieder als „backup" unterstützend zur Seite stehen.

Eine Zöliakiediagnose sowie die sich anschließenden Lebensveränderungen sind für jeden, der damit konfrontiert wird, außerordentlich belastend. Aufgrund unterschiedlicher individueller Umstände sind nicht alle Menschen gleichermaßen in der Lage, solche psychischen Belastungssituationen selbständig zu verarbeiten. Scheuen Sie sich daher bitte nicht davor, ggf. psychologische Betreuung in Anspruch zu nehmen.

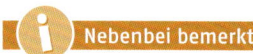

Dass man trotz einer Zöliakie außerordentlich belastbar ist und ein erfolgreiches Leben führen kann, stellen u. a. die beiden prominenten Persönlichkeiten Andrea Henkel (mehrfache Biathlon-Olympiasiegerin und -Weltmeisterin), Hannelore Kraft (NRW-Ministerpräsidentin und Vorsitzende der SPD in NRW) und Novak Djokovic (Tennisprofi, u. a. Wimbeldonsieger 2014) eindrucksvoll unter Beweis.

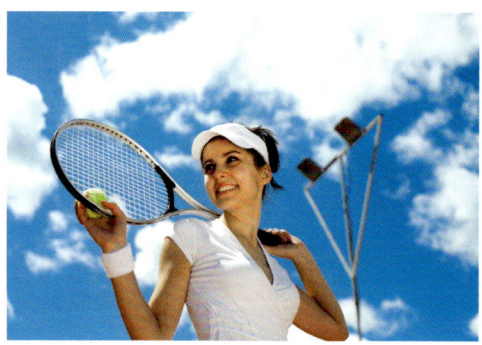

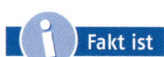

Eine glutenhaltige Ernährung führt bei Menschen mit einer aktiven Zöliakie zu einer erheblichen Erhöhung des Risikos für bestimmte Krebserkrankungen (v. a. Non-Hodgin-Lymphom, Tumore im Verdauungstrakt). Durch eine strikte Zöliakie-Diät wird dieses Risiko nach einer gewissen Zeit wieder auf das normale Niveau nicht zöliakiekranker Menschen reduziert. Über den ursächlichen Zusammenhang zwischen dem Auftreten von Zöliakie und Krebs gibt es keine zuverlässigen Erkenntnisse.

Was passiert, wenn Sie sich strikt glutenfrei ernähren?

Zuallererst sollten sich Ihre Beschwerden deutlich spürbar bessern. Werden Sie jedoch bitte nicht ungeduldig; dies kann bis zu zwei Wochen, manchmal auch noch länger dauern. Im Laufe der Zeit wird sich auch der Zustand Ihrer Darmschleimhaut wieder verbessern und nach und nach normalisieren. Bis keine Schädigungen mehr erkennbar sind, kann es jedoch bis zu 15 Jahren dauern. Bei 85 % ist dieser Zustand jedoch innerhalb von fünf Jahren nach Beginn der glutenfreien Ernährung erreicht. Durch die sukzessive Regeneration des Dünndarms kann der Körper üblicherweise wieder Nährstoffe in normalem Maße aufnehmen. Zudem entwickeln sich sekundäre Formen von Laktoseintoleranz und Fruktosemalabsorption zurück. Zöliakiebedingte Mangelernährung durch Malabsorptionen gehören dann der Vergangenheit an.

Welche Lebensmittel enthalten Gluten?

Auch durch die Herstellung und Weiterverarbeitung (z. B. Backen, Kochen, Einfrieren) von Lebensmitteln verliert Gluten sein allergenes Potenzial für Menschen mit Zöliakie nicht. Somit sollten Sie sämtliche Produkte, die z. B. aus Mehl glutenhaltiger Getreidearten hergestellt wurden, strikt meiden. Aufgrund ihrer Eigenart als Backwaren ist eine Glutenbelastung bei diesen Lebensmitteln normalerweise offensichtlich und leicht nachvollziehbar (siehe Tabelle).

Glutenhaltige Getreidearten und Lebensmittel mit offensichtlichem Glutengehalt

Lebensmittelgruppe	Beispiele
Glutenhaltige, Zöliakie-unverträgliche Getreidearten	Weizen, Emmer, Roggen, Triticale, Gerste, Kamut, Dinkel, Einkorn, Grünkern, (Hafer)
Lebensmittel mit offensichtlichem Glutenanteil	Brot, Brötchen, Kuchen, Kekse, Müsli, Knabbergebäck, Nudeln, panierte Fleisch- und Fischgerichte, Pizza, Zusätze von Kleie in Lebensmitteln
Für die Kennzeichnung nach Ampel-Systematik vgl. Lebensmittel-Ampeln ab Seite 183	

Eine Sonderstellung nimmt der Hafer ein. Obwohl er durch seinen Gehalt an den Gluteneiweißen Avenin und Avenalin glutenhaltig ist, wird er bei einer Zöliakie oftmals problemlos vertragen. Dies liegt daran, dass sich die Eiweißstruktur des Hafers von dem der unverträglichen Getreidearten deutlich unterscheidet.

> Obwohl Hafer glutenhaltig ist, wird er bei Zöliakie häufig vertragen.

Aus ärztlicher Sicht spricht grundsätzlich nichts dagegen, haferhaltige Lebensmittel zu verzehren, solange die Menge nicht mehr als 50 g Hafer pro Tag beträgt. Diese Empfehlung gilt jedoch ausdrücklich nur für nicht kontaminierten Hafer (siehe Kasten Seite 148). Wenn Sie sich dazu entscheiden, Hafer in Ihren Speiseplan aufzunehmen, sollten Sie sich regelmäßig durch Ihren Arzt untersuchen lassen. So können Sie

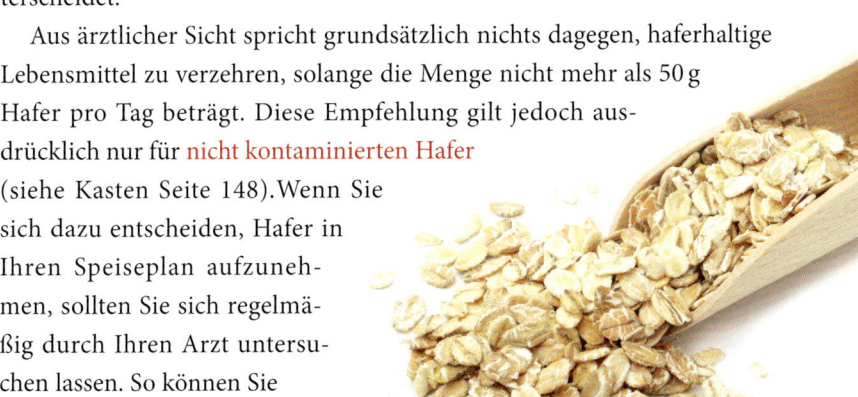

Zöliakie

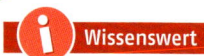 **Wissenswert**

Verwenden Sie nur nicht kontaminierten Hafer
Bei der Ernte oder durch eine Weiterverarbeitung (z. B. mahlen, backen) wird Hafer leicht mit anderen Getreidearten verunreinigt. Durch diese so genannte Kreuzkontamination kann auch der normalerweise eher unproblematische Hafer zu einem kritischen Getreide werden. Um der Gefahr, sich durch Hafer zu schaden aus dem Weg zu gehen, sollten Sie darauf achten, ausschließlich solche Produkte zu essen, die aus nicht kontaminiertem Hafer hergestellt sind. Dies sind Spezial-Lebensmittel, bei denen auf die Verwendung von sauberem Hafer ausdrücklich hingewiesen wird.

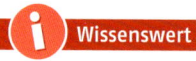 **Wissenswert**

Vorsicht auch bei Arzneimitteln
Leider sind glutenhaltige Substanzen wie z. B. Weizenstärke auch beliebte Hilfsstoffe in der Arzneimittelherstellung. Besonders in Tabletten und Kapseln sind sie häufig als Füllstoffe zu finden. Bitten Sie daher Ihren Apotheker, darauf zu achten, dass Sie kein glutenhaltiges Arzneimittel erhalten. Ihm ist als Arzneimittelfachmann die exakte Zusammensetzung jedes Arzneimittels bekannt.

sicher sein, dass Sie den Hafer wirklich vertragen und Ihre Darmschleimhaut nicht in Mitleidenschaft gezogen wird.

Leider sind nicht nur die offensichtlichen Backwaren kritisch für Menschen, die an einer Zöliakie leiden. Bitte denken Sie daran, dass auch Lebensmittel wie z. B. Malzbonbons, Bier oder Malzkaffee auf Getreidebasis hergestellt werden und leider damit für Sie tabu sind.

Besonders problematisch sind jedoch die „Glutenfallen". Dies sind Lebensmittel, von denen man aufgrund Ihrer Eigenart oder Herkunft fälschlicherweise nicht damit rechnet, dass sie Gluten enthalten. Vor allem aufgrund seiner gelierenden, wasserbindenden und emulgierenden Eigenart ist Gluten in der Lebensmittelindustrie sehr beliebt. Es wird direkt oder in Form von Stärke oder Mehl anderen Lebensmitteln zugesetzt. Während ein Glutenzusatz in Tütensuppen, Puddingpulver oder Fertiggerichten noch einigermaßen naheliegend erscheint, rechnen sicherlich die wenigsten damit, das unverträgliche Klebereiweiß auch in Schokolade, Speiseeis oder Rahmspinat zu finden. Ein genaues Studium der Zutatenverzeichnisse bleibt Ihnen zukünftig bei Ihrem Einkauf daher leider nicht erspart (siehe Tabelle Seite 149).

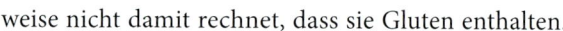
Weizenstärke und andere glutenhaltige Substanzen sind als Hilfsstoffe häufig in Arzneimitteln enthalten.

Wie kann man eine Zöliakie behandeln? 149

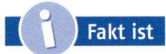 **Fakt ist**

Weizenstärke ist bei einer Zöliakie nicht zwangsläufig tabu. Je nach Herstellungsverfahren gibt es zwei verschiedene Arten von Stärke:
- Prima-Stärke (Stärke A).
- Sekunda-Stärke (Stärke B).

Im Gegensatz zur unverträglichen Sekunda-Stärke ist der Proteingehalt bei der Prima-Stärke durch mehrere Reinigungsschritte auf unter 0,5 % reduziert. Damit gilt sie als glutenfrei und kann problemlos im Rahmen einer Zöliakie-Diät verwendet werden. Ebenso sind verarbeitete Lebensmittel, die mit Prima-Stärke hergestellt wurden, trotz Zöliakie bedenkenlos verzehrbar.

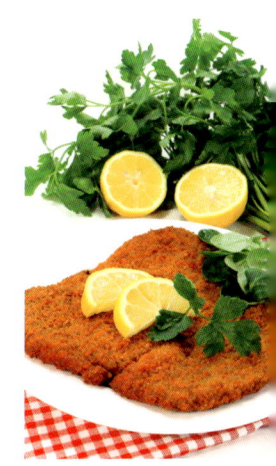

Mögliche Glutenfallen: Lebensmittel, die verstecktes Gluten enthalten können

Lebensmittelgruppe	Lebensmittel	Potenzielle Zusatzstoffe
Fleischerzeugnisse	• Alle Wurstwaren • Frikadellen • Produkte mit Fleischfüllungen • Schinken, geräuchert, luftgetrocknet • Döner-Fleisch • Fleischerzeugnisse mit Soße	Stärke, pflanzliche Eiweißstoffe (Getreideeiweiß), Paniermehl, glutenhaltige Gewürzmischungen
Fischerzeugnisse	• Brathering, Rollmops • Fischstäbchen • Fischkonserven mit Soße	Stärke, Paniermehl, glutenhaltige Gewürzmischungen
Obsterzeugnisse	• Fruchtzubereitungen, eingedickte Früchte • Fruchtsaft mit Zusatz von Ballaststoffen	Stärke, Getreide
Gemüseerzeugnisse	• Tiefkühlgemüse mit Mehlzusatz (z. B. Rahmspinat) • Gemüsebrühe • Kartoffelpuffer, -knödel, -kroketten, -püree, -salat	Mehl, Stärke, glutenhaltige Gewürzmischungen
Milchprodukte	• Milchprodukte mit Fruchtzubereitungen oder Müsli • Frischkäsezubereitungen • Light-Produkte • Reibekäse • Schmelzkäse • Kräuterbutter	Stärke, Mehl, pflanzliche Eiweißstoffe (Getreideeiweiß)

Lebensmittelgruppe	Lebensmittel	Potenzielle Zusatzstoffe
Süßwaren	• Schokolade • Marzipan • Malzbonbons • Dragierte Produkte • Lakritze • Desserts • Nuss-Nougatcreme	Gerstenmalz, Stärke, Mehl, pflanzliche Eiweißstoffe (Getreideeiweiß)
Getränke	• Bier • Kaffee-Surrogat-Getränke • Aromatisierte Tee- und Kaffeesorten • Kakaohaltige Getränke • Säfte mit Zusatz von Ballaststoffen • Whisky	Glutenhaltige Aromastoffe, Malz
Getreideerzeugnisse	• Alle als nicht „glutenfrei" gekennzeichneten Produkte • Auch Brote aus Reis, Mais, Soja, Kartoffeln, Buchweizen, Hirse • Cornflakes, Popcorn	
Sonstiges	• Tomatenketchup, Senf • Salatdressings • Tortenguss, Backpulver, Vanillezucker • Röstzwiebeln	Stärke, pflanzliche Eiweißstoffe (Getreideeiweiß), Mehl, glutenhaltige Gewürzmischungen

Für die Kennzeichnung nach Ampel-Systematik vgl. Lebensmittel-Ampeln ab Seite 183

 Wissenswert

Diese Bezeichnungen im Zutatenverzeichnis deuten auf Gluten hin:
➜ Stärke, modifizierte Stärke,
➜ Gluten,
➜ Weizen, Dinkel, Roggen, Hafer Grünkern, Triticale, Emmer, Kamut, jeweils auch als -mehl, -grieß, -schrot, -flocken, -kleie,
➜ Paniermehl,
➜ Pflanzeneiweiß,
➜ Bulgur.

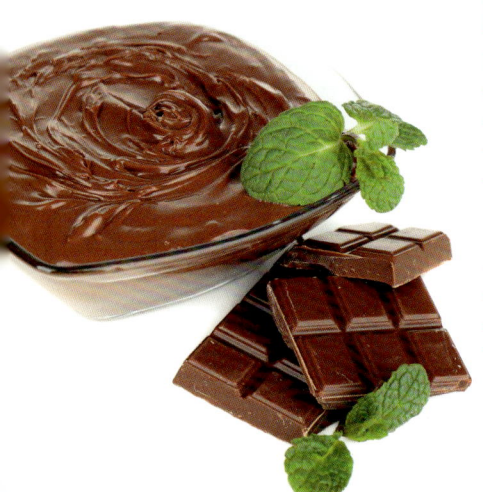

Wie können Sie sich glutenfrei ernähren?

Natürlich ist es wichtig zu wissen, um welche Lebensmittel Sie zukünftig einen großen Bogen machen sollten. Für die tägliche Praxis ist es aber natürlich ebenso wichtig, dass Sie die Nahrungsmittel kennen, die Sie ohne Angst und Bedenken und vor allem mit Genuss verzehren können.

Als Alternative zu den glutenhaltigen Getreideprodukten bieten sich Erzeugnisse an, die aus den Getreidearten Mais, Reis, Buchweizen, Hirse, Amaranth oder Quinoa hergestellt wurden.

Als Stärkelieferanten können Ihnen Kartoffeln, Hülsenfrüchte, Maranta, Maniok oder Sago dienen (siehe Tabelle Seite 152).

Auch die meisten Grundnahrungsmittel wie Milch, Fisch, Fleisch, Eier, Obst und Gemüse sind unbedenklich, solange Sie sie in unverarbeitetem Zustand verzehren.

Eine umfangreiche Auswahl glutenfreier Lebensmittel finden Sie mittlerweile in fast allen Reformhäusern, Naturkostläden oder Bio-Supermärkten (siehe Seite 156). Sie erkennen die Produkte an der Aufschrift „glutenfrei" und einem Symbol, das eine durchgestrichene Ähre in einem Kreis darstellt (siehe Abbildung).

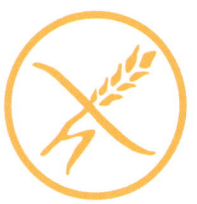

Die durchgestrichene Kornähre ist das allgemein gültige Symbol für glutenfrei.

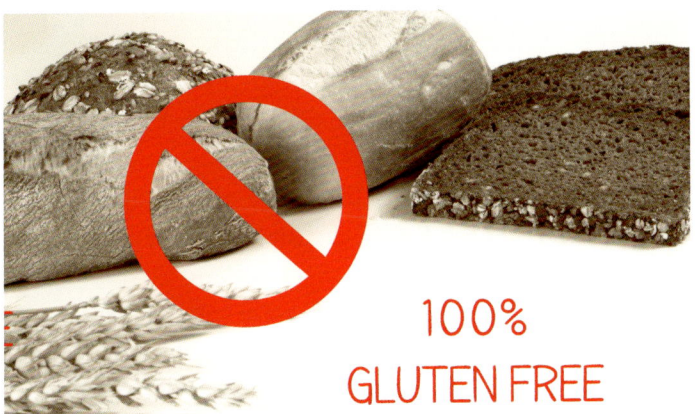

Vorsicht bei offenen, unverpackten Lebensmitteln.
Die Gefahr von Verunreinigung durch glutenhaltiges Mehl ist groß!

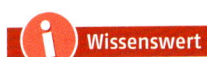 **Wissenswert**

Glutenfrei ist nicht immer glutenfrei

Bitte seien Sie vorsichtig mit offenen, also unverpackten Lebensmitteln, die als „glutenfrei" angeboten werden. Vor allem in Bäckereien ist die Gefahr einer Verunreinigung mit glutenhaltigen Mehlen sehr groß.

Beispiele für Lebensmittel, die in unverarbeitetem Zustand glutenfrei sind

Lebensmittelgruppe	Beispiele
Getreidearten	• Reis, Wildreis, Mais, Hirse, Buchweizen, Amaranth, Quinoa
Stärke	• Kartoffeln, Hülsenfrüchte, Maranta, Sago, Maniok
Milchprodukte	• Milch, Quark, Naturjoghurt, Sahne, Kefir, Dickmilch • Hart-, Schnitt- und Weichkäse
Grundnahrungsmittel	• Fleisch, Geflügel • Fisch, Meeresfrüchte • Obst, Gemüse, Kartoffeln, Salat
Fette, Öle	• Speiseöle, Margarine, Butter
Getränke	• Tee • Sekt, Wein • reine Fruchtsäfte
Süßwaren	• Zucker • Honig, Ahornsirup • Marmelade, Konfitüre
Sonstiges	• Soja, Tofu, Sojamilch • Nüsse • reine Gewürze und Kräuter

Für die Kennzeichnung nach Ampel-Systematik vgl. Lebensmittel-Ampeln ab Seite 183

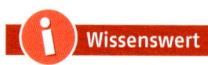

Wissenswert

Zöliakie als Behinderung
Eine Zöliakie wird üblicherweise als Behinderung offiziell anerkannt. Stellen Sie beim zuständigen Versorgungsamt einen entsprechenden Antrag, wird Ihnen üblicherweise ein Behinderungsgrad von 20 % zuerkannt. Für die Praxis sind diese 20 % alleine normalerweise noch nicht relevant. Einen Behindertenausweis erhalten Sie ab einem Grad der Behinderung von 50 %, steuerliche Vergünstigungen von 25 % an aufwärts. Der Behinderungsgrad aufgrund einer Zöliakie kann jedoch mit anderen anerkannten Behinderungen zusammengerechnet werden.

Die Verwendung glutenfreier Lebensmittel ist selbstverständliche Grundlage einer Zöliakie-Diät. Darüber hinaus sollten Sie jedoch nicht vergessen, einige Grundregeln der Küchenhygiene zu befolgen, um Gluten-Verunreinigungen (Kreuzkontaminationen) Ihrer Lebensmittel zu vermeiden. Die wichtigsten Regeln sind:

- Lagern Sie glutenfreie Produkte in separater Verpackung.
- Reinigen Sie Arbeitsflächen, Back- und Kochutensilien vor der Zubereitung glutenfreier Speisen gründlich.
- Verwenden Sie Schneidebretter und Kochlöffel aus Kunststoff (Holz ist schwerer zu reinigen und glutenfrei zu halten).

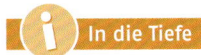 **In die Tiefe**

Gesetzliche Regelungen für Gluten in Lebensmitteln
Aufgrund des gesundheitsgefährdenden Potenzials von Gluten, hat der Gesetzgeber einige EU-weit geltende Vorschriften zur Kennzeichnung glutenhaltiger Lebensmittel erlassen. So müssen Lebensmittelhersteller die Verwendung von glutenhaltigem Getreide oder daraus hergestellten Erzeugnissen im Zutatenverzeichnis kennzeichnen (siehe Kasten Seite 150).
Eine andere EU-Verordnung regelt die Kennzeichnung spezieller Lebensmittel für Menschen mit einer Zöliakie. So dürfen Produkte die Bezeichnung glutenfrei tragen, wenn sie maximal 0,002 % Gluten enthalten. Um die Kennzeichnung „sehr geringer Glutengehalt" zu erhalten, darf ein Gluten-Grenzwert von 0,01 % nicht überschritten werden. Auch für nicht kontaminierten Hafer und daraus hergestellte Lebensmittel (siehe Kasten Seite 148) gilt der Höchstgehalt von 0,002 % Gluten.
Trotz der Bezeichnung „glutenfrei" toleriert der Gesetzgeber minimale Glutengehalte, da es sich nicht ausschließen lässt, dass auch von Natur aus glutenfreie Getreidearten mit glutenhaltigem Getreide kontaminiert sind.

- Nutzen Sie einen separaten Toaster oder verwenden Sie spezielle Toastertaschen („Toastbags").
- Verwenden Sie eine separate Fritteuse bzw. separates Frittierfett bei der Zubereitung frittierter Speisen.
- Halten Sie Spül-, Hand- und Geschirrtücher frei von Mehlstaub.

Eine besonders schwierige Situation stellt für alle zöliakieerkrankten Menschen ein Restaurantbesuch dar. Idealerweise suchen Sie sich ein Lokal aus, das speziell glutenfreie Speisen anbietet. Leider sind solche Restaurants, besonders in ländlichen Regionen, noch viel zu selten zu finden (siehe Seite 156).
Aber auch wenn Sie ein normales Restaurant besuchen möchten, gibt es einige

Befolgen Sie einige Regeln der Küchenhygiene, um Gluten-Verunreinigungen der Lebensmittel zu vermeiden.

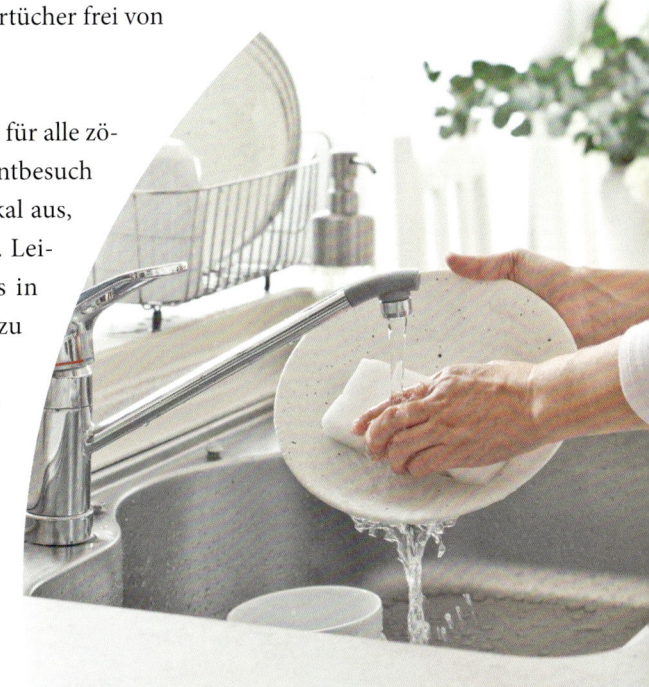

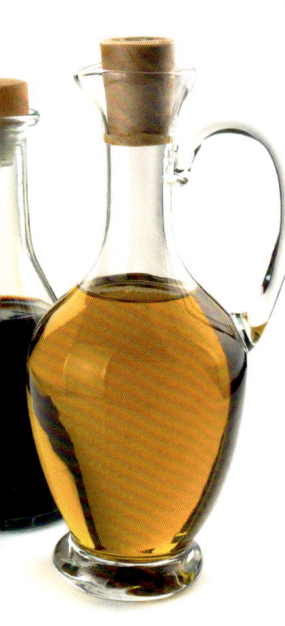

praktische Hinweise, die Ihnen helfen können, einen schönen und unbeschwerten Abend zu erleben:

- Versuchen Sie möglichst bereits im Vorfeld das Restaurant über Ihre Zöliakie zu unterrichten und ggf. Speisen abzusprechen.
  - Bei spontanen Restaurantbesuchen können Sie dem Koch eine Hinweiskarte mit den wichtigsten Informationen übergeben (diese erhalten Sie bei der DZG; siehe Seite 156):
  - Fleisch, Fisch, Röstzwiebeln und Ähnliches dürfen nicht paniert oder bemehlt sein,
  - Suppen und Soßen nur ungebunden oder mit Mais- oder Kartoffelstärke binden,
  - Gemüse nur naturbelassen oder in Butter geschwenkt,
  - Salate nur mit Essig und Öl anmachen,
  - Kräuter frisch oder getrocknet verwenden, keine Gewürzmischungen,
  - Beilagen: Reis oder Kartoffeln, Fettgebackenes nur, wenn separat frittiert wird,
  - Dessert: Frisches Obst, nicht verarbeitete Milchprodukte (z. B. Joghurt, Quark),
  - Getränke: Wasser, naturreine Säfte, Sekt, Wein, klare Schnäpse.

Beantwortung der Fragen

1. Warum traten die Müdigkeit und Erschöpfung trotz Einstellung der Schilddrüsenwerte und Gabe von Eiseninfusionen nach einiger Zeit wieder auf?
   Eisenmangel und Schilddrüsenerkrankungen sind bei Zöliakie-Erkrankten wie bei Nicht-Zöliakikern häufige Ursachen für dauerhafte Müdigkeit und Abgeschlagenheit. Bei erwachsenen Menschen mit Zöliakie zählen solche Anzeichen von Erschöpfung zu den häufigsten Beschwerden. Eine medikamentöse Behandlung mit Schilddrüsen- und Eisenarzneimitteln schafft üblicherweise Abhilfe. Folgt auf diese Arzneimitteltherapie jedoch keine Umstellung auf eine glutenfreie Ernährung, kehrt der Eisenmangel, und damit auch die entsprechenden Beschwerden wie Müdigkeit und Erschöpfung zurück. Das Eisendefizit hat seine Ursache in einer mangelhaften Eisenaufnahme aus dem Dünndarm. Diese wird sich erst verbessern, wenn der junge Bankangestellte sich über eine längere Zeit glutenfrei ernährt hat und sich seine Dünndarmschleimhaut wieder regeneriert hat (siehe Seite 135 und Seite 146).
2. Warum kann die Erkenntnis nach Auswertung des Ernährungs- und Symptomtagebuchs als fehlendes Puzzlestück für die Verdachtsdiagnose Zöliakie bezeichnet werden?

Das Ernährungs- und Symptomtagebuch offenbarte, dass neben den bekannten Milchprodukten und Obst auch Getreideerzeugnisse Beschwerden auslösten. Grundsätzlich kann diese Erkenntnis auf drei Möglichkeiten schließen lassen:
1. Weizenallergie,
2. Zöliakie,
3. Glutensensitivität (siehe Seite 160).

Betrachtete man sämtliche Beschwerden und Befunde des junges Mannes im Zusammenhang, ergab sich ein „big picture". Hieraus konnte die zwingende Verdachtsdiagnose Zöliakie abgeleitet werden. Die einzelnen Puzzleteile des „big pictures" sind:
- Müdigkeit und Abgeschlagenheit sind typische Symptome einer Zöliakie bei Erwachsenen.
- Eisenmangel ist ein typischer Zöliakie-Befund.
- Eine Hashimoto-Thyreoiditis tritt als begleitende Autoimmunerkrankung bei Menschen mit Zöliakie vermehrt auf.
- Die Hauterkrankung ist nicht losgelöst von der Zöliakie zu betrachten. Hierbei handelt es sich um eine Dermatitis herpetiformis Duhring. Dies ist eine Autoimmunerkrankung, die fast ausschließlich bei Zöliakie-Erkrankten auftritt. Nicht jeder Zöliakiker hat jedoch hiermit zu tun. Etwa 5 % der Menschen mit einer Zöliakie leiden gleichzeitig an einer Dermatitis herpetiformis Duhring.

3. Warum hat sich durch die glutenfreie Ernährung auch die Verträglichkeit von Laktose und Fruktose verbessert?
Eine unbehandelte Zöliakie führt in den meisten Fällen zu einer Schädigung der Dünndarmschleimhaut. In dieser finden sich auch das milchzuckerspaltende Enzym Lactase sowie die GLUT5-Fruktosetransporter. Durch die Schleimhautschädigung stehen nicht mehr ausreichende Mengen an Enzym und Transporterproteinen zur Verfügung, um die aufgenommenen Mengen an Laktose und Fruktose abzubauen bzw. aus dem Dünndarm auszuschleusen. Folge sind die sekundären Formen von Laktoseintoleranz und Fruktosemalabsorption.
Durch die glutenfreie Diät regeneriert sich die Darmschleimhaut wieder. Dies bedeutet zugleich, dass auch ausreichend Lactase und GLUT5-Transporter bereitstehen. Mit dem Wiederaufbau der Schleimhaut verschwindet somit die Ursache der sekundären Nahrungsmittelintoleranzen (siehe Seite 135 und Seite 146).

4. Warum konnte der junge Mann unter der glutenfreien Diät auch seine Arzneimittel zur Behandlung der Hauterkrankung absetzen?
Bei der Hauterkrankung handelte es sich um keine eigenständige Krankheit, sondern um eine Dermatitis herpetiformis Duhring (siehe Antwort zu Frage 2). Die wichtigste Maßnahme zur Behandlung dieser Autoimmunerkrankung ist eine glutenfreie Diät. Wird diese strikt eingehalten, bilden sich die Beschwerden meistens zurück. In der Akutphase hilft häufig die Gabe der antiallergisch wirksamen Antihistaminika.

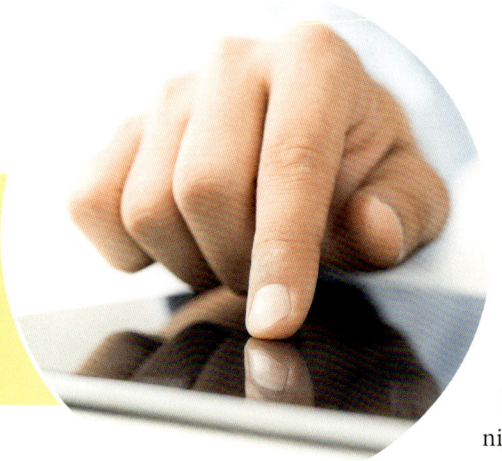

Hilfe im Internet

Wir alle kennen es aus unserer täglichen Routine: Ist eine Frage zu beantworten oder ein Problem zu lösen, ziehen wir als ersten „Experten" das Internet zu Rate. Um Ihnen das Durchforsten des schier unübersichtlichen Gesamtangebots an Foren, Ratgeberseiten etc. zu ersparen und Ihnen ein strukturiertes Vorgehen bei der Lösung Ihres Problems zu ermöglich, finden Sie nachfolgend einige interessante und aufschlussreiche Webadressen. Natürlich ist dies nur eine Auswahl und ebenso natürlich gibt es noch eine Menge anderer guter und hilfreicher Links. So wichtig und hilfreich diese Seiten auch sein mögen, Sie sollten niemals die endgültige Abklärung durch einen Arzt ersetzen.

Anbieter	Internetadresse	Inhalte
Deutsche Zöliakie Gesellschaft e. V.	www.dzg.de	• Umfangreichste deutschsprachige Seite rund um Zöliakie • Sehr gute fachliche und weitreichende praktische Informationen • Telefonische Arztsprechstunde und Ernährungsberatung • Glutenfreie Rezepte • Download verschiedener Flyer
Glutenfrei durch Deutschland	www.gfgermany.de	• Suchmaschine für „glutenfreie" Restaurants, Supermärkte, Cafés und Hotels in Deutschland
gluten appetit!	www.gluten-appetit.de	• Suchmaschine für „glutenfreie", vegetarische und vegane Restaurants, Supermärkte, Cafés und Hotels
glutenfrei unterwegs	www.glutenfrei-unterwegs.de	• Suchmaschine für „glutenfreie" Restaurants, Supermärkte und Hotels • Kleine Wissensplattform mit fachlichen und praktischen Informationen • Blog mit verschiedenen Themen

Hilfe im Internet

Anbieter	Internetadresse	Inhalte
Glutenunverträglichkeit erkennen	www.gluten-unvertraeglichkeit-erkennen.de	• Interaktiver Ernährungstest • Fachliche und praktische Informationen zu Gluten, Zöliakie, Glutensensitivität und Weizenallergie • Online-Community
Lebensmittel-glutenfrei.de	www.lebensmittel-glutenfrei.de	• Praktische Informationen rund ums Leben mit Zöliakie • Shop für glutenfreie Lebensmittel
Schär	www.schaer.com	• Umfangreiche Auswahl an glutenfreien Koch- und Backrezepten • Umfangreiche Wissensplattform mit fachlichen und praktischen Informationen • Online-Community
Zöliakie-Treff	www.zoeliakie-treff.de	• Forum rund ums Thema Zöliakie • Informationen u. a. zu Selbsthilfegruppen, Kochtreffen, Ärzten, Seminaren nach PLZ sortiert

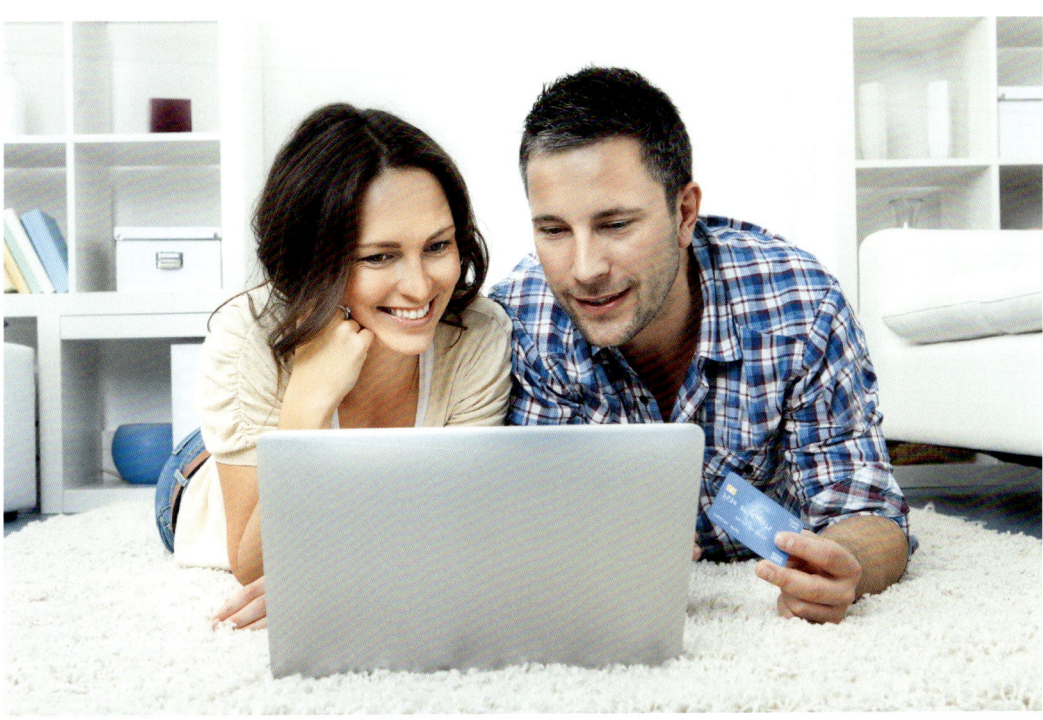

Glutensensitivität – wenn Sie Getreideprodukte nicht vertragen

Ein Beispiel aus der Praxis — 160

Wo hat die Glutensensitivität ihren Ursprung? — 162

Was passiert bei der Glutensensitivität im Körper und welche Beschwerden treten auf? — 164

Wie kann man eine Glutensensitivität feststellen? — 165

Wie kann man eine Glutensensitivität behandeln? — 167

Hilfe im Internet — 169

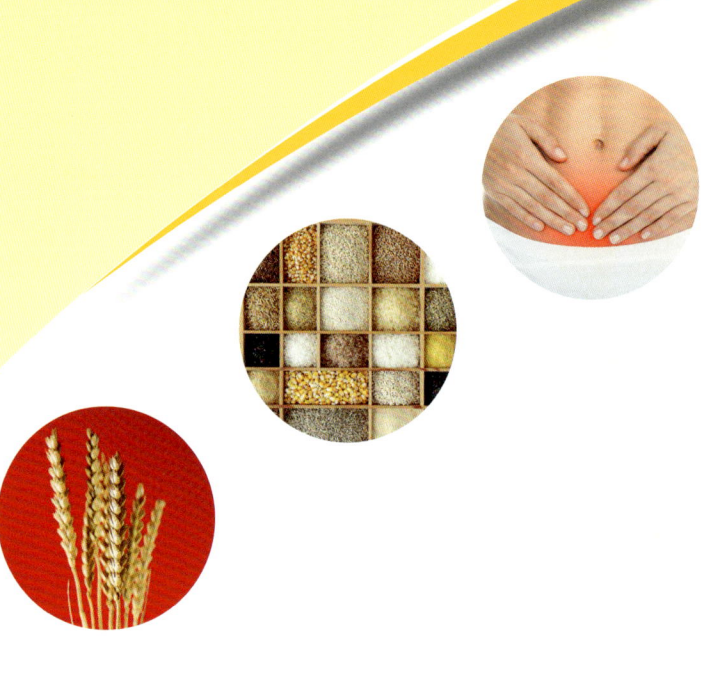

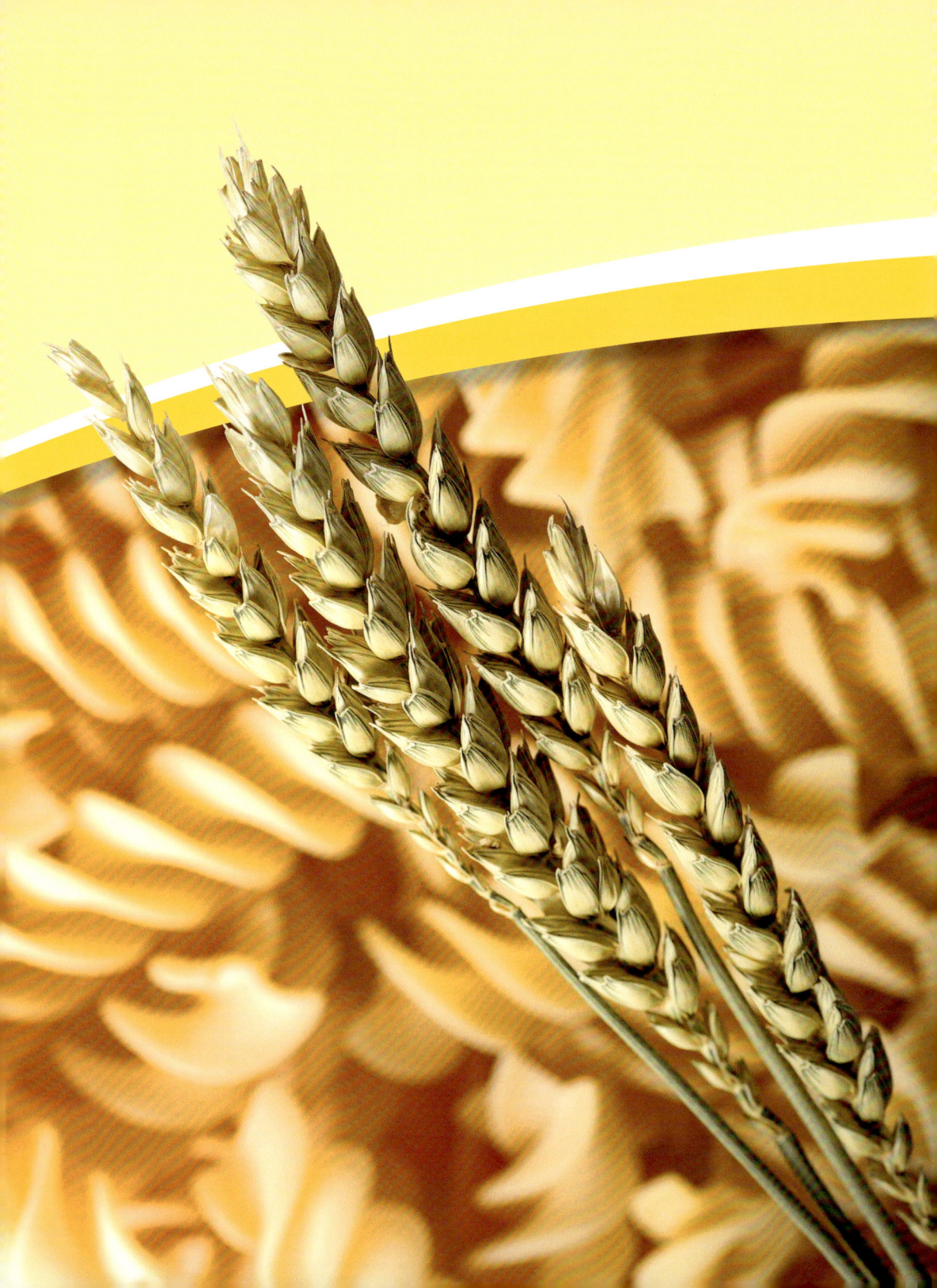

Ein Beispiel aus der Praxis

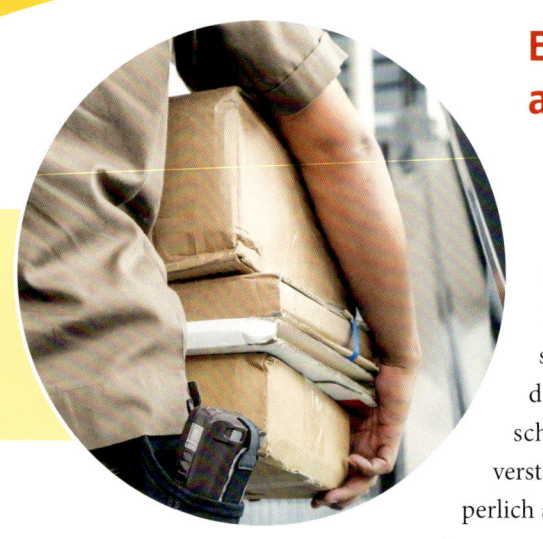

Über mehrere Jahre hinweg wurde ein 28jähriger Mann von regelmäßig auftretenden Bauchschmerzen, Durchfällen und Blähungen nach dem Essen geplagt. Er gab an, dass sich die Beschwerden im Laufe der Zeit hatten zunehmend verstärkt hätten. Da er als Paketzusteller in einem körperlich anstrengenden Beruf arbeitete, in dem er zudem unter permanentem zeitlichen Druck stand, waren die gesundheitlichen Probleme für den jungen Mann derart belastend, dass er in Erwägung zog, seinen Job zu kündigen.

Verschiedene ärztliche Untersuchungen waren zuvor ohne befriedigendes Ergebnis verlaufen. Unverträglichkeiten gegenüber Laktose, Fruktose und Histamin waren als Ursachen ebenso ausgeschlossen worden wie entzündliche Darmerkrankungen, Zöliakie und Nahrungsmittelallergien. Der Mann erhielt die Diagnose Reizdarmsyndrom; der Versuch, die Beschwerden medikamentös zu behandeln war nicht von Erfolg gekrönt. In seiner Verzweiflung suchte er einen Heilpraktiker auf, der einen leider ebenso erfolglosen Behandlungsversuch mittels Akupunktur unternahm.

Der Heilpraktiker riet dem jungen Mann dazu, seinen Körper mit Hilfe einer Heilfastenkur „einmal richtig zu entschlacken". Während dieser 10-tägigen Nahrungskarenz war der Mann vollkommen beschwerdefrei. Diese Symptomfreiheit bestätigte endgültig den Verdacht eines ernährungsbedingten Problems.

 Faktenbox – das Wichtigste in Kürze

- Unverträglichkeit gegen Eiweißbestandteile in verschiedenen Getreidearten
- Symptome: Sehr heterogenes Spektrum, u. a. Durchfall, Bauchkrämpfe, Blähungen, Verstopfung, Übelkeit, Müdigkeit, Migräne, Depressionen, Konzentrationsstörungen, Hauterscheinungen, Gliederschmerzen
- Häufigkeit/Verbreitung: Bisher nicht bekannt; geschätzt 1–5 %
- Kein ursächlicher Zusammenhang mit Zöliakie
- Geschlechterverhältnis (m:w): vermutlich häufiger bei Frauen
- Mechanismus: Vermutlich bisher nicht exakt bekannte immunologische Reaktion

Ein Beispiel aus der Praxis

Der Hinweis auf das mögliche Vorliegen einer Glutensensitivität führte den jungen Mann letztendlich auf den richtigen Weg. Eine glutenfreie Ernährung verhalf ihm zu nachhaltiger Beschwerdefreiheit. Verträglichkeitstests einzelner Lebensmittel brachten ihm zudem die Erkenntnis, dass er Dinkelprodukte deutlich besser verträgt als gängige weizenhaltige Lebensmittel. Seinen Beruf als Paketzusteller kann er mittlerweile wieder problemlos ausüben.

? Fragen

1. Wenn der junge Mann auf alle bekannten Nahrungsmittelunverträglichkeiten untersucht wurde, warum hat man bei Ihm dann die Glutensensitivität nicht erkannt?
2. Warum war der Rat des Heilpraktikers, den Körper „einmal richtig zu entschlacken" grundsätzlich unsinnig, obwohl der den Mann auf den richtigen Weg führte?
3. Wie kann man erklären, dass der Mann Lebensmittel, die aus Dinkel, also einer Urform des Weizens hergestellt sind, besser verträgt als gängige Weizenprodukte?

→ Beantwortung der Fragen siehe Seite 168.

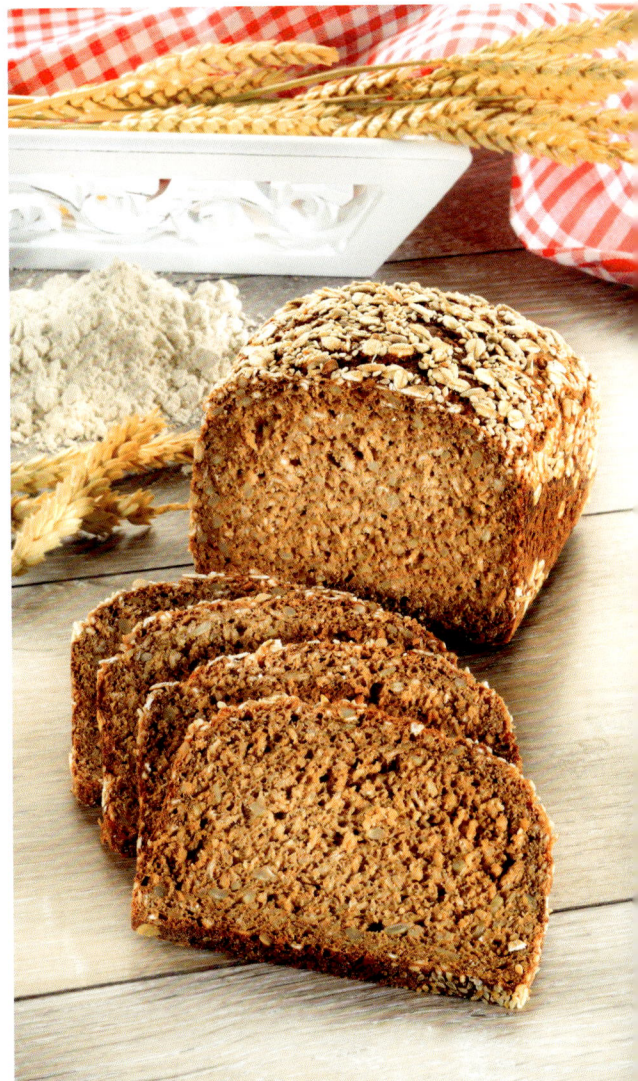

Wo hat die Glutensensitivität ihren Ursprung?

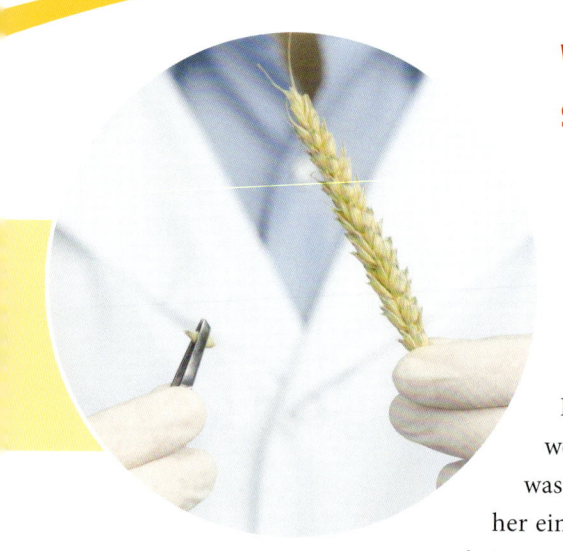

Von den bisher bekannten Nahrungsmittelunverträglichkeiten ist die Glutensensitivität das jüngste und am wenigsten erforschte Phänomen. Ihre Existenz gilt unter Wissenschaftlern erst seit wenigen Jahren als gesichert. Woher sie kommt und was genau hinter der Glutensensitivität steckt ist bisher ein Rätsel, an dessen Entschlüsselung die Forscher arbeiten.

Zuverlässige Daten zur Verbreitung gibt es bisher nicht, es gilt jedoch als sicher, dass sie wesentlich häufiger auftritt als die Zöliakie. Grobe Schätzungen liegen bei einem Anteil von 1–5 % in der Bevölkerung. Da die Glutensensitivität bisher meist nur wenigen Experten bekannt ist, muss man von einer enorm hohen Dunkelziffer an Erkrankten ausgehen.

Obwohl sie sich ebenfalls in einer Unverträglichkeit gegen Getreideeiweiß äußert, existiert kein ursächlicher Zusammenhang mit der Zöliakie. Auslöser der Beschwerden ist vermutlich nicht Gluten selber. Es wird angenommen, dass das Eiweiß Adenosintriphosphat-Amylase (ATI von engl. Amylase-Trypsin-Inhibitor) eine Schlüsselrolle spielt (siehe Kasten). Obwohl es mengenmäßig nur etwa 3–4 % des Glutens im Weizen ausmacht, ruft es bei Menschen mit einer Glutensensitivität teilweise starke Beschwerden hervor.

Wie genau ATI im Körper eine Glutensensitivität auslösen kann, ist bislang kaum bekannt. Als möglichen Mechanismus diskutiert man ein immunologisches

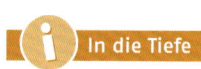

In die Tiefe

ATI – ein selbstgeschaffenes Problem

Beim Weizeneiweiß ATI handelt es sich um ein Enzym, das die Abwehrkräfte des Getreides erhöht. Über diese Wirkung dient es dem Weizen zur Abwehr gegen Schädlinge. Es kann somit als eine Art getreideeigenes Insektizid verstanden werden. ATI war bisher unbekannt und wurde im Rahmen der Glutensensitivitätsforschung entdeckt.
Es scheint ein Produkt der modernen Hochleistungslandwirtschaft zu sein. Als solches wurde es gezielt in Getreidesorten „hineingezüchtet", um höhere Ernteerträge zu erzielen. Dieser Zusammenhang erklärt plausibel, warum die Zahl der Menschen mit Glutensensitivität offenbar zunimmt.

Geschehen, bei dem ATI das angeborene Immunsystem stimuliert. Damit ist die Glutensensitivität, ebenso wie die Zöliakie, nicht den klassischen Nahrungsmittelintoleranzen zuzurechnen (siehe Seite 16).

Ein Zusammenhang mit anderen Autoimmunerkrankungen wird diskutiert (siehe Seite 133).

Neben ATI werden auch bestimmte Kohlenhydrate (sogenannte FOD-MAPs-fermentierbare Oligo-, Di-, Monosaccharide und Poyole) als (Mit-)Verursacher der Glutensensitivität diskutiert.

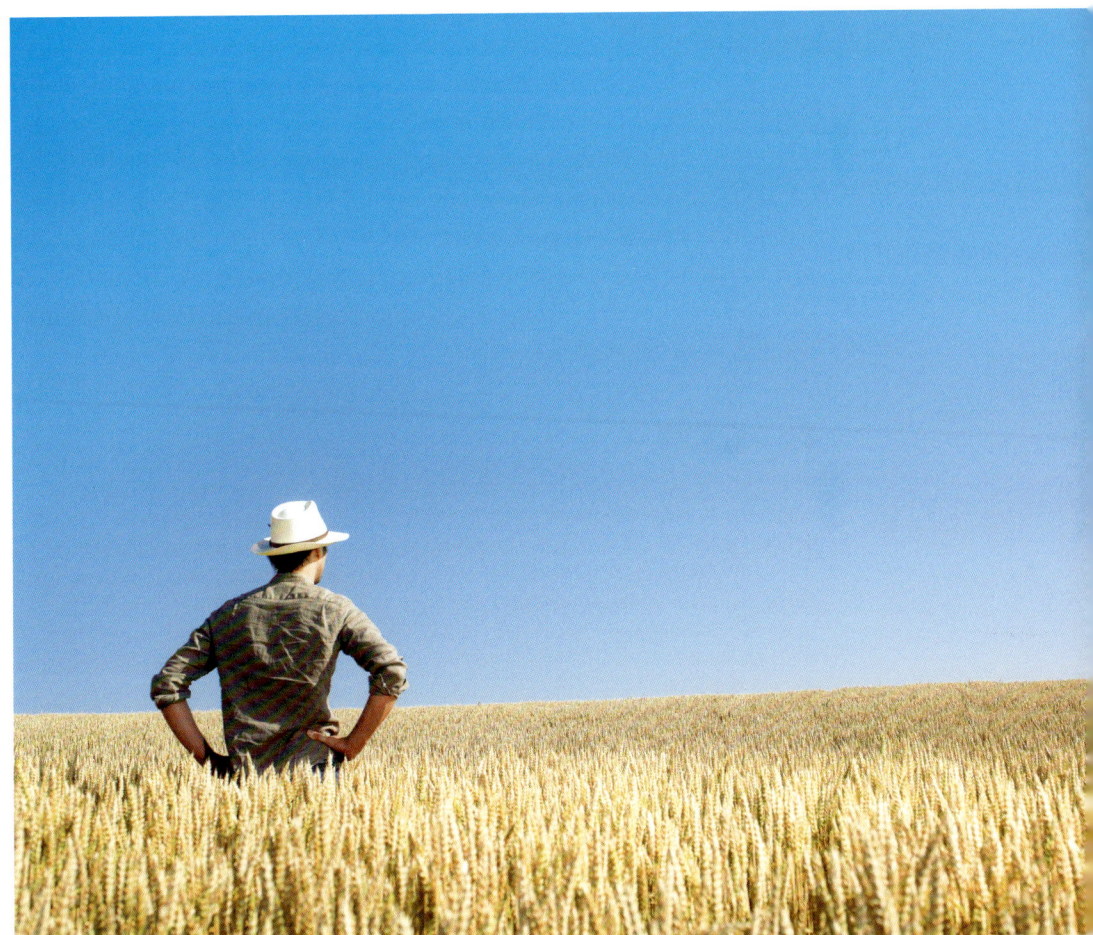

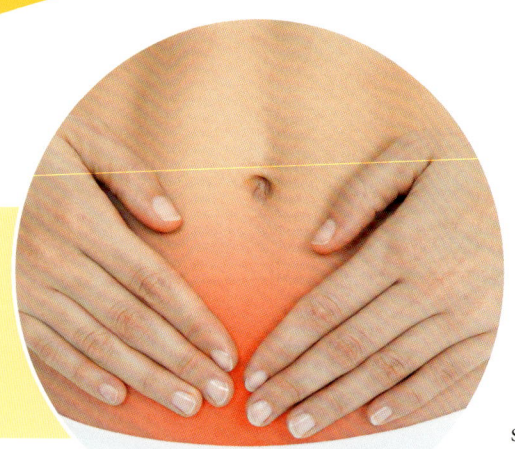

Was passiert bei der Glutensensitivität im Körper und welche Beschwerden treten auf?

Diese Frage ist schnell und einfach beantwortet. Eine Glutensentitivität unterscheidet sich in Ihrer Symptomatik nicht von einer Zöliakie, sie ist ebenso variabel (siehe Seite 135). Lediglich schwere Zeichen von Malabsorptionen sind seltener zu erwarten als bei der Zöliakie, da eine Glutensensitivität nicht mit Veränderungen oder Schädigungen der Dünndarmschleimhaut einhergeht.

Aus einzelnen Studien gibt es Hinweise, die eine Glutensensitivität mit bestimmten neurologisch-psychiatrischen Erkrankungen wie Depressionen, Autismus und Schizophrenie in Verbindung bringen. Auch hier wird es sicherlich noch einige Zeit dauern, bis diese Blackbox sich in wissenschaftliche Sicherheit verwandelt hat.

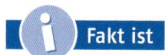

Fakt ist

Dass hinter einer Diagnose Reizdarmsyndrom häufig tatsächlich eine Nahrungsmittelunverträglichkeit steckt, wurde bereits erwähnt. Aufgrund des sehr geringen Bekanntheitsgrads der Glutensensitivität auch unter Ärzten, besteht die Gefahr, dass Menschen, die hieran leiden, fälschlicherweise als Reizdarmpatienten diagnostiziert und behandelt werden. Wissenschaftler und Ärzte, die sich intensiv mit dem Thema Glutensensitivität befassen, bestätigen, dass solche Fehldiagnosen leider häufige Praxis sind. Wenn ein „Reizdarm" nach zwei bis drei Tagen glutenfreier Diät verschwindet, ist das ein typischer Hinweis auf eine tatsächliche Glutensensitivität (siehe Seite 24 und Seite 25).

Wie kann man eine Glutensensitivität feststellen?

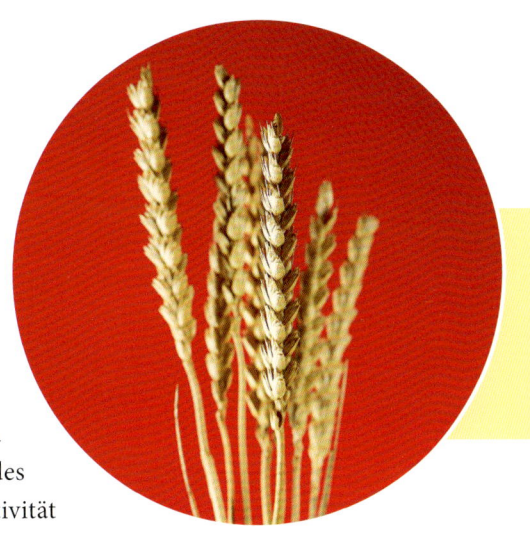

Auch hier liegt leider noch vieles im Dunkeln. Derzeit lässt sich eine Glutensensitivität nur über eine Ausschlussdiagnose feststellen (siehe Seite 25). Das bedeutet, dass sämtliche anderen infrage kommenden Ursachen für Ihre Beschwerden ausgeschlossen sein müssen, ehe man am Ende des Diagnoseprozesses zu dem Ergebnis Glutensensitivität kommt.

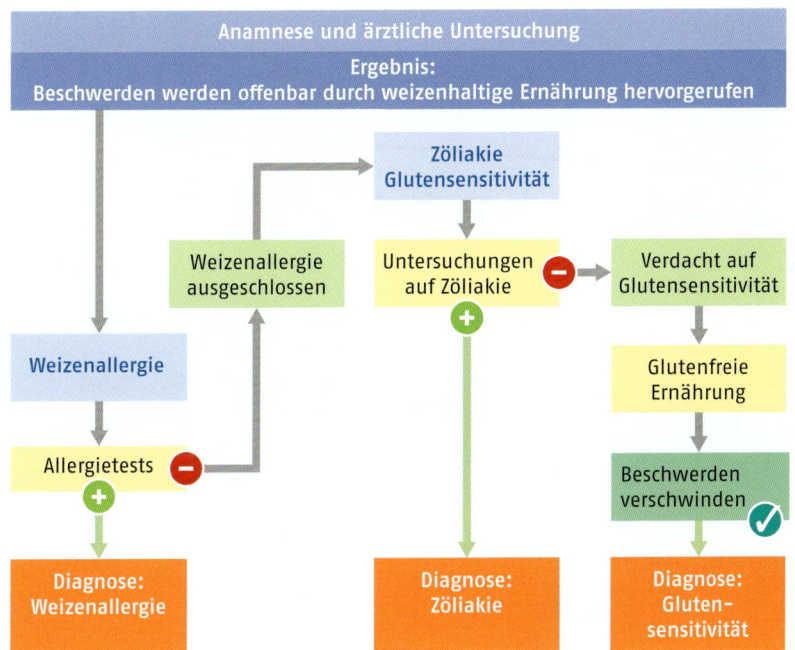

Schema zur Diagnose einer Glutensensitivität.

Vor allem gilt es, die Glutensensitivität gegen eine eventuell vorliegende Zöliakie oder Weizenallergie abzugrenzen. Unter Wissenschaftlern wird sie daher auch als „Nicht-Zöliakie – Nicht-Weizenallergie – Weizensensitivität" bezeichnet. Kann Ihr Arzt diese beiden (und andere) Erkrankungen als Ursache Ihrer Beschwerden mit Sicherheit ausschließen, gibt eine anschließende glutenfreie Diät letzte Gewissheit. Verschwinden die Symptome nach der Ernährungsumstellung innerhalb weniger Tage, lässt dies auf eine Glutensensitivität schließen.

Auch bei der Diagnostik arbeiten die Forscher mit Hochdruck. Gerne hätte man Biomarker (wie z. B. spezifische Antikörper), anhand derer man eine Glutensensitivität mit Sicherheit nachweisen kann. Auch wenn einzelne Untersuchungen einen Zusammenhang mit Anti-Gliadin-Antikörpern (AGA) nahelegen, reichen diese Beobachtungen leider nicht aus, um sie für die Diagnostik der Glutensensitivität zu nutzen.

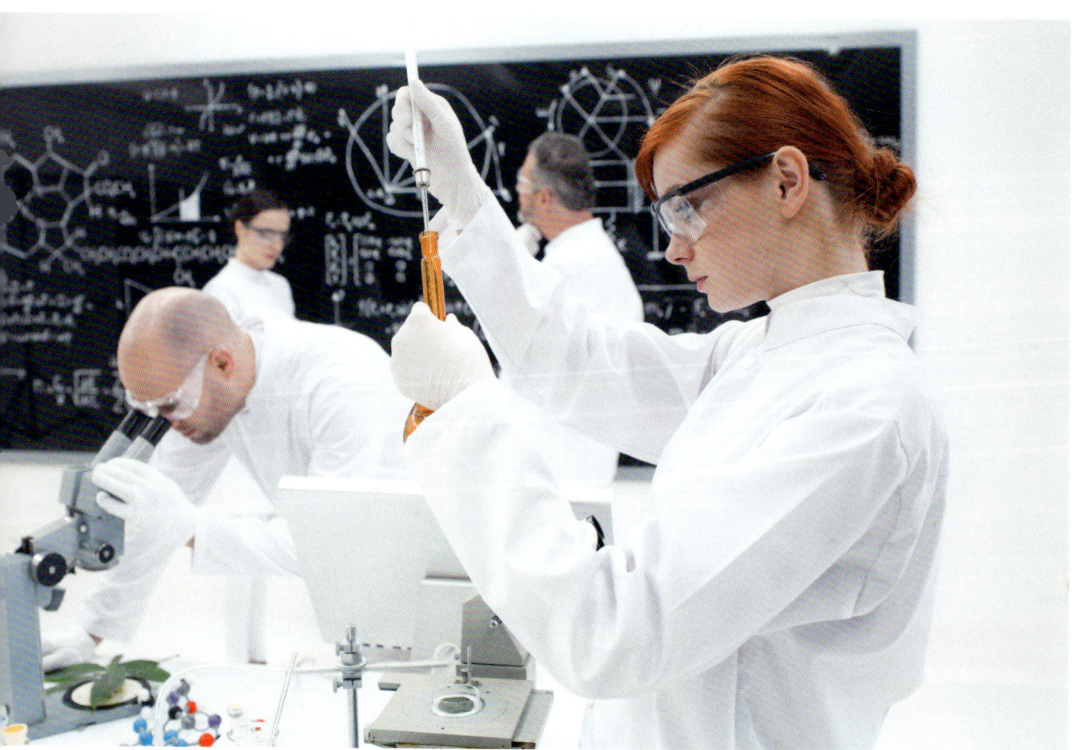

Wie kann man eine Glutensensitivität behandeln?

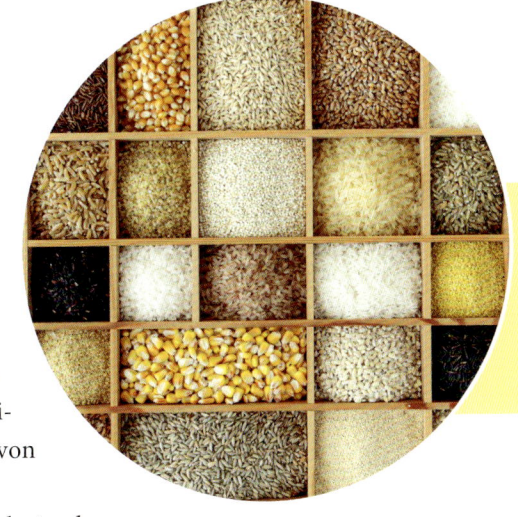

Verzichten Sie auf glutenhaltige Lebensmittel, werden sich Ihre Beschwerden nach wenigen Tagen in Luft auflösen. Im Unterschied zur Zöliakie ist es nicht nötig, eine strikte Glutenkarenz, also einen 100%igen Verzicht einzuhalten. Nach derzeitigen Erfahrungen reicht es aus, die Aufnahme von Getreideprodukten um 90–95 % zu reduzieren.

Ein weiterer entscheidender Unterschied liegt darin, dass Sie sich nach derzeitigem Kenntnisstand nicht schaden, sollten Sie einmal „sündigen". Ähnlich wie bei der Laktoseintoleranz oder der Fruktosemalabsorption werden Sie zwar rasch Beschwerden bekommen, langfristige Komplikationen sind aber nicht zu befürchten.

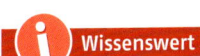 **Wissenswert**

Probieren Sie es mit alten Weizenarten
Da nur wenig zu den Ursachen bekannt ist, sollte diese Empfehlung als Versuch verstanden werden:
Ersetzen Sie handelsübliches Standard-Weizenmehl durch Mehle der alten Kulturformen des Weizens wie Einkorn, Emmer oder Dinkel (hiermit bitte vorsichtig sein, da es viele Kreuzungen und Mischformen gibt). Diese haben keinen gezielten Züchtungsprozess hinter sich und enthalten somit kein (oder nur sehr wenig) ATI, das mutmaßlich auslösende Eiweiß der Glutensensitivität. Ist tatsächlich ATI die problematische Substanz im Weizen, sind Backwaren, die Sie aus den alten Weizenarten herstellen, trotz Glutensensitivität verträglich.

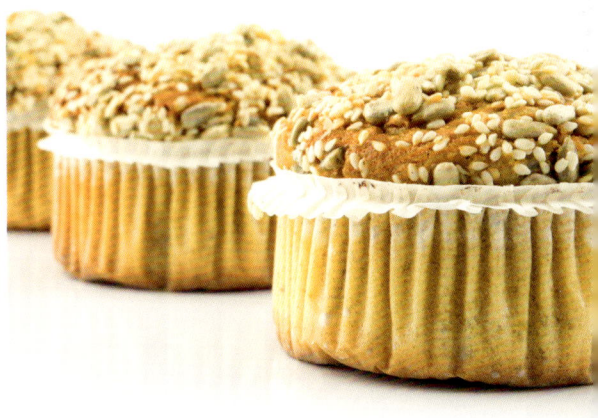

> **Beantwortung der Fragen**

1. **Wenn der junge Mann auf alle bekannten Nahrungsmittelunverträglichkeiten untersucht wurde, warum hat man bei ihm dann die Glutensensitivität nicht erkannt?**
   Zu den Hintergründen der Glutensensitivität ist bisher leider nur wenig bekannt. Weder weiß man wie sie entsteht, noch kennt man irgendwelche Biomarker, die Betroffene in sich tragen und die genutzt werden könnten, eine Glutensensitivität zu erkennen. Die Diagnose wird daher, ähnlich wie das Reizdarmsyndrom, als reine Ausschlussdiagnose gestellt. Können alle infrage kommenden anderen Ursachen ausgeschlossen werden und bessern sich zudem die Beschwerden unter einer glutenfreien Diät, kann man von einer Glutensensitivität ausgehen (siehe Seite 141).
2. **Warum war der Rat des Heilpraktikers, den Körper „einmal richtig zu entschlacken" grundsätzlich unsinnig, obwohl er den Mann auf den richtigen Weg führte?**

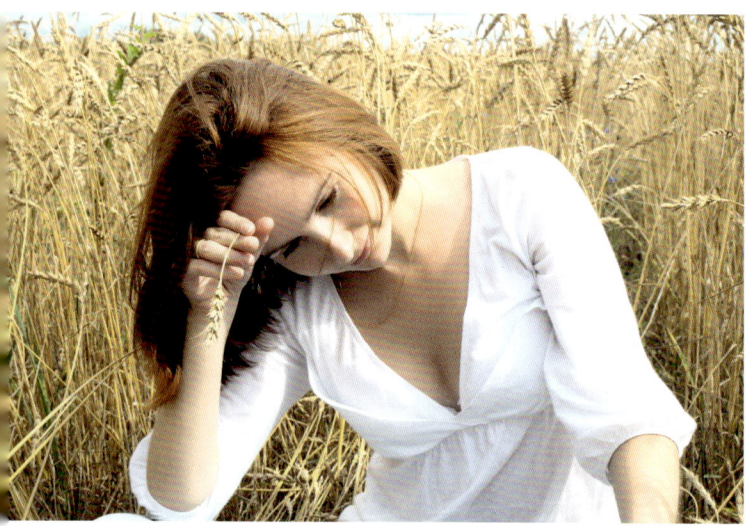

   Die landläufige Meinung, es sei sinnvoll und gesund, den Körper hin und wieder zu „entschlacken" oder zu „entgiften" ist unsinnig. In einem gesunden Körper bleiben keine „Gifte" oder „Schlacken" zurück, die sich möglicherweise sogar im Darm oder sonst wo ablagern. Sämtliche nicht verwertbaren Substanzen oder Giftstoffe werden über die Leber, die Niere und den Darm abgebaut und als Stoffwechselendprodukte ausgeschieden. Der Darm ist ein muskuläres Hohlorgan und nichts gemeinsam mit einem Ofenrohr, das hin und wieder einmal durchgeputzt werden muss. Aus medizinischer Sicht ist „Entschlacken" somit ein Mythos ohne jegliche wissenschaftliche Grundlage.
3. **Wie kann man erklären, dass der Mann Lebensmittel, die aus Dinkel, also einer Urform des Weizens hergestellt sind, besser verträgt als gängige Weizenprodukte?**
   Dies könnte tatsächlich ein Hinweis darauf sein, dass der Auslöser der Glutensensitivität die Weizeneiweiße ATI sind. Diese finden sich vor allem in modernen Getreidesorten, in die sie als „natürliches Insektizid" hineingezüchtet wurden. Dinkel als Weizen-Urform enthält damit nur sehr wenig ATI. Bisher weiß man jedoch noch nicht, ob nicht evtl. auch bestimmte Kohlenhydrate (FODMAPs) eine Glutensensitivität auslösen können (siehe Seite 163).

Hilfe im Internet

Wir alle kennen es aus unserer täglichen Routine: Ist eine Frage zu beantworten oder ein Problem zu lösen, ziehen wir als ersten „Experten" das Internet zu Rate. Um Ihnen das Durchforsten des schier unübersichtlichen Gesamtangebots an Foren, Ratgeberseiten etc. zu ersparen und Ihnen ein strukturiertes Vorgehen bei der Lösung Ihres Problems zu ermöglich, finden Sie nachfolgend einige interessante und aufschlussreiche Webadressen. Natürlich ist dies nur eine Auswahl und ebenso natürlich gibt es noch eine Menge anderer guter und hilfreicher Links.

So wichtig und hilfreich diese Seiten auch sein mögen, Sie sollten niemals die endgültige Abklärung durch einen Arzt ersetzen.

Anbieter	Internetadresse	Inhalte
Deutsche Zöliakie Gesellschaft e. V.	www.dzg.de	• Umfangreichste deutschsprachige Seite rund um Zöliakie • Sehr gute fachliche und weit-reichende praktische Informationen • Telefonische Arztsprechstunde und Ernährungsberatung • Glutenfreie Rezepte • Download verschiedener Flyer
Glutenfrei durch Deutschland	www.gfgermany.de	• Suchmaschine für „glutenfreie" Restaurants, Supermärkte, Cafés und Hotels in Deutschland
gluten appetit!	www.gluten-appetit.de	• Suchmaschine für „glutenfreie", vegetarische und vegane Restaurants, Supermärkte, Cafés und Hotels
glutenfrei unterwegs	www.glutenfrei-unterwegs.de	• Suchmaschine für „glutenfreie" Restaurants, Supermärkte und Hotels • Kleine Wissensplattform mit fachlichen und praktischen Informationen • Blog mit verschiedenen Themen

Anbieter	Internetadresse	Inhalte
Glutenunverträglichkeit erkennen	www.gluten-unvertraeglichkeit-erkennen.de	• Interaktiver Ernährungstest • Fachliche und praktische Informationen zu Gluten, Zöliakie, Glutensensitivität und Weizenallergie • Online-Community
Lebensmittel-glutenfrei.de	www.lebensmittel-glutenfrei.de	• Praktische Informationen rund ums Leben mit Zöliakie • Shop für glutenfreie Lebensmittel
Schär	www.schaer.com	• Umfangreiche Auswahl an glutenfreien Koch- und Backrezepten • Umfangreiche Wissensplattform mit fachlichen und praktischen Informationen • Online-Community
Zöliakie-Treff	www.zoeliakie-treff.de	• Forum rund ums Thema Zöliakie • Informationen u. a. zu Selbsthilfegruppen, Kochtreffen, Ärzten, Seminaren nach PLZ sortiert

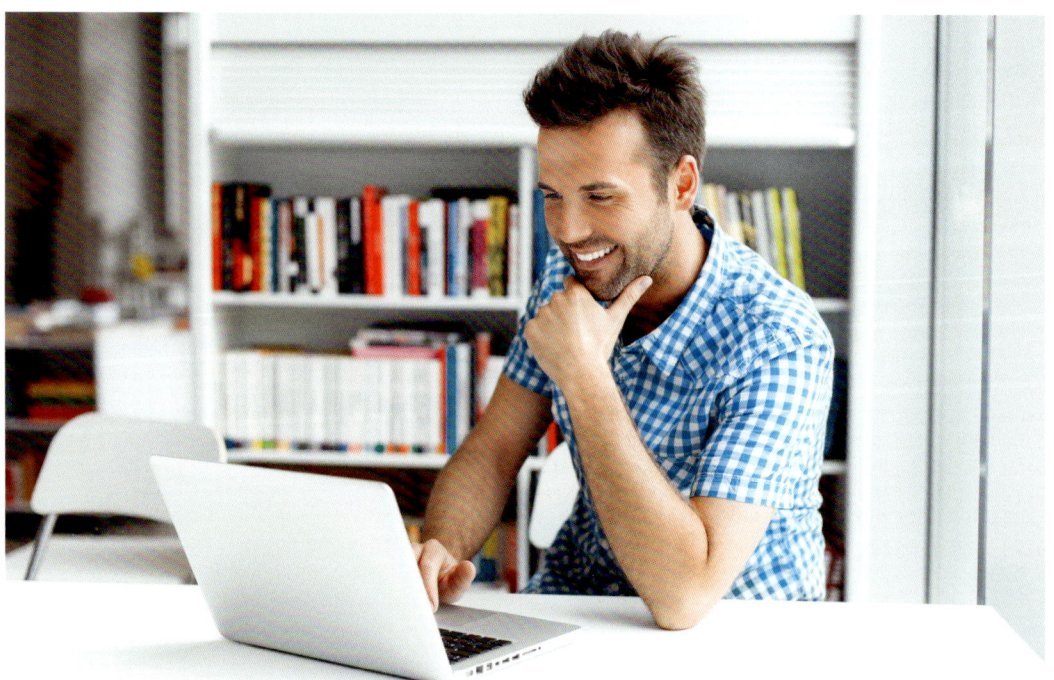

Abbildungs- und Quellennachweis

Seite 4:	fotokolosov/iStock/Thinkstock/Getty Images
Seite 7:	Alliance/iStock/Thinkstock/Getty Images, Dmytro Sukharevskyy/Fotolia.com, Christine Müller/iStock/Thinkstock/Getty Images, MaElena1/iStock/Thinkstock/Getty Images
Seite 8:	maglara/fotolia.com, Tomasz Wyszolmirski/iStock/Thinkstock/Getty Images, silberkorn73/fotolia.com, Kesu01/iStock/Thinkstock/Getty Images
Seite 9:	Elena_Danileiko/iStock/Thinkstock/Getty Images, idal/iStock/Thinkstock/Getty Images, Elena Schweitzer/iStock/Thinkstock/Getty Images
Seite 10:	Wavebreak Media/Thinkstock/Getty Images, PauDlDesigns/iStock/Thinkstock/Getty Images
Seite 14:	moodboard/Thinkstock/Getty Images, Slawomir Fajer/iStock/Thinkstock/Getty Images, MilleflorelImages/iStock/Thinkstock/Getty Images, Purestock/Thinkstock/Getty Images
Seite 15:	Alliance/iStock/Thinkstock/Getty Images
Seite 16:	MilleflorelImages/iStock/Thinkstock/Getty Images
Seite 18:	MeriaOtronen/iStock/Thinkstock/Getty Images
Seite 21:	shvili/iStock/Thinkstock/Getty Images
Seite 22:	Purestock/Thinkstock/Getty Images, guukaa/Fotolia.com
Seite 23:	Piotr Macinski/iStock/Thinkstock/Getty Images
Seite 24:	Slawomir Fajer/iStock/Thinkstock/Getty Images
Seite 25:	decade3d/iStock/Thinkstock/Getty Images, Wavebreakmedia Ltd/Thinkstock/Getty Images
Seite 26:	leungchopan/iStock/Thinkstock/Getty Images
Seite 27:	moodboard/moodboard/Thinkstock/Getty Images
Seite 28:	andegro4ka/iStock/Thinkstock/Getty Images
Seite 30:	Rade Lukovic/Hemera/Thinkstock/Getty Images, Christine Müller/iStock/Thinkstock/Getty Images, Anna Ivanova/iStock/Thinkstock/Getty Images, MaElena1/iStock/Thinkstock/Getty Images
Seite 31:	Dmytro Sukharevskyy/Fotolia.com
Seite 32:	DAJ/Thinkstock/Getty Images
Seite 33:	sommail/iStock/Thinkstock/Getty Images
Seite 34:	Rade Lukovic/Hemera/Thinkstock/Getty Images, dedMazay/iStock/Thinkstock/Getty Images
Seite 35:	snowflock/iStock/Thinkstock/Getty Images
Seite 36:	TonyBaggett/iStock/Thinkstock/Getty Images
Seite 37:	Robert Churchill/iStock/Thinkstock/Getty Images
Seite 40:	Christine Müller/iStock/Thinkstock/Getty Images
Seite 43:	dondoc-foto/iStock/Thinkstock/Getty Images
Seite 46:	Anna Ivanova/iStock/Thinkstock/Getty Images
Seite 47:	leungchopan/iStock/Thinkstock/Getty Images
Seite 48:	luchschen/iStock/Thinkstock/Getty Images
Seite 49:	Burke/Triolo Productions/Stockbyte/Thinkstock/Getty Images
Seite 55:	Eyematrix/iStock/Thinkstock/Getty Images, DimaP/iStock/Thinkstock/Getty Images
Seite 56:	WanjaJacob/iStock/Thinkstock/Getty Images
Seite 58:	MaElena1/iStock/Thinkstock/Getty Images
Seite 60:	Nastco/iStock/Thinkstock/Getty Images

Abbildungs- und Quellennachweis

Seite 62: Medioimages/Photodisc/Photodisc/Thinkstock/Getty Images, ddsign_stock/iStock/Thinkstock/Getty Images, Tomasz Wyszolmirski/iStock/Thinkstock/Getty Images, humonia/iStock/Thinkstock/Getty Images
Seite 63: maglara/fotolia.com
Seite 64: AndreyPopov/iStock/Thinkstock/Getty Images
Seite 65: Wavebreakmedia Ltd/Thinkstock/Getty Images
Seite 66: ddsign_stock/iStock/Thinkstock/Getty Images
Seite 67: Vitalii Gubin/Hemera/Thinkstock/Getty Images
Seite 68: Tomasz Wyszolmirski/iStock/Thinkstock/Getty Images, Deklofenak/iStock/Thinkstock/Getty Images
Seite 69: humonia/iStock/Thinkstock/Getty Images
Seite 72: Medioimages/Photodisc/Photodisc/Thinkstock/Getty Images, destillat/iStock/Thinkstock/Getty Images
Seite 73: Ron Chapple Stock/Ron Chapple Stock/Thinkstock/Getty Images
Seite 74: vikif/iStock/Thinkstock/Getty Images
Seite 75: Anton Prado PHOTOGRAPHY/iStock/Thinkstock/Getty Images
Seite 77: Rasulovs/iStock/Thinkstock/Getty Images
Seite 78: humonia/iStock/Thinkstock/Getty Images
Seite 80: Tatyana Chernyak/iStock/Thinkstock/Getty Images
Seite 85: Nikolay Pozdeev/iStock/Thinkstock/Getty Images
Seite 87: Nastco/iStock/Thinkstock/Getty Images
Seite 88: Zoonar/j.wnuk/Zoonar/Thinkstock/Getty Images, kamnuan/iStock/Thinkstock/Getty Images, Fuse/Thinkstock/Getty Images, angellodeco/iStock/Thinkstock/Getty Images
Seite 89: silberkorn73/fotolia.com
Seite 90: Fuse/Thinkstock/Getty Images
Seite 91: ValentynVolkov/iStock/Thinkstock/Getty Images
Seite 92: 延幸 高橋/iStock/Thinkstock/Getty Images
Seite 94: iStackphotons/iStock/Thinkstock/Getty Images
Seite 95: shironosov/iStock/Thinkstock/Getty Images
Seite 96: Eric Isselée/iStock/Thinkstock/Getty Images
Seite 99: Zoonar/P.Jilek/Zoonar/Thinkstock/Getty Images
Seite 101: kieferpix/iStock/Thinkstock/Getty Images
Seite 102: Ina Peters/iStock/Thinkstock/Getty Images
Seite 103: Ana Blazic/iStock/Thinkstock/Getty Images
Seite 105: Wavebreakmedia Ltd/Wavebreakmedia/Thinkstock/Getty Images, Ljupco/iStock/Thinkstock/Getty Images
Seite 106: Stockbyte/Stockbyte/Thinkstock/Getty Images
Seite 107: angellodeco/iStock/Thinkstock/Getty Images
Seite 110: Malsveta/iStock/Thinkstock/Getty Images
Seite 111: Kesu01/iStock/Thinkstock/Getty Images
Seite 112: JoeGough/iStock/Thinkstock/Getty Images
Seite 113: Lisovskaya/iStock/Thinkstock/Getty Images
Seite 114: Alexander Raths/iStock/Thinkstock/Getty Images
Seite 115: olgakr/iStock/Thinkstock/Getty Images
Seite 116: kamnuan/iStock/Thinkstock/Getty Images
Seite 117: Dar1930/iStock/Thinkstock/Getty Images
Seite 119: ArtemSam/iStock/Thinkstock/Getty Images, Zoonar/j.wnuk/Zoonar/Thinkstock/Getty Images

Abbildungs- und Quellennachweis

Seite 121: erwo1/iStock/Thinkstock/Getty Images
Seite 122: IPGGutenbergUKLtd/iStock/Thinkstock/Getty Images
Seite 123: Pixland/Pixland/Thinkstock/Getty Images
Seite 125: Nastco/iStock/Thinkstock/Getty Images
Seite 126: Ingram Publishing/Thinkstock/Getty Images, milla1974/iStock/Thinkstock/Getty Images, Sven Hoppe/iStock/Thinkstock/Getty Images
Seite 127: Elena_Danileiko/iStock/Thinkstock/Getty Images
Seite 128: milla1974/iStock/Thinkstock/Getty Images
Seite 130: idal/iStock/Thinkstock/Getty Images
Seite 131: Ingram Publishing/Thinkstock/Getty Images
Seite 132: area381/iStock/Thinkstock/Getty Images
Seite 133: Ryan McVay/Photodisc/Thinkstock/Getty Images
Seite 135: Ingram Publishing/Thinkstock/Getty Images
Seite 137: AndreyPopov/iStock/Thinkstock/Getty Images
Seite 138: oksun70/iStock/Thinkstock/Getty Images
Seite 139: CharlieAJA/iStock/Thinkstock/Getty Images
Seite 140: shironosov/iStock/Thinkstock/Getty Images
Seite 141: Kesu01/iStock/Thinkstock/Getty Images
Seite 142: Sven Hoppe/iStock/Thinkstock/Getty Images
Seite 145: IakovKalinin/iStock/Thinkstock/Getty Images
Seite 146: JanPietruszka/iStock/Thinkstock/Getty Images
Seite 147: VikaRayu/iStock/Thinkstock/Getty Images
Seite 148: maramicado/iStock/Thinkstock/Getty Images
Seite 149: MarenWischnewski/iStock/Thinkstock/Getty Images
Seite 150: belchonock/iStock/Thinkstock/Getty Images
Seite 151: Eskemar/iStock/Thinkstock/Getty Images
Seite 153: kazoka30/iStock/Thinkstock/Getty Images
Seite 154: nikitos77/iStock/Thinkstock/Getty Images
Seite 155: Alliance/iStock/Thinkstock/Getty Images
Seite 156: Nastco/iStock/Thinkstock/Getty Images
Seite 157: AndreyPopov/iStock/Thinkstock/Getty Images
Seite 158: crossstudio/iStock/Thinkstock/Getty Images, Adam Gault/Digital Vision/Thinkstock/Getty Images, Elena Schweitzer/iStock/Thinkstock/Getty Images, Andrey Popov/iStock/Thinkstock/Getty Images
Seite 159: limpido/iStock/Thinkstock/Getty Images
Seite 160: chat9780/iStock/Thinkstock/Getty Images
Seite 161: berndstuhlmann/iStock/Thinkstock/Getty Images
Seite 162: crossstudio/iStock/Thinkstock/Getty Images
Seite 163: Morgan David de Lossy/iStock/Thinkstock/Getty Images
Seite 164: Andrey Popov/iStock/Thinkstock/Getty Images
Seite 165: Tomo Jeseni?nik/Hemera/Thinkstock/Getty Images
Seite 166: DanComaniciu/iStock/Thinkstock/Getty Images
Seite 167: Elena Schweitzer/iStock/Thinkstock/Getty Images, czekma13/iStock/Thinkstock/Getty Images
Seite 168: Victoria Gopka/iStock/Thinkstock/Getty Images
Seite 169: Nastco/iStock/Thinkstock/Getty Images
Seite 170: BartekSzewczyk/iStock/Thinkstock/Getty Images

Stichwortverzeichnis

A

Acetylsalicylsäure   100
Adenosintriphosphat-Amylase s. ATI
Adsorbenzien, mineralische   124
adulte Laktoseintoleranz   35, 46
aktive Zöliakie   137f.
Albumine   131
Alkohol   99
– und Histamin   116
Allergie   93
– gegen Birkenpollen   17
– gegen Nahrungsmittel   17
– Unterschied zur Intoleranz   17, 19
allergische Reaktionen   16f.
allergischer Schock   17, 93, 101, 104
Amine, biogene   92, 112
Amylase   28
Amylase-Trypsin-Inhibitor s. ATI
Anamnese   105, 141, 143
anaphylaktischer Schock   17, 93, 101, 104
Anaphylaxie-Notfall-Set s. Notfall-Set
Antibabypille   51, 56
Antihistaminika   123
Antikörper   17, 143
Antikörperbestimmung   143f.
Antikörpernachweis   137
Arthritis, Rheumatoide   139
Arzneimittel
– glutenhaltige   148
– und Histaminintoleranz   120
– mit Laktose als Hilfsstoff   34, 47
Atemnot bei Histaminintoleranz   102
ATI   162, 167
Ausschlussdiagnose   165
Autoimmunerkrankung   133

B

bakterielle Fehlbesiedlung des Dünndarms   26, 77
Bauchkrämpfe   138

Bauchschmerzen   42
Beschwerdebarometer   110
Beschwerden
– bei Fruktosemalabsorption   71
– bei Glutensensitivität   164
– bei Histaminintoleranz   95, 100
– bei Laktoseintoleranz   40ff.
– bei Zöliakie   137
biogene Amine   92, 112
Biopsie s. Dünndarmbiopsie
Birkenpollen-Allergie   17
Blähungen   42, 138
Butter   52, 55f.

C

Camembert   52

D

DAO   95ff., 122
– im Blut bei Diagnose Histaminintoleranz   107
DAO-Hemmer   120
Darmschleimhaut und Zöliakie   136
Depressionen   139, 164
– bei Fruktosemalabsorption   80
Dermatitis herpetiformis   139
Diabetes   139
Diagnose
– Fruktosemalabsorption   72
– Glutensensitivität   165
– Laktoseintoleranz   43ff.
– Histaminintoleranz   105
– Reizdarmsyndrom   25
– Zöliakie   141
– – 5-Säulen-Modell   143
Diaminoxidase s. DAO
Diät
– fruktosereduzierte   73, 76
– glutenfreie   145
– histaminreduzierte   110
Diätpläne bei Fruktosemalabsorption   73

Dickdarm 28
Dinkel 131f., 147, 150, 167
Disaccharid 74
Down-Syndrom 139
Dünndarm 27
- bakterielle Fehlbesiedlung 26, 77
Dünndarmbarriere 136
Dünndarmbiopsie 141ff.
Durchfall 42, 101, 103, 138

E

Einfachzucker 28, 40, 54, 66, 69
einheimische Sprue 133
Einkorn 131f., 147, 167
Eisberg-Modell bei Zöliakie 137
Eliminationsdiät 106
Eliminationsphase bei Histaminintoleranz 106
Emmer 131f., 147, 150, 167
endemische Laktoseintoleranz 35
entwicklungsbedingte Laktoseintoleranz 35
Enzymblockade bei Histaminintoleranz 98
Enzymdefekte 16, 19
Enzyme 20, 28
- fruktoseabbauende 85
Enzymersatz
- bei Histaminintoleranz 122
- bei Laktoseintoleranz 57
Enzymmangel 16, 19
- bei Histaminintoleranz 96
Erdbeeren 99, 118
Ernährung
- bei Fruktosemalabsorption 73
- bei Histaminintoleranz 110, 112
- bei Laktoseintoleranz 50
- bei Zöliakie 145
Ernährungstagebuch 106, 110
Essig 119
ethnische Unterschiede bei Laktoseintoleranz 35

F

FCC-Einheiten 58
Fehlbesiedlung des Dünndarms 26, 77
Fehldiagnosen 24
Fette 28
Fischerzeugnisse bei Zöliakie 149
Fisch und Meeresfrüchte und
   Histamin 114
Fleischerzeugnisse bei Zöliakie 149
Fleisch- und Wurstwaren und
   Histamin 113
Fließschnupfen 101
Flush 101, 104
Fruchtzucker s. Fruktose
Fruktose 66, 69ff.
- als Süßungsmittel 80
- ernährungsphysiologische Bedeu-
   tung 84
fruktoseabbauende Enzyme 85
fruktosefreie Lebensmittel 81
fruktosereduzierte Diät 73, 76
Fruktose-Glukose-Verhältnis 76
fruktosehaltige Lebensmittel 79
Fruktoseintoleranz 66f.
Fruktosemalabsorption 61, 66,
   139, 146
- Beschwerden 71
- Depressionen 80
- Diagnose 72
- Diätpläne 73
- Ernährung 73
- Formen 68
- Häufigkeit 64
- Karenzphase 74
- Langzeiternährung 78
- primäre 68
- sekundäre 68
- Symptome 71
- Testphase 75, 79
- Therapie 73
- Toleranzschwelle 75, 78f.
- Unterschied zur Fruktose-
   intoleranz 66
- Ursprung 68

fruktosereduzierte Diät   73, 76
Fruktosetransport   69

G
Galaktose   34, 40, 54
Gastroduodenoskopie   141
Gemüseerzeugnisse bei Zöliakie   149
genetische Veranlagung
– für Laktoseintoleranz   35
– für Zöliakie   133f., 143
Gentest   46
Gerste   131f., 147
Getränke bei Zöliakie   150
Getreideerzeugnisse bei Zöliakie   150
Globuline   131
Glukose   40, 54, 66, 74, 77
Gluteline   131
Gluten   131, 148
– backtechnologische Eigenschaften   131
– gesetzliche Regelungen   153
– in Fischerzeugnissen   149
– in Fleischerzeugnissen   149
Glutenfallen   148
glutenfrei   153
glutenfreie Diät   145
glutenfreie Lebensmittel   151
glutenhaltige Arzneimittel   148
glutenhaltige Lebensmittel   147
Glutenreste   135
Glutensensitivität   158
– Beschwerden   164
– Diagnose   165
– Häufigkeit   162
– Praxisbeispiel   160
– Symptome   164
– Therapie   167
– Ursprung   162
GLUT-Transporter   69f., 74
Grünkern   131f., 147, 150

H
Hafer   131, 147, 150
Hashimoto-Thyreoiditis   139

Hefe   119
hereditäre Fruktoseintoleranz   66
Histamin   17, 92, 113
– Abbau   96
– Freisetzung   99
– in Fisch und Meeresfrüchten   114
– in Fleisch- und Wurstwaren   113
– in Lebensmitteln   112ff.
– in Milchprodukten   115
– in Obst und Gemüse   117
– im Stuhl   109
– Übelkeit   102
histaminarme Weine   117
Histaminintoleranz   88
– Arzneimittel   120
– Atemnot   102
– Beschwerden   95, 100
– Diagnose   105
– Eliminationsphase   106
– Enzymblockade   98
– Enzymersatz   122
– Enzymmangel   96
– Ernährung   110, 112
– Formen   94
– Häufigkeit   90
– Karenzphase   110
– Praxisbeispiel   90
– primäre   94
– Schlafprobleme   102
– Schwangerschaft   97
– sekundäre   94
– Symptome   95, 100
– Testphase   110
– Therapie   110
– Toleranzschwelle   110
– Übelkeit   102
– Ursprung   94
Histaminliberatoren   99, 120
histaminreduzierte Diät   110
Histaminrezeptoren   92
Histidin   112
HLA-Antigene   134
HNMT   95, 97, 109
Honig   74

Hydroxy-N-Methyltransferase 95, 97
Hypolactasie 35

I

IgA-Endomysium 144
IgA-Gewebstransglutaminase 144
IgG-Tests 18
Immunreaktion 133
Interleukin 135

J

Joghurt 53

K

Kakao 99, 119
Kamut 131f., 147, 150
Karenzphase 79
– bei Fruktosemalabsorption 74
– bei Histaminintoleranz 110
Kiwi 99, 118
klassische Zöliakie 138
Klebereiweiß 131
kongenitaler Lactasemangel 38
Kopfschmerz 101f.
Krankheitsstatus von Nahrungsmittelintoleranzen 21
Krebserkrankungen und Zöliakie 146
Kreuzkontamination 148, 152
Küchenhygiene 152
Kuhmilch s. Milch
Kupfer 97

L

Lactase 40, 57
– Abbau 40
Lactase-Gen 46
– Mutation 36
Lactasemangel, kongenitaler 38
Lactase-Präparate 57
Laktose 34, 47
– als Hilfsstoff in Arzneimitteln 56
– Vergärung 41
laktosefreie Lebensmittel 54
– für den Selbsttest 44

– Gewöhnung 49
– als Zusatzstoff in Lebensmitteln 56
laktosefreie Milch 51, 54
Laktoseintoleranz 30
– Abbauprodukte 42
– adulte 35, 46
– Beschwerden 40ff.
– Diagnose 43ff.
– endemische 35
– entwicklungsbedingte 35
– Enzymersatz 57
– Ernährung 50
– ethnische Unterschiede 36ff.
– Formen 35, 46
– genetische Veranlagung 35
– Häufigkeit 32
– Praxisbeispiel 32
– primäre 35, 46
– regionale Unterschiede 37ff.
– Schwangerschaft 57
– sekundäre 39, 139, 146
– Selbsttest 43
– Symptome 42
– Therapie 49
– Toleranzschwelle 50, 52
– Urlaub 49, 54
– Ursprung 35
Laktosemaldigestion 35
laktosereduzierte Ernährung 50
Laktosetoleranztest 47f.
Lamina propria 135
Langzeiternährung 111
– bei Fruktosemalabsorption 78f.
Lebensmittel
– fruktosefreie 81
– fruktosehaltige 79
– glutenfreie 151
– glutenhaltige 147
– laktosefreie 54
– zuckerfreie 75
Lebensmittel-Ampeln 183
Lipasen 28
Lymphozyten 135f.

M

Magen 27
Malabsorption 19, 66f., 145f., 164
Malassimilation 19
Maldigestion 19
Mannit(ol) 73
Marsh-Klassifikation 142
Mastzellen 17, 93, 99
Mehrfachzucker 40
Menstruationsbeschwerden 103f.
Methylhistamin 97, 109
– Bestimmung 108
Migräne 101ff.
Milch 50f., 53f.
– laktosefreie 51, 54
Milchprodukte 51, 54, 152
– und Histamin 115
– und Zöliakie 149
Milchzucker s. Laktose
mineralische Adsorbenzien 124
Modeerscheinung „NMI" 22
Monosaccharide 28
Morbus Basedow 139
Mund 27
Mutation des Lactase-Gens 36

N

Nahrungsmittelallergien 16f., 133
– pollenassoziierte 100
– Unterschied zur Intoleranz 17, 19
Nahrungsmittelintoleranzen 16f.
– als Modeerscheinung 22
– Definition 19
– Krankheitsstatus 21
– Unterschied zur Allergie 17, 19
Nahrungsmittelunverträglichkeiten
– Definition 16
– Screening-Tests 18
– Stress als Ursache 24
– Systematik 16
– Tests 18
Non-Responder 45f.
Notfall-Set 123
Nüsse 99, 119

O

Obsterzeugnisse bei Zöliakie 149
Obst und Gemüse und Histamin 117
Osteoporose 52, 139

P

pharmakologische Reaktionen 16, 20
pollenassoziierte Nahrungsmittel-
　allergie 100
potentielle Zöliakie 137, 140
Praxisbeispiele
– für Fruktosemalabsorption 64
– für Glutensensitivität 160
– für Histaminintoleranz 90
– für Laktoseintoleranz 32
– für Zöliakie 128
primäre
– Fruktosemalabsorption 68
– Histaminintoleranz 94
– Laktoseintoleranz 35, 46
Prolamine 131
Proteasen 28
Provokationstest 106
pseudoallergische Reaktionen 20, 99
psychosomatische Reaktionen 16f.

R

refraktäre Zöliakie 137, 140
Reisekrankheit 103
Reizdarmsyndrom 24f., 164
– Diagnose 25
Rheumatoide Arthritis 139
Roggen 131f., 147, 150
Röntgenkontrastmittel 120

S

Sahne 53, 56, 116
5-Säulen-Modell in der Zöliakie-
　Diagnostik 143
Schlafprobleme bei Histamin-
　intoleranz 102
Schnelltests für Zöliakie 144
Schock
– allergischer 17, 93, 101, 104

– anaphylaktischer 17, 93, 101, 104
Schokolade 53f., 56, 119
Schwangerschaft
– und Histaminintoleranz 97
– und Laktoseintoleranz 57
Schwindel 101, 104
Screening-Tests auf Nahrungsmittelunverträglichkeiten 18
Seekrankheit 103
sekundäre
– Fruktosemalabsorption 68
– Histaminintoleranz 94
– Laktoseintoleranz 39, 139, 146
Selbstdiagnostik 10
Selbsttest 10, 43, 48
SGLT1-Transporter 70
SIBOS 26
Sorbitol 73
Sprue
– einheimische 133
– tropische 133
Stärke 150
Stress als Ursache von Nahrungsmittelunverträglichkeiten 24
subklinische Zöliakie 137, 140
Süßungsmittel 77
Süßwaren bei Zöliakie 150
symptomatische Zöliakie 138f.
Symptome
– der Fruktosemalabsorption 71
– der Glutensensitivität 164
– der Histaminintoleranz 95, 100
– der Laktoseintoleranz 42
– der Zöliakie 137
Symptomtagebuch 110

T

Testphase bei Fruktosemalabsorption 75, 79
Tests auf Nahrungsmittelunverträglichkeiten 18
Theobromin 99
Therapie
– der Fruktosemalabsorption 73

– der Glutensensitivität 167
– der Histaminintoleranz 110
– der Laktoseintoleranz 49
– der Zöliakie 145
Toleranzschwelle
– für Fruktose 75, 78f.
– für Laktose 50, 52
Tomaten 99
toxische Reaktionen 16f.
Transporterdefekte 16, 19
Transportermangel 16, 19
Transportproteine 69f.
Traubenzucker s. Glukose
Triticale 131f., 147, 150
tropische Sprue 133
Tyramin 113

U

Übelkeit bei Histaminintoleranz 102
Unterschied Fruktosemalabsorption–Fruktoseintoleranz 66
Unterschied Intoleranz–Allergie 17, 19

V

Verdauungsenzyme 28
Verdauungssystem 27
Vergärung 45, 71
– von Laktose 41
Vitamin B_6 97
Vitamin D 34
Vitamin D_3 52

W

Wasserstoffatemtest 44, 48, 72
Weizen 131f., 147, 150
Weizenallergie 165f.
Weizenstärke 149

X

Xylit(ol) 73
Xylose-Isomerase 85

Z

Zöliakie 126, 165f.
- aktive 137f.
- Antikörper 137ff., 143
- - Bestimmung 144
- - Nachweis 140
- Behinderung 152
- Beschwerden 137
- Darmschleimhaut 136
- Diagnose 141
- - 5-Säulen-Modell 143
- Eisberg-Modell 137
- Ernährung 145
- Fischerzeugnisse 149
- Fleischerzeugnisse 149
- Formen 137f.
- Gemüseerzeugnisse 149
- Getränke 150
- Getreideerzeugnisse 150
- genetische Veranlagung 133f.
- - Bestimmung 143
- Häufigkeit 128
- klassische 138
- Krebserkrankungen 146
- Mechanismus der Entstehung 135
- Milchprodukte 149
- Obsterzeugnisse 149
- potentielle 137, 140
- Praxisbeispiel 128
- refraktäre 137, 140
- Schnelltests 144
- subklinische 137, 140
- Süßwaren 150
- symptomatische 138f.
- Symptome 137
- Therapie 145
- Ursachendreieck 134
- Ursprung 133
Zotten 136, 142
Zottenstruktur 136
Zuckeralkohole 73, 76
Zuckeraustauschstoffe 77
zuckerfreie Lebensmittel 75
Zweifachzucker 40

Impressum

Die in diesem Buch aufgeführten Angaben wurden sorgfältig geprüft. Dennoch können der Autor und der Verlag keine Gewähr für deren Richtigkeit übernehmen.

Ein Markenzeichen kann warenrechtlich geschützt sein, auch wenn ein Hinweis auf etwa bestehende Schutzrechte fehlt.

Bibliografische Information der Deutschen Nationalbibliothek
Die Deutsche Nationalbibliothek verzeichnet diese Publikation in der
Deutschen Nationalbibliografie; detaillierte bibliografische Daten sind im Internet unter http://dnb.d-nb.de abrufbar.

Jede Verwertung des Werkes außerhalb der Grenzen des Urheberrechtsgesetzes ist unzulässig und strafbar. Das gilt insbesondere für Übersetzungen, Nachdrucke, Mikroverfilmungen oder vergleichbare Verfahren sowie für die Speicherung in Datenverarbeitungsanlagen.

1. Auflage 2015
ISBN 978-3-7776-2349-8 (Print)
ISBN 978-3-7776-2486-0 (E-Book, PDF)

© 2015 S. Hirzel Verlag
Birkenwaldstr. 44, 70191 Stuttgart
www.hirzel.de

Printed in Germany

Satz: abavo GmbH, Buchloe
Druck und Bindung: AZ-Druck, Berlin
Umschlaggestaltung: Schreiber VIS, Bickenbach
Umschlagabbildungen: Minerva Studio/Fotolia.com, Rade Lukovic/Hemera/Thinkstock/Getty Images, silberkorn73/fotolia.com, Elena_Danileiko/iStock/Thinkstock/Getty Images
Autorfoto: Sandra Then

Damit Sie wissen, was drin ist!

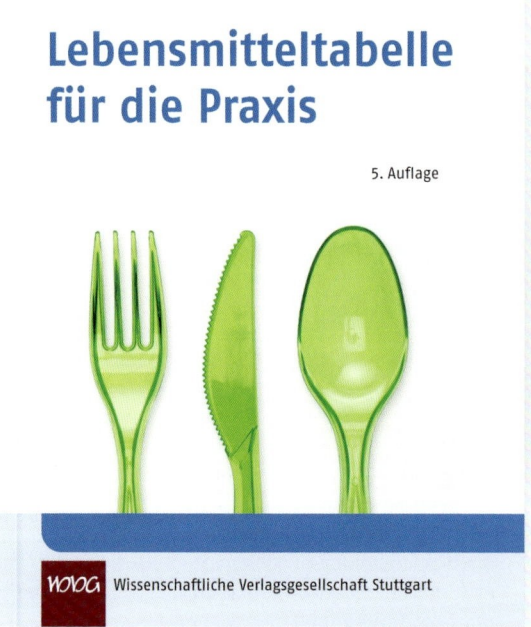

Hrsg. von der Deutschen Forschungsanstalt
für Lebensmittelchemie.
Bearbeitet von Dr. Gaby Andersen
und Katrin Soyka.

5. Auflage. XX, 484 Seiten.
Format 11,5 x 16,5 cm. Kunststoff flexibel.
ISBN 978-3-8047-2679-6.

E-Book, PDF: ISBN 978-3-8047-2939-1

Ob Kalorien, Vitamine oder Aminosäuren, Laktose, Fruktose oder Histamin in Austern, Parmesan, Nudeln, Pastinake oder Truthahn – hier steht's. Dieses bewährte Taschenbuch liefert wissenschaftlich fundierte, mehrfach geprüfte und verlässliche Daten zu über 50 Inhaltsstoffen in über 340 Lebensmitteln, gegliedert nach Lebensmittelgruppen. Nährwerte, Energiegehalt, Hauptbestandteile und Inhaltsstoffe in einheitlicher Systematik und handlichem Format – schlagen Sie einfach nach!

WVG Wissenschaftliche Verlagsgesellschaft Stuttgart

www.wissenschaftliche-verlagsgesellschaft.de

Lebensmittel-Ampeln

Mit den Lebensmittel-Ampeln können Sie schnell und auf einen Blick feststellen, welche Lebensmittel für Sie mit einer bestimmten Nahrungsmittelunverträglichkeit unproblematisch oder auch tabu sind. Besonders wenn Sie an einer multiplen Nahrungsmittelunverträglichkeit leiden, hilft Ihnen die übersichtliche Art der Darstellung bei der Zusammenstellung Ihres Speiseplans.

Da die einzelnen Unverträglichkeiten unterschiedlich stark ausgeprägt sein können, d. h. die individuelle Toleranzschwelle von Mensch zu Mensch variiert, gibt es leider nicht immer eine eindeutige Empfehlung zugunsten „grün" oder „rot". Selbstverständlich ist die Verträglichkeit auch immer eine Frage der Menge des Lebensmittels. In der Tabelle wurde von verzehrsüblichen Mengen ausgegangen.

Für alle Unverträglichkeiten, außer der Zöliakie, bedeutet eine gelbe Markierung, dass das Lebensmittel manchmal vertragen wird, leider aber nicht immer. Hier liegt es an Ihnen, auszuprobieren ob bzw. in welchen Mengen das Lebensmittel Ihnen bekommt.

Ist in der Spalte Zöliakie ein Lebensmittel gelb gekennzeichnet, sollte dies als Warnhinweis verstanden werden. Achten Sie bei diesen Lebensmitteln bitte genau auf das Zutatenverzeichnis. Wurde Gluten oder eine glutenhaltige Zutat verwendet, ist dieses Lebensmittel für Sie tabu.

Leiden Sie an einer Glutensensitivität, so werden Sie sich vielleicht wundern, dass für einige Lebensmittel die Ampel auf grün gesetzt wurde, während sie bei Zöliakie auf rot steht. Dies ist damit zu begründen, dass Sie bei einer Glutensensititvität üblicherweise keinen kompletten Glutenverzicht üben müssen, bei einer Zöliakie aber sehr wohl. Bei den entsprechenden Lebensmitteln ist nur mit geringen Glutenmengen zu rechnen, die für Menschen mit einer Glutensensitivität in der Regel unproblematisch sind.

Einen Sonderfall stellen die hellgrünen Markierungen bei Lebensmitteln für die fruktosereduzierte Diät dar. Diese zeigen Lebensmittel mit einem niedrigen Fruktosegehalt an, die üblicherweise vertragen werden, im Rahmen der Karenzphase aber dennoch ausgespart werden sollten.

Lebensmittel-Ampeln

Alle blähenden Lebensmittel (z. B. Hülsenfrüchte, Lauchgemüse, Sauerkraut) sowie Vollkornprodukte belasten den Darm und sollten daher bei Unverträglichkeiten mit Magen-Darm-Beschwerden nur mit Vorsicht verzehrt werden.

- 🟢 Üblicherweise verträglich
- 🟩 Üblicherweise verträglich, aber bei Fruktosemalabsorption in Karenzphase zu meiden
- 🟡 Verträglichkeit individuell abhängig, auszuprobieren
- 🔴 Üblicherweise unverträglich

NMU Nahrungsmittelunverträglichkeit
LI Laktoseintoleranz
FM Fruktosemalabsorption
HI Histaminintoleranz
Zö Zöliakie
GS Glutensensititvität

Lebensmittel	LI	FM	HI	Zö	GS
Milchprodukte					
Appenzeller Käse	🟢	🟢	🔴	🟢	🟢
Butter	🟢	🟢	🟢	🟢	🟢
Bergkäse	🟢	🟢	🔴	🟢	🟢
Briekäse	🟢	🟢	🟡	🟢	🟢
Buttermilch	🔴	🟢	🟢	🟢	🟢
Camembert	🟢	🟢	🟡	🟢	🟢
Chesterkäse	🟢	🟢	🟢	🟢	🟢
Edamer	🟢	🟢	🟡	🟢	🟢
Eiscreme	🔴	🟡	🟢	🟡	🟡
Emmentaler	🟢	🟢	🟢	🟢	🟢
Fetakäse	🟢	🟢	🟢	🟢	🟢
Frischkäse	🔴	🟢	🟢	🟡	🟡
Fruchtjoghurt	🔴	🔴	🟢	🟢	🟢
Gorgonzola	🟢	🟢	🔴	🟢	🟢
Gouda, mittelalt	🟢	🟢	🔴	🟢	🟢
Gruyère	🟢	🟢	🟢	🟢	🟢
Harzer	🟢	🟢	🔴	🟢	🟢
Hüttenkäse	🔴	🟢	🟢	🟡	🟡
Joghurt	🔴	🟢	🟢	🟢	🟢
Kondensmilch	🔴	🟢	🟢	🟢	🟢
Kondensmilch, gez.	🔴	🟡	🟢	🟢	🟢
Kuhmilch	🔴	🟢	🟢	🟢	🟢
Milchpulver	🔴	🟢	🟢	🟢	🟢
Molke	🔴	🟢	🟢	🟢	🟢
Molkepulver	🔴	🟢	🟢	🟢	🟢
Mozzarella	🔴	🟢	🟢	🟢	🟢
Muttermilch	🔴	🟢	🔴	🟢	🟢
Parmesankäse	🟢	🟢	🔴	🟢	🟢
Rahmbrie	🟢	🟢	🟡	🟢	🟢
Ricottakäse	🟢	🟢	🟢	🟢	🟢
Roquefort	🟢	🟢	🔴	🟢	🟢
Sahne	🔴	🟢	🟢	🟢	🟢